改訂2版

カラーイラストで学ぶ

集中講義

薬理学

編集
渡邊康裕
防衛医科大学校医学研究科総合生理学系薬理学教授

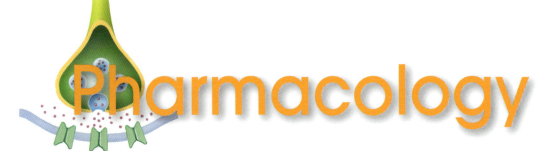

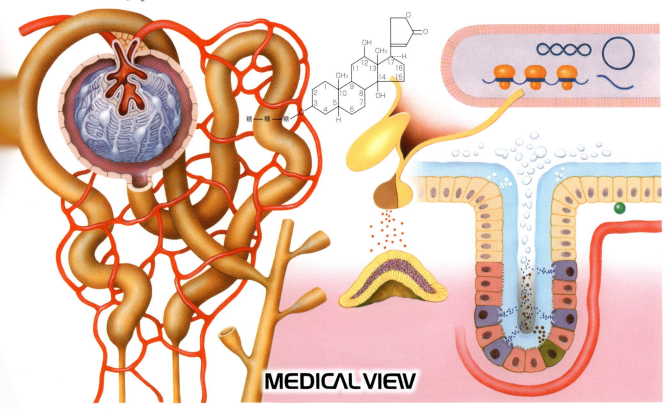

MEDICAL VIEW

本書では，厳密な指示・副作用・投薬スケジュール等について記載されていますが，これらは変更される可能性があります．本書で言及されている薬品については，製品に添付されている製造者による情報を十分にご参照ください．

Intensive Lectures ; Illustrated Pharmacology, second edition
（ISBN 978-4-7583-0096-4 C3347）

Editor : Yasuhiro Watanabe

2009. 4. 10 1st ed
2015. 2. 20 2nd ed

©MEDICAL VIEW, 2015
Printed and Bound in Japan

Medical View Co., Ltd.
2-30 Ichigayahonmuracho, Shinjyukuku, Tokyo, 162-0845, Japan
E-mail ed@medicalview.co.jp

刊行にあたって

　『改訂2版 カラーイラストで学ぶ 集中講義 薬理学』を全国の医学生諸君に再び贈ることができることは，大いなる喜びである．改訂にあたり内容を吟味し，新たに8項目加えることとなった．

　外国にて翻訳出版されるなど，思いもかけず本書の第1版が広く支持されたのは，
　　①多彩なカラーイラストにより理解が容易であること
　　②医学生として求められる必修事項を明示したこと
　　③仮説をできるだけ省いたこと
　　④コンパクトな医学生用の薬理学教科書であること
　　⑤薬物治療を実践している臨床講座教官の参加を得て前臨床医学である薬理学の特質を反映した内容であること
などによると編者は思っている．

　わが国の医学教育も，世界医学教育連盟が定める基準に合致した医学教育の国際認証を受けるべきとの声が高まる中で，本書を用いて，基本的な薬理学を習得したうえで，米国ECFMGの受験問題集である『薬理学プレテスト』を副教本として，『Goodman & Gilman's Pharmacological Basis of Therapeutics』を参考書として用いて勉学すれば，近い将来に導入されるであろう医学部教育の国際標準化に十分に対応できると思う．

　改訂2版の刊行に際し，率直な意見を寄せてくれた防衛医科大学校の学生諸君，多忙な中でも熱意を込めて執筆していただいた先生方，何度もの校正に快く応じていただいた吉川みゆきさんを初めとするメジカルビュー社の方々に，厚く謝意を表したい．

2015年1月

防衛医科大学校医学研究科総合生理学系薬理学教授
渡邊康裕

第1版　序　文

　この『カラーイラストで学ぶ　集中講義　薬理学』を全国の医学生諸君に贈ることができて喜んでいる。

　実は，医師国家試験で好成績を誇る防衛医科大学校の薬理学の試験問題が，本書各項目のタイトルである。これらの課題を完全にこなして，本大学学生の薬理学は，全国でトップレベルに達していると誇張ではなく確信している。全国の医学生諸君が，本書を座右の書として薬理学の基礎を学び，世界の医学生を凌ぐことを切に望んでいる。底知れぬ薬理学の魅力を実感し，将来の薬理学の後継者が生まれれば編者としてこの上もなく嬉しい。

　本書の特徴は，以下に述べる3点である。
（1）CBT試験と医師国家試験，それらの出題基準であるコア・カリキュラムとブルーノート（医師国家試験出題基準）に準拠した必要十分な内容であること。
（2）薬理学教育者と，臨床医学教育者が協力して執筆したこと。そのために，臨床医養成の観点から医学生が期待される薬理学の知見と，薬物治療の初歩を記すことができた。薬物治療における薬理学の重要性が認識できて勉学に自然と身が入るであろう。近年，医学部卒前教育に導入されつつある臓器別授業にも有用であろう。加えて，執筆者は全国から選りすぐりの数少ない薬理学専門家である。
（3）記述を簡潔にし，CBTや医師国家試験に備えるべき薬物を厳選明示し（薬物名のバックを赤色の網にして表示），理解を助けるカラーの図表を多く用いたこと。諸君は限られた数年間に，日進月歩する現代医学を修得しなければならないが，薬理学の知見を効率よく学ぶことができるであろう。

　言うまでもなく，本書は医学部卒前教育用である。諸君が薬理学をさらに深めたい場合や，近い将来に医師として薬理学知見を深める必要がある場合には『Goodman & Gilman's Pharmacological Basis of Therapeutics』を紐解けばよい。本書を勉学した暁には，同書を十分理解できるであろう。

　最後に，快諾して下さった各執筆者の方々，根気よく幾度も原稿や図表の校正をして下さったメジカルビュー社の方々，なかでも吉川みゆきさん，刊行を心待ちにして励ましてくれた防衛医科大学校の学生諸君，17年余りの防衛医大教授職を支えてくれた私の家族に心から謝意を表したい。

2009年2月

防衛医科大学校医学研究科総合生理学系薬理学教授
渡邊　康裕

改訂2版　カラーイラストで学ぶ　集中講義　薬理学

目　次

本書で用いられている薬物一覧　　xii

総論

薬理学とは？	渡邊康裕	2
受容体とは？	渡邊康裕	4
膜結合型受容体を三分類し，代表例とその細胞内情報伝達系を述べよ	諌田泰成，石塚俊晶	6
神経伝達物質が作用する受容体（サブタイプ，存在する臓器，作動薬，遮断薬，共役反応）を述べよ—ノルアドレナリン	渡邊康裕	8
神経伝達物質が作用する受容体（サブタイプ，存在する臓器，作動薬，遮断薬，共役反応）を述べよ—アセチルコリン	樋口宗史	10
神経伝達物質が作用する受容体（サブタイプ，存在する臓器，作動薬，遮断薬，共役反応）を述べよ—ドパミン	樋口宗史	12
神経伝達物質が作用する受容体（サブタイプ，存在する臓器，作動薬，遮断薬，共役反応）を述べよ—GABA	樋口宗史	13
神経伝達物質が作用する受容体（サブタイプ，存在する臓器，作動薬，遮断薬，共役反応）を述べよ—セロトニン	樋口宗史	14
神経伝達物質が作用する受容体（サブタイプ，存在する臓器，作動薬，遮断薬，共役反応）を述べよ—グルタミン酸	樋口宗史	15
トランスポーターおよびその薬物との関連について述べよ	松尾洋孝，高田龍平	16
オータコイド，サイトカインおよびそれぞれの受容体について述べよ	石塚俊晶	18

自律神経・骨格筋作用薬

自律神経の刺激効果，関与する神経伝達物質，受容体を述べよ　臨床との関連の代表例を述べよ	渡邊康裕	20
コリンエステラーゼ阻害薬の代表的薬物名，作用機序，適応について述べよ	石塚俊晶	26
有機リン化合物の代表的薬物名とその急性中毒の症状と解毒薬について述べよ	石塚俊晶	28
局所麻酔薬の代表的薬物名と，その作用機序について述べよ	川口慎憲，梅田栄一郎，風間富栄	30
骨格筋弛緩薬の代表的な薬物名と，その作用機序，副作用を述べよ	平野昌人，風間富栄	32
重症筋無力症治療薬について述べよ	鎌倉恵子	34

中枢神経作用薬

統合失調症の治療の基本を述べ，薬物治療に用いる代表的な薬物名，作用機序，
　副作用を述べよ——丹生谷正史　36
躁うつ病の治療の基本を述べ，薬物治療に用いる代表的な薬物名，作用機序，
　副作用を述べよ——丹生谷正史　38
不安と睡眠障害の治療の基本を述べ，薬物治療に用いる代表的な薬物名，
　作用機序，副作用を述べよ——————————————————————————————————丹生谷正史　40
麻薬性鎮痛薬の作用機序，副作用，連用時の問題，適応を述べよ————————青山晃治　42
全身麻酔薬の代表的な薬物名，作用機序，副作用を述べよ——————平野昌人，風間富栄　44
てんかん治療の基本を述べ，代表的な薬物名をあげ，作用機序，副作用を述べよ——吉野相英，立澤賢孝　48
Alzheimer病治療薬の代表的薬物名と，作用機序，適応について述べよ——丸山　敬，荒木信夫　50
Parkinson病の治療に使われる薬物について，分類，作用機序，
　副作用について述べよ——鎌倉恵子　52

循環器作用薬

高血圧治療薬の分類，代表的薬物名，作用機序，副作用を述べよ————————中木敏夫　56
抗狭心症薬の種類，代表薬，作用機序，副作用を述べよ——————————————中木敏夫　62
うっ血性心不全の治療薬とその作用機序，適応について述べよ————————————中木敏夫　64
ジギタリス中毒について述べよ————————————————————————————————————中木敏夫　66
抗不整脈薬の分類と代表的薬物名を述べよ——————————————————————————中木敏夫　68

抗炎症薬

関節リウマチ治療薬の作用機序，副作用，適応を述べよ——————————————————櫻井裕之　72
痛風・高尿酸血症治療薬の作用機序，副作用，適応を述べよ——————————————櫻井裕之　74
非ステロイド性抗炎症薬の作用機序，副作用，適応を述べよ——————————————立川英一　76
副腎皮質ステロイドの作用機序，副作用，適応を述べよ——————————————————立川英一　78
免疫抑制薬の作用機序，副作用，適応を述べよ————————————————————————立川英一　80

呼吸器作用薬

気管支喘息，慢性閉塞性肺疾患（chronic obstructive pulmonary disease；COPD）
　　に用いる薬物について代表的な薬物名，作用機序，有害作用を述べよ———— 和田明彦　84

消化器作用薬

消化性潰瘍治療薬の代表的な薬物名，作用機序，副作用を述べよ———— 浅岡大介，渡辺純夫　88
下剤と止瀉薬の代表的な薬物名，作用機序，副作用，禁忌を述べよ———— 浅岡大介，渡辺純夫　92

腎臓作用薬

利尿薬の代表的な薬物名，作用機序，副作用を述べよ———————————— 藤元昭一　96

内分泌作用薬

甲状腺疾患に用いる代表的な薬物名，作用機序，副作用を述べよ———————— 田中祐司　98
糖尿病治療の基本を述べ，代表的な薬物名をあげ，作用機序，副作用を述べよ———— 田中祐司　102
脂質低下薬の代表的な薬物名，作用機序，副作用を述べよ———————— 松本浩明，花房俊昭　106
排卵誘発薬，性ホルモン薬，子宮収縮薬，子宮収縮抑制薬について，
　　代表的な薬物名，作用機序，副作用を述べよ———————————————— 馬場一憲　112
骨粗鬆症治療薬について，代表的な薬物名，作用機序，副作用を述べよ
　　（カルシウム代謝について解説せよ）———————————— 吉原愛雄，根本孝一　116

血液作用薬

貧血に用いる薬の代表的な薬剤名，作用機序，副作用を述べよ———— 佐藤　謙，石塚俊晶　118
抗血液凝固作用薬の代表的な薬物名，作用機序，副作用を述べよ———————— 前山一隆　122

抗感染症薬

核酸合成を阻害する抗菌薬の代表的な薬，その作用機序，副作用を述べよ ── 四ノ宮成祥 126
細胞壁合成を阻害する抗菌薬の代表的な薬，その作用機序，副作用を述べよ ── 四ノ宮成祥 128
蛋白質合成を阻害する抗菌薬の代表的な薬，その作用機序，副作用を述べよ ── 四ノ宮成祥 131
抗菌薬の分類，選択毒性，化学療法指数，菌耐性，副作用を説明せよ ── 四ノ宮成祥 134
代表的な抗ウイルス薬，その作用機序，副作用，適応を述べよ ── 堀尾嘉幸 138
代表的な真菌感染症の治療薬，その作用機序，副作用，適応を述べよ ── 堀尾嘉幸 144
代表的な抗寄生虫薬（マラリアを中心に），その作用機序，副作用，適応を述べよ ── 宮平 靖 146

抗腫瘍薬

抗腫瘍薬を分類し，それぞれの代表的な薬物の作用機序，副作用，適応を述べよ ── 乾 誠，倉増敦朗 150
分子標的抗腫瘍薬の作用機序，副作用，適応を述べよ ── 安東賢太郎，杉山 篤 156

臨床薬理

薬物の運命（吸収・分布・代謝・排泄）を述べよ ── 上﨑善規 160
薬物の体内濃度変化を説明せよ ── 上﨑善規 162
薬物の副作用と有害機序，それらの発生機序を説明せよ ── 安原 一，倉田知光 166
多剤併用時に生じる薬物相互作用を例をあげて説明せよ ── 長谷川純一 170
薬物連用時の問題点を例をあげて説明せよ ── 大熊誠太郎，芝﨑真裕 174
高齢者の薬物動態の特徴を例をあげて説明せよ ── 入谷 敦，森本茂人 176
小児の薬物動態の特徴を例をあげて説明せよ ── 永井利三郎 180
医薬品開発の科学的方法（治験，臨床第1-4相試験，プラセボ，無作為化割付，二重盲検法）を説明せよ ── 小林真一 182
医薬品開発の倫理性，代表的法律（薬事法）および規程（GCP，ヘルシンキ宣言）を説明せよ ── 小林真一 184
中毒を起こす代表的な物質名とその症状，解毒薬，治療について述べよ ── 石塚俊晶 186

索引 ── 190

執筆者一覧

改訂2版　カラーイラストで学ぶ　集中講義　薬理学

◆ 編 集

渡邊康裕	防衛医科大学校医学研究科総合生理学系薬理学教授

◆ 執筆者（掲載順）

渡邊康裕	防衛医科大学校医学研究科総合生理学系薬理学教授
諫田泰成	国立医薬品食品衛生研究所薬理部第2室室長
石塚俊晶	防衛医科大学校医学研究科総合生理学系薬理学准教授
樋口宗史	新潟大学大学院医歯学総合研究科シグナル伝達・薬理学教授
松尾洋孝	防衛医科大学校医学研究科総合生理学系分子生体制御学講師
高田龍平	東京大学医学部附属病院薬剤部講師
川口慎憲	防衛医科大学校医学研究科救急医学及びプライマリー・ケアー医学系麻酔・蘇生医学
梅田栄一郎	圏央所沢病院副院長
風間富栄	防衛医科大学校医学研究科救急医学及びプライマリー・ケアー医学系麻酔・蘇生医学教授
平野昌人	防衛医科大学校医学研究科救急医学及びプライマリー・ケアー医学系麻酔・蘇生医学
鎌倉恵子	東京工科大学医療保健学部理学療法学科教授
丹生谷正史	防衛医科大学校医学研究科成人医学系精神科学講師
青山晃治	帝京大学医学部薬理学准教授
吉野相英	防衛医科大学校医学研究科成人医学系精神科学教授
立澤賢孝	防衛医科大学校病院精神科
丸山　敬	埼玉医科大学医学部薬理学教授
荒木信夫	埼玉医科大学医学部神経内科学教授
中木敏夫	帝京大学医学部薬理学教授
櫻井裕之	杏林大学医学部薬理学教授
立川英一	東京薬科大学薬学部内分泌・神経薬理学教授
和田明彦	医療法人 隆誠会 延岡保養園名誉院長
浅岡大介	順天堂大学医学部消化器内科准教授
渡辺純夫	順天堂大学医学部消化器内科教授

藤元昭一	宮崎大学医学部医学科血液・血管先端医療学教授
田中祐司	防衛医科大学校医学研究科成人医学系内分泌・代謝病学教授
松本浩明	大阪医科大学大学院医学研究科内科学（I）
花房俊昭	大阪医科大学大学院医学研究科内科学（I）教授
馬場一憲	埼玉医科大学総合医療センター総合周産期母子医療センター教授
吉原愛雄	防衛医科大学校医学研究科成人医学系整形外科学講師
根本孝一	防衛医科大学校医学研究科成人医学系整形外科学教授
佐藤　謙	防衛医科大学校医学研究科成人医学系血液内科講師
前山一隆	愛媛大学大学院医学系研究科器官形態領域薬理学講座教授
四ノ宮成祥	防衛医科大学校総合生理学系分子生体制御学教授
堀尾嘉幸	札幌医科大学医学部薬理学教授
宮平　靖	防衛医科大学校総合病理学系国際感染症学教授
乾　誠	山口大学大学院医学系研究科分子薬理学教授
倉増敦朗	山口大学大学院医学系研究科分子薬理学准教授
安東賢太郎	東邦大学医学部薬理学講師
杉山　篤	東邦大学医学部薬理学教授
上﨑善規	大阪大学名誉教授
安原　一	昭和大学名誉教授
倉田知光	昭和大学富士吉田教育部教授
長谷川純一	鳥取大学医学部薬物治療学教授
大熊誠太郎	川崎医科大学薬理学教授
芝﨑真裕	星薬科大学薬品毒性学教室
入谷　敦	金沢医科大学高齢医学
森本茂人	金沢医科大学高齢医学教授
永井利三郎	大阪大学大学院医学系研究科保健学専攻生命育成看護科学教授
小林真一	昭和大学臨床薬理研究所所長

本書で用いられている薬物一覧

薬物名	記載頁	記載の章	POINT
あ			
アクチノマイシンD	150, 152	抗腫瘍薬	抗腫瘍薬（DNA転写抑制，抗腫瘍性抗生物質）
アザチオプリン	80, 81	抗炎症薬	免疫抑制薬
	161	臨床薬理	生体内で代謝を受け活性型になる薬物
アシクロビル	138, 140	抗感染症薬	ヘルペスウイルスに作用する薬物（核酸合成阻害）
アスピリン	76, 77	抗炎症薬	非ステロイド性抗炎症薬
	124	血液作用薬	抗血小板薬
	173	臨床薬理	薬物相互作用を起こす薬物
	95	消化器作用薬	炎症性腸疾患治療薬
アセチルコリン	8	総論	ACh受容体の作動薬
	22, 23	自律神経・骨格筋作用薬	神経伝達物質
アセトアミノフェン	77	抗炎症薬	非ステロイド性抗炎症薬
アドレナリン	8, 9	総論	アドレナリン受容体の作動薬
	31	自律神経・骨格筋作用薬	副腎髄質由来ホルモン
アトロピン	29	自律神経・骨格筋作用薬	mACh受容体阻害薬，有機リン化合物の急性症状に対する解毒薬
	167	臨床薬理	副次的作用を起こす薬物
	47	中枢神経作用薬	全身麻酔前投薬に用いる薬物
アマンタジン	51	中枢神経作用薬	Alzheimer病治療薬
	52, 53	中枢神経作用薬	Parkinson病で使用される薬物（DA放出）
アミオダロン	69, 71	循環器作用薬	抗不整脈薬（Ⅲ群）
アミカシン	131, 132	抗感染症薬	蛋白質合成を阻害する抗菌薬
アミトリプチリン	38	中枢神経作用薬	三環系抗うつ薬
アミノフィリン	86	呼吸器作用薬	気管支喘息に用いる薬物
アムホテリシンB	140, 141	抗感染症薬	真菌に作用する薬物
アモキシシリン	91	消化器作用薬	広域スペクトラムペニシリン系抗生物質（細胞壁合成阻害），ピロリ菌感染治療薬
アロプリノール	77	抗炎症薬	尿酸合成阻害薬
アンピシリン	129	抗感染症薬	広域スペクトラムペニシリン系抗生物質（細胞壁合成阻害）
	168	臨床薬理	アレルギー反応を起こす薬物
イソニアジド	175	臨床薬理	耐性を起こす薬物，結核治療薬
イソプロテレノール	8, 9	総論	β-アドレナリン受容体の作動薬
イマチニブ	150, 153	抗腫瘍薬	分子標的抗腫瘍薬
イミキモド	143	抗感染症薬	ヒトパピローマウイルス感染症の治療薬
イミプラミン	38	中枢神経作用薬	三環系抗うつ薬
	40	中枢神経作用薬	不安や睡眠障害で使用される薬物
	173	臨床薬理	薬物相互作用を起こす薬物
イリノテカン	150, 151, 153	抗腫瘍薬	抗腫瘍薬（トポイソメラーゼ阻害薬）
インスリン	102, 103	内分泌作用薬	糖尿病治療薬
	105	内分泌作用薬	インスリン製剤
	105	内分泌作用薬	インスリンアナログ製剤
インターフェロン（IFN）	140	抗感染症薬	肝炎ウイルスに作用する薬物
インドメタシン	77	抗炎症薬	非ステロイド性抗炎症薬
	161	臨床薬理	生体内で代謝を受け活性型になる薬物
	170, 172	臨床薬理	薬物相互作用を起こす薬物

LIST OF MEDICINES

ウルソデオキシコール酸	95	消化器作用薬	胆石溶解薬
ウロキナーゼ	122, 125	血液作用薬	血栓溶解薬
エストロゲン	112	内分泌作用薬	排卵誘発薬
	112	内分泌作用薬	性ホルモン薬
エドロホニウム	27	自律神経・骨格筋作用薬	コリンエステラーゼ阻害薬（重症筋無力症診断用）
エリスロポエチン	118, 119	血液作用薬	貧血に用いる薬物
エリスロマイシン	132	抗感染症薬	蛋白質合成を阻害する抗生物質
エルゴタミン	112, 113	内分泌作用薬	セロトニン受容体作動薬，子宮収縮薬，片頭痛治療薬
エンフルラン	44, 45	中枢神経作用薬	全身吸入麻酔薬
オキシトシン	112, 113	内分泌作用薬	子宮収縮薬
オセルタミビル	140	抗感染症薬	抗インフルエンザウイルス薬（ノイラミニダーゼ阻害薬）
オメプラゾール	90	消化器作用薬	消化性潰瘍治療薬（プロトンポンプ阻害薬）
か			
カナマイシン	131, 132	抗感染症薬	蛋白質合成を阻害する抗生物質
カルバマゼピン	38, 39	中枢神経作用薬	うつ病に用いる薬物
	48, 49	中枢神経作用薬	てんかん治療薬
	175	臨床薬理	耐性を起こす薬物
ガンシクロビル	139, 140	抗感染症薬	ヘルペスウイルスに作用する薬物（核酸合成阻害）
キニジン	69, 70	循環器作用薬	抗不整脈薬（ⅠA群）
	168	臨床薬理	アレルギー反応を起こす薬物
	170	臨床薬理	薬物相互作用を起こす薬物
キニーネ	149	抗感染症薬	抗寄生虫薬（マラリアに作用する薬物）
クラリスロマイシン	91	消化器作用薬	マクロライド系抗生物質，ピロリ菌感染に用いる薬物
	132	抗感染症薬	蛋白質合成を阻害する抗菌薬
グリセオフルビン	140, 141	抗感染症薬	真菌に作用する薬物
クロニジン	57	循環器作用薬	降圧薬，α2-アドレナリン受容体作動薬
クロミフェン	112	内分泌作用薬	排卵誘発薬
クロラムフェニコール	131, 133	抗感染症薬	蛋白質合成を阻害する抗菌薬
	134	抗感染症薬	広範囲抗生物質
	136	抗感染症薬	抗生物質
	181	臨床薬理	小児に有害事象を起こす薬物
クロルプロマジン	36	中枢神経作用薬	抗精神病薬
	38	中枢神経作用薬	うつ病に用いる薬物
ゲフィチニブ	150, 153	抗腫瘍薬	抗腫瘍薬（分子標的抗腫瘍薬，EGFRチロシンキナーゼ阻害薬）
ゲンタマイシン	131, 132	抗感染症薬	蛋白質合成を阻害する抗菌薬
コカイン	23	自律神経・骨格筋作用薬	NAの再取り込みを阻害する薬物
	30	自律神経・骨格筋作用薬	局所麻酔薬
	175	臨床薬理	耐性，薬物依存を起こす薬物，麻薬
ゴナドトロピン	112	内分泌作用薬	排卵誘発薬
コルチゾル	79	抗炎症薬	副腎皮質ステロイド薬
コルヒチン	77	抗炎症薬	痛風治療薬
さ			
サラゾスルファピリジン	95	消化器作用薬	炎症性腸疾患治療薬
サルブタモール	9	総論	β2-アドレナリン受容体の作動薬
酸化マグネシウム	92	消化器作用薬	浸透圧性緩下剤
ジアゼパム	40	中枢神経作用薬	不安や睡眠障害に用いる薬物
	46, 47	中枢神経作用薬	全身麻酔に用いる薬物

ジギトキシン	65	循環器作用薬	うっ血性心不全の治療薬
	66, 67	循環器作用薬	ジギタリス中毒を起こす薬物
	167	臨床薬理	副次的作用を起こす薬物
シクロスポリン	80, 81	抗炎症薬	免疫抑制薬（カルシニューリン阻害薬）
	170, 171	臨床薬理	薬物相互作用を起こす薬物
シクロホスファミド	80, 81	抗炎症薬	免疫抑制薬
	150, 151	抗腫瘍薬	抗腫瘍薬（アルキル化薬）
ジゴキシン	65	循環器作用薬	うっ血性心不全の治療薬
	66, 67	循環器作用薬	ジギタリス中毒を起こす薬物
	167	臨床薬理	副次的作用を起こす薬物
	170, 172	臨床薬理	薬物相互作用を起こす薬物
シスプラチン	150, 151, 152	抗腫瘍薬	抗腫瘍薬（白金化合物）
ジスルフィラム	95	消化器作用薬	嫌酒薬
ジドブジン	138, 139, 140	抗感染症薬	ヒト免疫不全ウイルス（HIV）に作用する薬物（HIV逆転写酵素阻害）
シメチジン	90	消化器作用薬	消化性潰瘍治療薬（H₂遮断薬）
ジルチアゼム	173	臨床薬理	Ca拮抗薬（薬物相互作用を起こす薬物）
スキサメトニウム	32	自律神経・骨格筋作用薬	神経筋遮断薬
	44	中枢神経作用薬	全身麻酔に用いる薬物
	32	自律神経・骨格筋作用薬	脱分極性筋弛緩薬
スクラルファート	91	消化器作用薬	消化性潰瘍治療薬（粘膜保護薬）
スタチン	106	内分泌作用薬	脂質低下薬
ストレプトマイシン	131, 132	抗感染症薬	蛋白質合成を阻害する抗菌薬
スピロノラクトン	96, 97	腎臓作用薬	利尿薬（抗アルドステロン薬，カリウム保持性）
	60	循環器作用薬	高血圧治療薬
スルファメトキサゾール・トリメトプリム（ST）合剤	127	抗感染症薬	葉酸代謝阻害薬
セファゾリン	129	抗感染症薬	細胞壁合成を阻害する抗菌薬
セファロスポリン	129	抗感染症薬	細胞壁合成を阻害する抗菌薬
	137	抗感染症薬	腸内細菌叢の乱れを起こす物質
	169	臨床薬理	アレルギー反応を起こす薬物
セボフルラン	44, 45	中枢神経作用薬	全身吸入麻酔薬
ゾニサミド	49	中枢神経作用薬	てんかん治療薬（小発作に用いる）
ソラフェニブ	159	抗腫瘍薬	抗腫瘍薬（分子標的抗腫瘍薬）

た

タクロリムス	35, 80, 81	抗炎症薬	免疫抑制薬（カルシニューリン阻害薬）
タモキシフェン	150, 152	抗腫瘍薬	抗腫瘍薬（エストロゲン受容体拮抗薬）
ダントロレン	36, 37	中枢神経作用薬	悪性症候群の治療薬
チアジド	169	臨床薬理	降圧利尿薬，アレルギー反応を起こす薬物
チアマゾール	99, 100	内分泌作用薬	Basedow病治療薬
チオペンタール	44, 46	中枢神経作用薬	静脈性全身麻酔薬
テオフィリン	84, 86, 87	呼吸器作用薬	気管支喘息に用いる薬物
	170	臨床薬理	薬物相互作用を起こす薬物
デキサメタゾン	79	抗炎症薬	副腎皮質ステロイド薬
	80, 81	抗炎症薬	免疫抑制薬
	175	臨床薬理	耐性を起こす薬物
ドキソルビシン	150, 151, 153	抗腫瘍薬	抗腫瘍薬（細胞毒性抗生物質）
ドネペジル	50, 51	中枢神経作用薬	Alzheimer病治療薬
ドブタミン	9	総論	β-アドレナリン受容体の作動薬
トブラマイシン	131, 132	抗感染症薬	蛋白質合成を阻害する抗菌薬
トラスツズマブ	156	抗腫瘍薬	抗腫瘍薬（分子標的抗腫瘍薬）

LIST OF MEDICINES

な

ニトログリセリン	62, 63	循環器作用薬	抗狭心症薬
ネオスチグミン	27	自律神経・骨格筋作用薬	コリンエステラーゼ阻害薬
ノルアドレナリン	8, 9	総論	アドレナリン受容体の作動薬
	22, 23, 30	自律神経・骨格筋作用薬	神経伝達物質

は

パラアミノサリチル (PAS)	127	抗感染症薬	葉酸代謝阻害薬,抗結核薬
バルビタール	175	臨床薬理	薬物依存を起こす薬物
バルプロ酸	38, 39	中枢神経作用薬	気分調整薬
	48, 49	中枢神経作用薬	てんかん治療薬
	170	臨床薬理	薬物相互作用を起こす薬物
ハロタン	44, 45	中枢神経作用薬	全身吸入麻酔薬
ハロペリドール	36	中枢神経作用薬	抗精神病薬,D_2ドパミン受容体阻害薬
	38	中枢神経作用薬	うつ病に用いる薬物
	51	中枢神経作用薬	Alzheimer病に用いる薬物
パンクロニウム	33	自律神経・骨格筋作用薬	非脱分極性筋弛緩薬
	44	中枢神経作用薬	全身麻酔に用いる薬物
バンコマイシン	177	臨床薬理	抗菌薬(メチシリン耐性菌感染症(MRSA)治療薬)
ビタミンB_{12}	118, 119	血液作用薬	貧血に用いる薬物
ヒドララジン	60	循環器作用薬	高血圧治療薬
ヒドロコルチゾン	79	抗炎症薬	副腎皮質ステロイド薬
ピレンゼピン	90	消化器作用薬	消化性潰瘍治療薬(ムスカリン性ACh受容体阻害薬)
ビンクリスチン	150, 152	抗腫瘍薬	抗腫瘍薬(ビンカアルカロイド,微小管阻害薬)
ビンブラスチン	150, 152	抗腫瘍薬	抗腫瘍薬(ビンカアルカロイド,微小管阻害薬)
フィゾスチグミン	27	自律神経・骨格筋作用薬	コリンエステラーゼ阻害薬
フェニトイン	48, 49	中枢神経作用薬	てんかん治療薬
	175	臨床薬理	耐性を起こす薬物
フェノバルビタール	48, 49	中枢神経作用薬	てんかん治療薬
	173	臨床薬理	薬物相互作用を起こす薬物
	175	臨床薬理	耐性を起こす薬物
	180	臨床薬理	小児に対して筋肉内投与をおこなう薬物
フェンタニル	44	中枢神経作用薬	全身麻酔薬
フェントラミン	9	総論	α-アドレナリン受容体の遮断薬
ブスルファン	150	抗腫瘍薬	抗腫瘍薬(アルキル化薬)
フラジオマイシン	132	抗感染症薬	蛋白質合成を阻害する抗菌薬
プラゾシン	9	総論	α_1-アドレナリン受容体の遮断薬
	58	循環器作用薬	高血圧治療薬
プラバスタチン	107	内分泌作用薬	高脂血症治療薬
プラリドキシム (PAM)	29	自律神経・骨格筋作用薬	有機リン化合物の急性症状に対する解毒薬
フルオロウラシル	150, 151	抗腫瘍薬	抗腫瘍薬(代謝拮抗薬)
	170, 172	臨床薬理	薬物相互作用を起こす薬物
フルタミド	152	抗腫瘍薬	抗腫瘍薬(抗アンドロゲン受容体拮抗薬)
ブレオマイシン	150, 151	抗腫瘍薬	抗腫瘍薬(抗腫瘍性抗生物質)
プレドニゾロン	79	抗炎症薬	副腎皮質ステロイド薬
	80, 81	抗炎症薬	免疫抑制薬
プロカインアミド	69, 70	循環器作用薬	抗不整脈薬(Ⅰa群)
フロセミド	60	循環器作用薬	高血圧治療薬
	96	腎臓作用薬	利尿薬
	170, 172	臨床薬理	薬物相互作用を起こす薬物
プロピルチオウラシル	99	内分泌作用薬	Basedow病治療薬

薬品名	ページ	分類	説明
プロプラノロール	9	総論	β-アドレナリン受容体の遮断薬
	57	循環器作用薬	降圧薬
	69, 70	循環器作用薬	抗不整脈薬（II群）
	167	臨床薬理	副次的作用を起こす薬物
プロベネシド	77	抗炎症薬	尿酸排泄促進薬
	170, 172	臨床薬理	薬物相互作用を起こす薬物
プロポフォール	44, 46	中枢神経作用薬	全身麻酔薬（静注薬）
ブロモクリプチン	55	中枢神経作用薬	Parkinson病で使用される薬物，OA受容体作動薬
ベクロニウム	33	自律神経・骨格筋作用薬	非脱分極性筋弛緩薬
ペニシリン	135	抗感染症薬	抗生物質（細胞壁合成阻害する抗生物質）
	170	臨床薬理	薬物相互作用を起こす薬物
ヘパリン	123, 124	血液作用薬	抗血液凝固薬
	168	臨床薬理	アレルギー反応を起こす薬物
ベラパミル	69, 71	循環器作用薬	抗不整脈薬（N群）
	170, 172, 173	臨床薬理	薬物相互作用を起こす薬物
ヘロイン	175	臨床薬理	薬物依存を起こす薬物，麻薬

ま

薬品名	ページ	分類	説明
メタンフェタミン	36	中枢神経作用薬	ドパミン受容体を間接的に刺激する覚醒剤
	175	臨床薬理	耐性を起こす薬物
	175	臨床薬理	薬物依存を起こす薬物
メチルドパ	57	循環器作用薬	降圧薬（α-メチルアドレナリンになる）
メトクロプラミド	91	消化器作用薬	D_2-ドパミン受容体拮抗薬，腸管運動刺激，制吐薬
	93	消化器作用薬	消化管運動促進薬
メトトレキサート	82	抗炎症薬	免疫抑制薬
	150, 151	抗腫瘍薬	抗腫瘍薬（代謝拮抗薬）
メトロニダゾール	91	消化器作用薬	ピロリ菌感染に用いる薬物
	127	抗感染症薬	アメーバ赤痢治療薬
メルカプトプリン	150, 151	抗腫瘍薬	抗腫瘍薬（代謝拮抗薬）
モルヒネ	44	中枢神経作用薬	麻薬性鎮痛薬
	175	臨床薬理	薬物依存を起こす薬物

や・ら・わ

薬品名	ページ	分類	説明
ヨヒンビン	9	総論	$α_2$-アドレナリン受容体の遮断薬
ラクツロース	92	消化器作用薬	下剤（浸透圧性緩下剤）
リチウム	38	中枢神経作用薬	そう病に用いる薬物，気分調整薬
リツキシマブ	158	抗腫瘍薬	抗腫瘍薬（分子標的抗腫瘍薬）
リドカイン	30	自律神経・骨格筋作用薬	局所麻酔薬
	67	循環器作用薬	ジギタリス中毒への処置で用いる薬物
	69, 70	循環器作用薬	抗不整脈薬（IB群）
リファンピシン	126	抗感染症薬	核酸合成を阻害する抗菌薬
	170, 172	臨床薬理	薬物相互作用を起こす薬物
	175	臨床薬理	耐性を起こす薬物
リュープロレリン	150, 153	抗腫瘍薬	抗腫瘍薬（ゴナドトロピン放出ホルモン合成アゴニスト）
リンコマイシン	133	抗感染症薬	蛋白質合成を阻害する抗菌薬
リン酸コデイン	93, 94	消化器作用薬	止瀉薬
レセルピン	62	循環器作用薬	高血圧治療薬
レチノイン酸	150, 153	抗腫瘍薬	抗腫瘍薬（分子標的抗腫瘍薬）
ロペラミド	94	消化器作用薬	止瀉薬（腸管に作用するオピオイド）
ワルファリン	65	循環器作用薬	うっ血性心不全の治療薬
	122, 124	血液作用薬	抗血液凝固薬
	170, 177	臨床薬理	薬物相互作用を起こす薬物

凡例（本書の特徴）

■ 本書は，『医学教育モデル・コア・カリキュラム（医学教育改革関係審議会等報告）』ならびに『医師国家試験出題基準』に準拠した必要十分な内容となっています。
■ 各項目タイトルはできる限り内容の想像がつきやすい具体的な表現とし，「Q&A」スタイルで項目の冒頭に 模範解答 を300字程度で掲載しています。
■ 必ず覚えておかなければならない薬物名にはバックに赤い網で表しています。
■ 欄外には，各項目で重要な語句を列挙したKEY WORDs（ベージュ色の囲み記事）を掲載しています。
■ 黄色の囲み記事は，主に臨床に関連する事柄を掲載しています。

総論

受容体とは？

模範解答
- 受容体に働く薬物は，受容体に結合して受容体を活性化する活性薬［作動薬（アゴニスト）］と，受容体に結合して受容体における作動薬の受容体結合を阻害する阻害薬［遮断薬（ブロッカー），または，拮抗薬（アンタゴニスト）］に分類される。
- 種々の受容体が，各臓器に特異的な分布と濃度にて存在する。

反応を起こすには閾値以上の刺激の発生が必要である。また，ある一定以上刺激が出ても最大反応以上の反応は得られない（点線A参照）。ゆえに，図中実線で示した刺激が反応を引き起こす。Aは最大反応をもった完全作動薬，Bは余剰受容体のない完全作動薬，Cは部分作動薬，Dは拮抗薬。A，B，C，Dいずれの用量反応曲線も横軸を対数目盛にするとS字状となる。

■受容体とは？
- 19世紀末LangleyやEhrlichらにより，薬物受容体の概念が確立され，20世紀になって，薬物受容体複合体の割合に応じて，生理薬理反応が引き起こされること，受容体に結合して受容体を活性化するものは，活性薬，または，作動薬（アゴニスト），受容体に結合して受容体における作動薬の受容体刺激を阻害する薬物は，阻害薬，遮断薬，または，拮抗薬（アンタゴニスト）とよばれた。
- Ariensは，受容体活性化の強さの指標として内因活性（intrinsic activity）という概念を用い，最大反応が最大であるアゴニストを完全作動薬（内因活性＝1）とし，受容体に結合しても受容体を活性化しないアンタゴニストの内因活性は0とした。内因活性が1未満で0より大きい薬物は部分アゴニストとなる（図1）。つまり，一種の受容体に結合して，特異性を同一とする薬物群があり，そのなかで内因活性の程度により，完全アゴニスト，部分アゴニスト，アンタゴニストに分類されると整理すればよい。
- 詳細な解析から，多くのアンタゴニスト（競合性アンタゴニスト）は可逆的に受容体に結合しても，高濃度のアゴニストにより，追い出されるが，非可逆的に受容体に結合するアンタゴニストも存在する（非競合性アンタゴニスト）。さらに，余剰受容体の存在も考えられた。
- 薬物と受容体との間の反応は，質量作用の法則に従うので，用量反応曲線の解析ができる。Scatchard plot（組織または膜における受容体の濃度と，受容体に対する薬物の結合の強さ―親和性―が測定できる）とSchild plot（競合性アンタゴニストの効力を測定できる）が用いられる。

■受容体の分類
- 何種類もある受容体をどのように分類したのであろうか？ 以下の研究の話は，薬理学の基本的な考え方であるから，詳述する。
- 高峰譲吉のアドレナリンの発見，ノルアドレナリンが交感神経節後神経末端から遊離される神経伝達物質であるとのvon Eulerによる研究に続き，1946年Ahlquistが以下の実験を行った。当時の合成された薬物から，交感神経興奮状態をもたらす薬物群（6種類の薬物）を選び，血圧（細動脈収縮），腸管平滑筋，心臓の収縮，子宮平滑筋弛緩などに対する，それら各薬物の効果を調べた。各臓器に対する6種類の薬物の最大効果を比較し順位をつけたところ，昇圧効果（細動脈平滑筋収縮）に関する順位のパターンと，心筋収縮刺激効果や子宮平滑筋弛緩に関する順位のパターンとの2種類の順位のパターンを見出した。当時存在していた，交感神経興奮を遮断する薬物（フェノキシベンザミン）は前者の反応のみを阻害し，後者の反応には影響しなかった。つ

KEY WORDs
- 活性薬（作動薬，アゴニスト）
- 阻害薬（遮断薬，拮抗薬，アンタゴニスト）
- 内因活性
- Scatchard plot

薬理学とは？

模範解答

- 薬理学は生体と薬物間の"特異的"相互作用を研究する学問である。特異性を求めることにその特徴がある。
- 分類1（図1）
  薬物動力学："薬物が生体にどのように作用するか"が課題である。薬物投与による生体の変化を調べる。
  薬物動態学："生体が薬物をどのように扱うか"が課題である。生体は薬物を吸収し，代謝し，体内に分布し，排泄する（p.160，「薬物の運命を述べよ」参照）。投与された薬物の運命を調べる。
- 分類2
  基礎薬理学：動物や培養細胞を用いた実験薬理学である。
  臨床薬理学：ヒトにおける薬理学である。

治療域
最小有効治療濃度（用量）と最小中毒濃度（用量）の間の幅を意味する。

■薬物動力学のポイント—その1

- 薬理学の基本の1つは，用量反応曲線である（図2）。
- 累積用量反応曲線（図3）において，最大反応の50％をもたらす用量をED_{50}，50％の致死率をもたらす用量をLD_{50}とよぶ。
  その比（LD_{50}/ED_{50}）を治療係数（安全係数）とよぶ。この係数が大きいほど，副作用が生じにくい薬物であり，薬理学上，"良く効く"薬である。
- ほんの少量でも良く効くと宣伝される新薬があっても，宣伝に惑わされないように。必要とされる用量が微量でも，治療係数の小さな薬は，副作用を生じやすく，薬理学上，"効かない薬"である。この治療係数の，より大きな薬物の開発に資することが，薬理学の研究の原点である。
- 薬物治療では，人にとって有益な薬理作用のみが必要であり，有害な反応は避けたい。その有益な薬理作用のみを生じる薬物を得るために，どのような知見が必要であろうか？

■薬物動力学のポイント—その2

- 薬理作用の特異性は，受容体で生じることが多い。
- 図4は，交感神経節後神経細胞と効果器官の模式図である。神経細胞が興奮すると，軸索に活動電位が流れ，神経終末に到達し，シナプス

図1　薬理学の分類

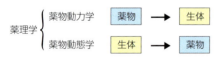

図2　用量反応曲線

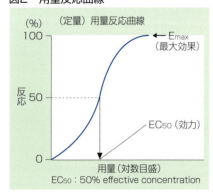

図3　累積用量反応曲線

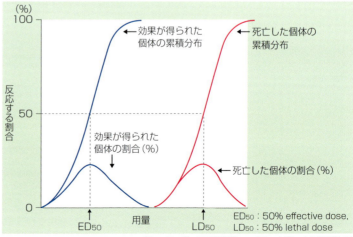

（カッツング・コア薬理学，p.15，丸善．より引用改変）

小胞に貯蔵されている神経伝達物質ノルアドレナリン（NA）がシナプス間隙に放出され，シナプスを介して効果器官の膜上のアドレナリン受容体に結合し，同受容体を活性化する。

- GTP結合蛋白質を介して酵素活性を高め，セカンドメッセンジャーを細胞内で増加させる。セカンドメッセンジャーは蛋白質リン酸化酵素を活性化し，細胞内の機能性蛋白質をリン酸化し，その機能を調節し，臓器の収縮や分泌，代謝変化などの最終反応をもたらす。神経伝達物質で確立されたものは，10〜20種程度である。

- 受容体は，例えばアドレナリン受容体は，後述のように9種類のサブタイプが知られている（p.4参照）。さらに，それらの各臓器，細胞における分布や濃度には多様性がある。もし，ある特定の臓器のみの機能を刺激したければ，その臓器に特異的に存在する受容体のみを刺激すれば，他の臓器の機能を変化させずに，すなわち，副作用なしに，目的とする薬理作用が得られるはずである。

- 神経伝達物質の合成，放出，分解，再取り込みに作用する薬物は，その神経伝達物質が作用する臓器細胞すべてに影響を与えてしまう。ある特定の臓器のみの機能を刺激したいのに，他の臓器の機能を変化させ，すなわち，他の臓器の機能変化は副作用になる。

- また，軸索の興奮伝導は，Naチャネルを介した反応であり，どの神経細胞でも共通する。軸索の電気活動を阻害する薬物（局所麻酔薬）は，どの神経細胞の軸索伝導も阻害し，すべての臓器に影響を与えてしまう。それゆえに，局所麻酔薬は文字どおり局所に投与して目的とする部位の軸索伝導の阻害に用いられる。

- 以前，どの臓器でも存在するセカンドメッセンジャーの1つであるcyclic AMPが薬物として用いられたが，全身投与をすると，目的とする心筋の強心作用のほかに，多臓器の多彩な機能変化という副作用が生じ，あまり使用されなくなった。

- 1種類の神経伝達物質の放出は，1つの神経伝達物質に対して何種類もある受容体，しかも，各臓器ごとにそのサブタイプが臓器特異的に多様に分布する受容体（受容体の種類は100以上あるだろう）を刺激し，その多彩な受容体刺激は，結局，数種類のセカンドメッセンジャー増減，数種類の蛋白質リン酸化酵素調節に集約される。

- このように，特定の臓器の機能を調節したければ，最も多様性のある受容体に的を絞って，その臓器に特異的に多く存在する受容体を刺激，または，阻害すればよい。このように，副作用の少ない薬物（治療係数の大きい薬物）の多くは，生体内に多種多様存在する受容体に特異的に働く作動薬，遮断薬であることは理解できるであろう。

- 現在，医療の現場にて使用される薬物の過半数が受容体に作用するものである。受容体に，より特異性の高い薬物が望まれる由縁である。それゆえ，薬物動力学を習得するうえで，受容体の概念を把握し，神経伝達物質，ホルモンなどの受容体の種類，その臓器分布の概要を知ることは基本であり，必須である。

- 薬物動力学
- 薬物動態学
- 用量反応曲線
- 特異性
- 治療係数（安全係数）
- 治療域

図4　交感神経節後神経細胞と効果器官の模式図

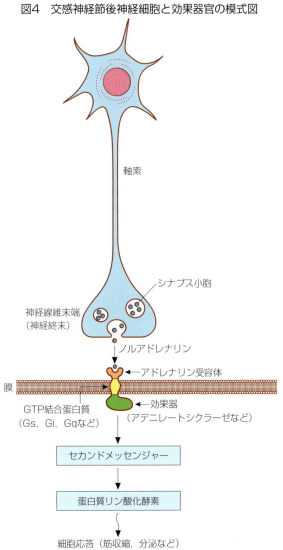

受容体とは？

模範解答

- 受容体に働く薬物は，受容体に結合して受容体を活性化する活性薬［作動薬（アゴニスト）］と，受容体に結合して受容体における作動薬の受容体結合を阻害する阻害薬［遮断薬（ブロッカー），または，拮抗薬（アンタゴニスト）］に分類される。
- 種々の受容体が，各臓器に特異的な分布と濃度にて存在する。

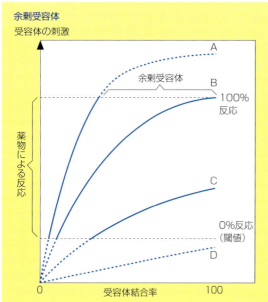

反応を起こすには閾値以上の刺激の発生が必要である。また，ある一定以上刺激が出ても最大反応以上の反応は得られない（点線A参照）。ゆえに，図中実線で示した刺激が反応を引き起こす。Aは余剰受容体をもった完全作動薬，Bは余剰受容体のない完全作動薬，Cは部分作動薬，Dは拮抗薬。A，B，C，Dいずれの用量反応曲線も横軸を対数目盛にするとS字状となる。

■受容体とは？

- 19世紀末LangleyやEhrlichらにより，薬物受容体の概念が確立され，20世紀になって，薬物受容体複合体の割合に応じて，生理薬理反応が引き起こされること，受容体に結合して受容体を活性化するものは，活性薬，または，作動薬（アゴニスト），受容体に結合して受容体における作動薬の受容体刺激を阻害する薬物は，阻害薬，遮断薬，または，拮抗薬（アンタゴニスト）とよばれた。
- Ariensは，受容体活性化の強さの指標として内因活性（intrinsic activity）という概念を用い，最大反応が最大であるアゴニストを完全作動薬（内因活性＝1）とし，受容体に結合しても受容体を活性化しないアンタゴニストの内因活性は0とした。内因活性が1未満で0より大きい薬物は部分アゴニストとなる（図1）。つまり，一種の受容体に結合して，特異性を同一とする薬物群があり，そのなかで内因活性の程度により，完全アゴニスト，部分アゴニスト，アンタゴニストに分類されると整理すればよい。
- 詳細な解析から，多くのアンタゴニスト（競合性アンタゴニスト）は可逆的に受容体に結合しても，高濃度のアゴニストにより，追い出されるが，非可逆的に受容体に結合するアンタゴニストも存在する（非競合性アンタゴニスト）。さらに，余剰受容体の存在も考えられた。
- 薬物と受容体との間の反応は，質量作用の法則に従うので，用量反応曲線の解析ができる。Scatchard plot（組織または膜における受容体の濃度と，受容体に対する薬物の結合の強さ―親和性―が測定できる）とSchild plot（競合性アンタゴニストの効力を測定できる）が用いられる。

■受容体の分類

- 何種類もある受容体をどのように分類したのであろうか？　以下の研究の話は，薬理学の基本的な考え方であるから，詳述する。
- 高峰譲吉のアドレナリンの発見，ノルアドレナリンが交感神経節後神経末端から遊離される神経伝達物質であるとのvon Eulerによる研究に続き，1946年Ahlquistが以下の実験を行った。当時の合成された薬物から，交感神経興奮状態をもたらす薬物群（6種類の薬物）を選び，血圧（細動脈収縮），腸管平滑筋，心臓の収縮，子宮平滑筋弛緩などに対する，それら各薬物の効果を調べた。各臓器に対する6種類の薬物の最大効果を比較し順位をつけたところ，昇圧効果（細動脈平滑筋収縮）に関する順位のパターンと，心筋収縮刺激効果や子宮平滑筋弛緩に関する順位のパターンとの2種類の順位のパターンを見出した。当時存在していた，交感神経興奮を遮断する薬物（フェノキシベンザミン）は前者の反応のみを阻害し，後者の反応には影響しなかった。つ

KEYWORDS
- 活性薬（作動薬，アゴニスト）
- 阻害薬（遮断薬，拮抗薬，アンタゴニスト）
- 内因活性
- Scatchard plot

まり，交感神経興奮状態をもたらす薬物群は特異性の異なる2種類の受容体に働くことが考えられた。Ahlquistは，これら交感神経興奮状態をもたらす薬物群が作用する各臓器に存在する受容体には，2種類あり，前者をαアドレナリン受容体，後者をβアドレナリン受容体と命名した。

- このように，受容体に対する特異性により，アドレナリン受容体の細分類が提唱された。この際, αアドレナリン受容体の遮断薬（フェノキシベンザミン）を用いて，薬理学上は, αアドレナリン受容体の存在は確立されたが，後者のβアドレナリン受容体の存在の薬理学上の確立は，プロプラノロールの開発まで待たねばならなかった。その後，1967年βアドレナリン受容体に働く薬物群を用いて細分類が，同様の研究法によりなされ, β_1 と β_2 アドレナリン受容体に細分類された。
- αアドレナリン受容体も同様に α_1 と α_2 アドレナリン受容体に細分類された。ただ，α受容体は存在部位により，シナプス後に存するものと，シナプス前に存するものとに細分類され，それぞれ, α_1 と α_2 アドレナリン受容体と分類された時期があったが，シナプス前の同受容体と同じ特異性をもつ受容体がシナプス後にも存在することが報告され，Ahlquistらの薬物の特異性による細分類法が改めて適用され，現在の α_1 と α_2 アドレナリン受容体に細分類された。つまり, α_2 受容体は，シナプス前性のみならず，シナプス後性にも存在することが，脳，血小板などで示された。
- この薬理学上の受容体の概念の確立，細分類に関する知見は，種々の受容体について積み重ねられた。近年流行した受容体遺伝子のクローニング研究により，それまでの薬理学研究者による膨大な受容体に関する知見は，ほぼ確認された。

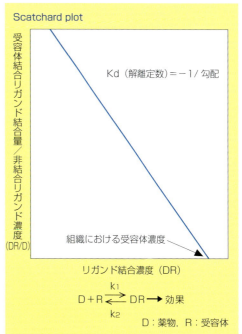

アイソトープで標識した薬物と臓器や細胞膜との *in vitro* での結合実験結果の解析に用いられる。Dを遊離薬物濃度, Rを受容体の濃度, DRを受容体と結合した薬物濃度, $Kd (=k_2/k_1)$ を解離定数。薬物と受容体の結合の強さは1/解離定数で示される。横軸との交点から臓器や細胞膜上の受容体の濃度が示される。

アドレナリンとエピネフリン
同義語である。高峰博士が発見し命名した「アドレナリン」と，本書では表した。

図1 Ariensの受容体機構

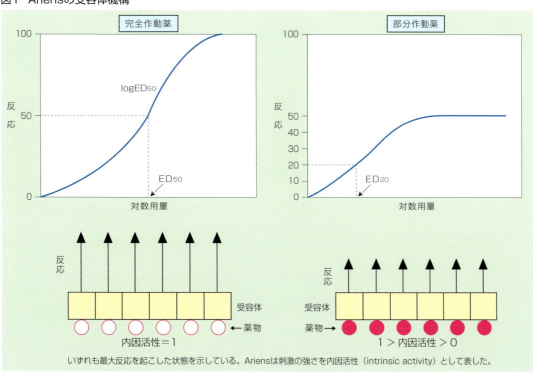

いずれも最大反応を起こした状態を示している。Ariensは刺激の強さを内因活性（intrinsic activity）として表した。

膜結合型受容体を三分類し，代表例とその細胞内情報伝達系を述べよ

模範解答
- それぞれの膜結合型受容体は，G蛋白質共役型，チロシンキナーゼ型，およびイオンチャネル内蔵型の3種類に分類され，それぞれの下流で作用する細胞内情報伝達系に集約される。

■受容体の分類
- 受容体とは，細胞膜や核，細胞質に発現し，細胞外からの生理活性物質を特異的に認識して結合し，生理活性物質の情報を細胞内に伝達する蛋白質をさす。
- 局在する場所によって，膜結合型受容体と核内受容体の2つに大別される。
- 膜結合型受容体は，形質膜を通過できない親水性のリガンドと結合し，構造変化を通して不活性型から活性型へ転換し，生理活性物質の情報を細胞内に伝達する。G蛋白質共役型受容体，チロシンキナーゼ型受容体，イオンチャネル内蔵型受容体に分類できる。
- 現在，臨床で用いられている医薬品の多くは，受容体を標的にしたものである。

■G蛋白質共役型受容体
- 細胞膜を7回貫通した構造で，細胞外側にリガンド結合部位，細胞膜内に膜貫通領域，細胞内側にG蛋白質の結合部位を有する。
- 不活性型のG蛋白質は，グアノシン-二リン酸（GDP）を結合したαサブユニット，βγサブユニットのヘテロ三量体を形成し，受容体と共役している。
- アドレナリンなどのリガンドが受容体に結合すると，受容体の構造変化に伴って三量体G蛋白質が活性化され，細胞内の効果器へ情報を伝達する。
- 三量体G蛋白質はαサブユニットの機能および遺伝子により，Gs，Gi，Gqなどのサブファミリーに分類され，それぞれ特定の効果器に情報を伝達する。GsとGiは，アデノシン-三リン酸（ATP）からサイクリックアデノシン-一リン酸（cAMP）生成を触媒するアデニル酸シクラーゼをそれぞれ促進あるいは抑制する。GqはホスホリパーゼCを活性化し，ホスファチジルイノシトール4,5-二リン酸（PIP2）からジアシルグリセロール（DG）とイノシトール1,4,5-三リン酸（IP3）を産生する（図1）。

■チロシンキナーゼ型受容体
- 受容体は，細胞外領域，細胞膜貫通領域，細胞内領域から構成される一回膜貫通型で，細胞外領域にリガンド結合部位，細胞内領域にチロシン残基をリン酸化する酵素活性（チロシンキナーゼ）を有する。
- 多くのチロシンキナーゼ型受容体は，インスリンなどの増殖因子の受容体であり，増殖に重要な役割を果たしている。
- 生理活性物質が受容体の細胞外領域に結合すると，受容体はホモあるいはヘテロの二量体を形成し，構造変化に伴って，細胞内領域にあるチロシンキナーゼが活性化される（自己リン酸化）。受容体のリン酸化により，チロシン残基のリン酸化が起こり，アダプター蛋白質が会合する。さらに，細胞内のさまざまな蛋白質が次々に活性化されて（リン酸化カスケード），下流に情報が伝達され，細胞増殖等が調節される（図1）。

■イオンチャネル内蔵型受容体

- 受容体そのものにイオンチャネルが組み込まれており，リガンドが受容体に結合すると，チャネルが開閉し選択的にイオンを通過させる。
- 細胞の内外における各種イオンの濃度あるいは膜電位の維持，神経細胞など電気的興奮性細胞での活動電位の発生などに関与する。
- ニコチン性アセチルコリン受容体は，アセチルコリンが結合すると，受容体の構造変化によりイオンチャネルが開口し，Na^+イオンが細胞内へ流入，膜の脱分極が誘導される（図1）。
- γ-アミノ酪酸（$GABA_A$）受容体にリガンドが結合すると，Cl^-イオンが細胞内へ流入し，膜の過分極が誘導される。

KEYWORDS
- G蛋白質共役型受容体
- チロシンキナーゼ型受容体
- イオンチャネル内蔵型受容体
- 核内受容体

核内受容体
核内受容体は，細胞膜を容易に通過する脂溶性のリガンドと結合する。リガンドが結合した核内受容体は，特定の遺伝子のプロモーターを認識して結合し，その遺伝子の転写を調節する。
ステロイドホルモンやビタミンA，甲状腺ホルモンなどは，脂溶性のために細胞膜を容易に通過して，核内（一部は細胞質内）に存在する受容体と結合する。脂溶性リガンドと結合した核内受容体は，標的遺伝子のプロモーターのホルモン応答配列を認識して結合する。その結果，標的遺伝子の転写活性が調節される。

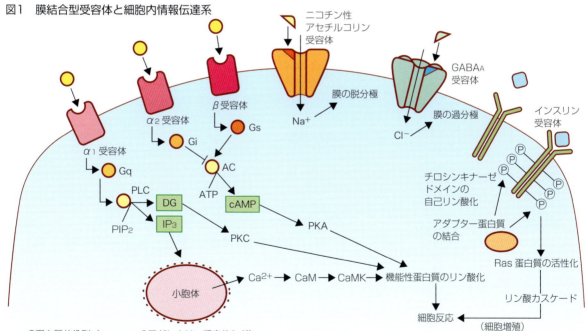

図1　膜結合型受容体と細胞内情報伝達系

G蛋白質共役型（$α_1$, $α_2$, $β$アドレナリン受容体など）
イオンチャネル内蔵型（ニコチン性アセチルコリン受容体，$GABA_A$受容体など）
チロシンキナーゼ型（インスリン受容体など）

：セカンドメッセンジャー，PLC：ホスホリパーゼC，AC：アデニル酸シクラーゼ，CaM：カルモデュリン

PIP_2：ホスファチジルイノシトール4,5-二リン酸，DG：ジアシルグリセロール，IP_3：イノシトール1,4,5-三リン酸，
PKC：Ca^{2+}ホスホリピッド依存性プロテインキナーゼ，ATP：アデノシン-三リン酸，cAMP：サイクリックアデノシン-一リン酸，
PKA：cAMP依存性プロテインキナーゼ，CaMK：カルモデュリン依存性プロテインキナーゼ

総論

神経伝達物質が作用する受容体（サブタイプ，存在する臓器，作動薬，遮断薬，共役反応）を述べよ —ノルアドレナリン

模範解答

- ノルアドレナリン，アドレナリンともに，α-ならびにβ-アドレナリン受容体の作動薬である。α-アドレナリン受容体は，ノルアドレナリンにより最も強く刺激され，アドレナリン＞イソプロテレノールの順に刺激を受ける。β-アドレナリン受容体はイソプロテレノールにより最も強く刺激を受け，アドレナリン＞ノルアドレナリンの順に刺激を受ける。
- ノルアドレナリンは交感神経節後神経末端から放出される神経伝達物質である。交感神経節前神経の興奮で放出されたアセチルコリンが副腎髄質のニコチン受容体を刺激して副腎髄質からアドレナリンはホルモンとして血中に放出される。
- アドレナリンは，ホルモンとして，血流を介して全身の臓器に到達する。

α1-アドレナリン受容体はさらに，α1A-アドレナリン受容体，α1B-アドレナリン受容体，α1C-アドレナリン受容体に，α2-アドレナリン受容体はさらに，α2A-アドレナリン受容体，α2B-アドレナリン受容体，α2C-アドレナリン受容体に，細分類されている。

臨床との関連
各臓器におけるアドレナリン（Ad）受容体の特異的な分布に従い，合理的な薬物が使用される。α1-Ad受容体作動薬は，昇圧薬（とくにアドレナリンはアナフィラキシーショックに用いる），α1-Ad受容体遮断薬は，降圧薬，排尿障害治療薬など，β2-Ad受容体作動薬は，吸入薬として気管支喘息治療薬など，β1-Ad受容体遮断薬は，高血圧（レニン分泌抑制　機序不明），慢性心不全（機序不明），労作狭心症，不整脈，緑内障（点眼薬として眼房水の産生抑制）などの治療薬として用いられている。

直接作用と間接作用
表1に記した薬物は，各受容体に結合して，作動薬，遮断薬として働く直接作用をもつ。これらとは異なり，エフェドリンはシナプス小胞中のノルアドレナリンと置き換わり，その結果，ノルアドレナリンの放出をもたらす。アンフェタミン類（覚醒剤，一部の薬物は多動性小児，睡眠発作の治療薬。やせ薬として乱用されることもある）も機序は不明であるが，同様に放出をもたらす。コカイン（局所麻酔薬であるが，同時に中枢興奮薬，麻薬である）は，シナプス間隙に放出されたノルアドレナリンの再取り込みを阻害して，シナプス間隙のノルアドレナリンを増加させる。結果として，この三者の薬物は，間接作用性に，シナプス後性に存在する受容体を刺激する。一方，レセルピンは，機序不明であるが，神経末端のノルアドレナリンを枯渇して，一昔前まで，降圧薬，鎮静薬として用いられた。

- α-ならびにβ-アドレナリン受容体の作動薬である。
- 各臓器は，自律神経交感神経系と副交感神経系による二重支配を受けている。ノルアドレナリン（NA）は交感神経系興奮時に，その節後神経末端から標的支配臓器に向けて放出される神経伝達物質である。

■存在する臓器（図1）

- 各臓器の細胞表面に存在するα-またはβ-アドレナリン（Ad）受容体を刺激する。交感神経系の興奮は，同時に副腎髄質からホルモンであるアドレナリン（Ad）を血中に放出させ，Adも各臓器のα-またはβ-Ad受容体を刺激する。
- β-受容体の代表的な作動薬であるイソプロテレノール（Iso）は，合成された薬物であり，体内には存在しない。NAは中枢神経系でも伝達物質として働く。
- α-Ad受容体は，NAにより最も強く刺激され，NA＞Ad＞Isoの順に刺激を受ける。
- β-Ad受容体はIsoにより最も強く刺激を受け，Iso＞Ad〜NAの順に刺激を受ける。
- 種々のα-Ad受容体（α1，α2-Ad受容体）ならびにβ-Ad受容体（β1，β2，β3-Ad受容体）は各臓器ごとに，異なった分布にて存在する（p.20，「自律神経の刺激効果，関与する神経伝達物質，受容体を述べよ。臨床との関連の代表例を述べよ」図1参照）。
- 例えば，心臓心筋にはβ1-Ad受容体（心臓のポンプ機能の増大），血管（とくに細動脈）の平滑筋にはα1-Ad受容体（収縮による血圧上昇），気管支平滑筋や骨格筋の血管にはβ2-Ad受容体（ともに平滑筋の弛緩），脂肪組織にはβ3-Ad受容体（中性脂肪の分解による脂肪酸の産生）が多い。

■作動薬，遮断薬，共役反応

- 特異的作動薬，遮断薬，共役反応は図1と表1参照。交感神経系の興奮は，動物でいえば，獲物を追う，追われるなど闘争状態を想定すればよかろう。

催淫薬
ヨヒンビンなどα2-アドレナリン受容体遮断薬は催淫作用がある。逆に，α2-アドレナリン受容体作用薬クロニジンは高血圧治療薬として用いられたが，インポテンツの副作用がある。

KEYWORDS
- α-アドレナリン受容体
- β-アドレナリン受容体

図1 アドレナリン（Ad）受容体の共役反応，最終反応

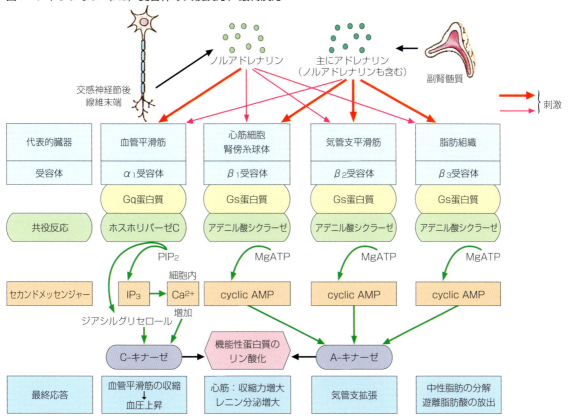

表1 アドレナリン（Ad）受容体の作動薬，遮断薬

サブタイプ	存在部位	作動薬	遮断薬	GTP結合蛋白質	共役反応（エフェクター）	受容体刺激による最終反応
α_1-アドレナリン受容体	交感神経支配臓器（血管平滑筋など）	ノルアドレナリン アドレナリン フェニレフリン	プラゾシン フェントラミン フェノキシベンザミン	Gq GTP結合蛋白質	phospholipase C 刺激によるIP₃, di-acylglycerol産生	血管平滑筋収縮など
α_2-アドレナリン受容体	交感神経節後神経終末など。そのほか，副甲状腺，膵臓，血小板など，シナプス後性に存在する。	アドレナリン ノルアドレナリン パラアミノクロニジン	ヨヒンビン フェントラミン フェノキシベンザミン	Gi GTP結合蛋白質	adenylate cyclase阻害による細胞内cyclic AMP減少	神経終末などシナプス前性に働き，negative feed back inhibition（神経伝達物質の合成抑制，放出抑制），血小板凝集促進など
β_1-アドレナリン受容体	交感神経支配臓器（とくに，心臓，腎臓の傍糸球体など）	イソプロテレノール アドレナリン ノルアドレナリン ドブタミン	プロプラノロール アテノロール	Gs GTP結合蛋白質	adenylate cyclase刺激による細胞内cyclic AMP増加	心臓収縮力増大，心拍数増大，腎臓の傍糸球体からのレニン分泌増大。眼房水産生増大
β_2-アドレナリン受容体	交感神経支配臓器（気管支平滑筋など）	イソプロテレノール アドレナリン ノルアドレナリン サルブタモール	プロプラノロール	Gs GTP結合蛋白質	adenylate cyclase刺激による細胞内cyclic AMP増加	気管支平滑筋の弛緩など肝臓における糖新生
β_3-アドレナリン受容体	交感神経支配臓器（とくに，脂肪組織など）	イソプロテレノール アドレナリン ノルアドレナリン	プロプラノロール	Gs GTP結合蛋白質	adenylate cyclase刺激による細胞内cyclic AMP増加	脂肪組織などで中性脂肪分解，遊離脂肪酸の血中への放出

総論

神経伝達物質が作用する受容体（サブタイプ，存在する臓器，作動薬，遮断薬，共役反応）を述べよ
——アセチルコリン

模範解答

- 中枢神経，末梢運動神経および副交感神経の伝達を行うニコチン受容体・ムスカリン受容体の作動薬である。
- 副交感神経が興奮するときに遊離されて自律神経臓器（汗腺，消化器，分泌腺など）を興奮させ，心臓の働きを抑制（徐脈）する。
- 運動神経から遊離されると神経筋接合部の終板に働き，横紋筋を収縮させる。
- 中枢神経系では精神覚醒・興奮作用をもつ。

臨床との関連

アセチルコリン受容体はタバコ成分のニコチンがアゴニストとして作用するニコチン受容体とキノコ毒のムスカリンが作用するムスカリン受容体に分かれる。末梢ムスカリン受容体は胃腸管に多く，蠕動亢進による腹痛に抗コリン薬（ムスカリン受容体拮抗薬）が，腹部手術後の平滑筋弛緩（イレウス）にはムスカリン受容体アゴニストが使用される。また，外科手術時の筋肉弛緩には抗ニコチン受容体拮抗薬が使われる。中枢では逆にアセチルコリン神経系の機能低下を伴うAlzheimer（アルツハイマー）病にアセチルコリン分解酵素阻害薬が使われる（図1，表1）。

- ニコチン受容体とムスカリン受容体の作動薬である。
- 各内蔵臓器は自律神経交感神経系と副交感神経系の二重支配を受けているが，副交感神経系が興奮時に，副交感神経節後神経末端から遊離される。機能的にノルアドレナリンに拮抗する神経伝達物質である。

図1　アセチルコリン（ACh）作用機序（副交感神経）

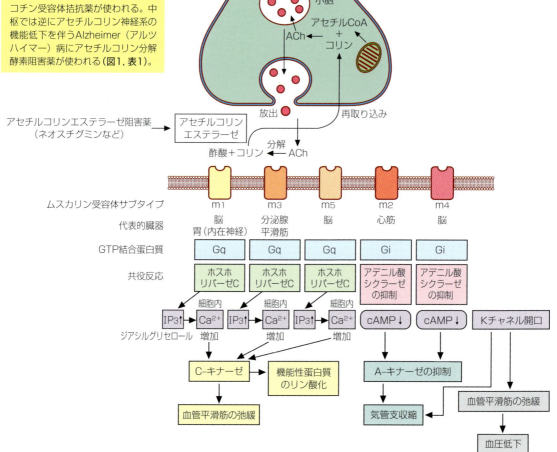

- 運動神経末端から遊離され横紋筋を収縮させる。
- 自律神経の神経節の伝達物質は主にアセチルコリン（ACh）で，ニコチン受容体を介して行われる。

■存在する臓器

- 各臓器の細胞表面にあるニコチン受容体またはムスカリン受容体を刺激する。AChは神経終末でコリンとアセチルCoAから常時合成されている。副交感神経，運動神経の興奮はAChを放出させる。遊離されたAChは受容体に結合して作用を出した後，ACh分解酵素で速やかに分解される。
- ムスカリン受容体は7回膜貫通型受容体で，m1からm5までの5種類からなり，cAMPの低下やリン脂質の回転増加などの代謝変化を引き起こす。一方，ニコチン受容体は横紋筋では4種類のサブユニットからなる5量体の膜貫通型陽イオンチャネルを形成しており，AChがこのチャネルに結合すると開口し，細胞膜が脱分極する。

> ムスカリン受容体，またはドパミン受容体とKチャネルとの共役の機構は不明である。

> アセチルコリンは完全作動薬である。ピロカルピンは部分作動薬だが脂溶性かつコリンエステラーゼで分解されないので縮瞳のための点眼薬として用いられる。臨床上，コリン作動薬の点眼は緑内障に，中枢抗コリン薬はParkinson病に，末梢抗コリン薬（とくにm3受容体アンタゴニスト）は慢性閉塞性肺障害や過活動膀胱の頻尿に使用される。

- ニコチン受容体
- ムスカリン受容体

表1　アセチルコリン受容体の作動薬，遮断薬

サブタイプ	存在部位	作動薬	遮断薬	GTP結合蛋白質	共役反応（エフェクター）	受容体刺激による最終反応
ニコチン受容体（神経型）	神経節，脳	アセチルコリン ニコチン	トリメタファン	関与なし	陽イオン（Na）チャネルを形成する	自律神経神経節では，節後神経の興奮
ニコチン受容体（筋型）	神経筋接合部（骨格筋終板）	アセチルコリン ニコチン	パンクロニウム ベクロニウム	関与なし	陽イオン（Na）チャネルを形成する	骨格筋終板電位の上昇－近傍筋線維膜脱分極－筋収縮
m1-ムスカリン受容体	脳，平滑筋 胃（内在神経）	アセチルコリン ピロカルピン	アトロピン ピレンゼピン*	Gq-GTP結合蛋白質	ホスホリパーゼC刺激による細胞内IP3，ジアシルグリセロール増加	覚醒，記憶
m2-ムスカリン受容体	心筋	アセチルコリン ピロカルピン	アトロピン	Gi-GTP結合蛋白質	アデニル酸シクラーゼ抑制による細胞内サイクリックAMPの減少	心臓収縮力減少，心拍数減少
m3-ムスカリン受容体	分泌腺，平滑筋	アセチルコリン ピロカルピン	アトロピン チオトロピウム ソリフェナシン フェソテロジン	Gq-GTP結合蛋白質	ホスホリパーゼC刺激による細胞内IP3，ジアシルグリセロール増加	唾液腺など分泌亢進，消化管平滑筋収縮

さらに，m4-ならびにm5-ムスカリンアセチルコリン受容体が報告されている。
*ピレンゼピンは胃の内在神経にあるm1受容体に働くアンタゴニストである。胃底腺からの胃液分泌を抑制する。

神経伝達物質が作用する受容体（サブタイプ，存在する臓器，作動薬，遮断薬，共役反応）を述べよ
―ドパミン

模範解答

- ドパミンは中枢神経系の興奮性神経伝達物質としてParkinson（パーキンソン）病や統合失調症の病気に重要な働きをしている。ドパミンはカテコラミン合成経路のチロシンからレボドパを経てドパミンに合成される。遊離されたドパミンは受容体に作用した後，選択的ドパミン再取り込み（トランスポーター）で神経終末に取り込まれて失活し，再利用される。
- Parkinson病は中脳黒質線条体のドパミン神経の変成が，統合失調症は大脳皮質でのドパミン神経の機能亢進が発症に関与すると考えられている。
- ドパミン受容体には大きく5種類の遺伝子でコードされるD_1–D_5受容体がある。機能的にはcAMPを上昇させるD_1型（D_1，D_5）とcAMPを減少させるD_2型（D_2，D_3，D_4）に大別される。脳皮質のD_2受容体が過剰刺激されると興奮，幻覚，幻聴などの異常感覚が生じる。一方，黒質線条体のドパミン神経が障害されると筋固縮，無動，静止時振戦，姿勢反射障害を伴うParkinson症状（病）が生じる。

■臨床との関連

- 統合失調症薬，あるいは制吐薬として抗精神病薬（クロルプロマジン，ハロペリドール）がD_2受容体アンタゴニストとして使用される。逆にドパミンの再取り込みを抑制し，シナプス間隙にドパミンを増加させるコカイン，アンフェタミン類（メタンフェタミン）は幻覚，幻聴などの精神症状を出す（図1）。
- Parkinson病には不足するドパミンの補充に前駆物質のL-dopa（レボドパ）やD_2アゴニストであるブロモクリプチン，ドパミン遊離を促進するアマンタジンが使用される（表1）。低濃度ドパミンは腎動脈のD_1受容体に働き，血管拡張や尿量維持に働く。

図1　ドパミンの作用機序

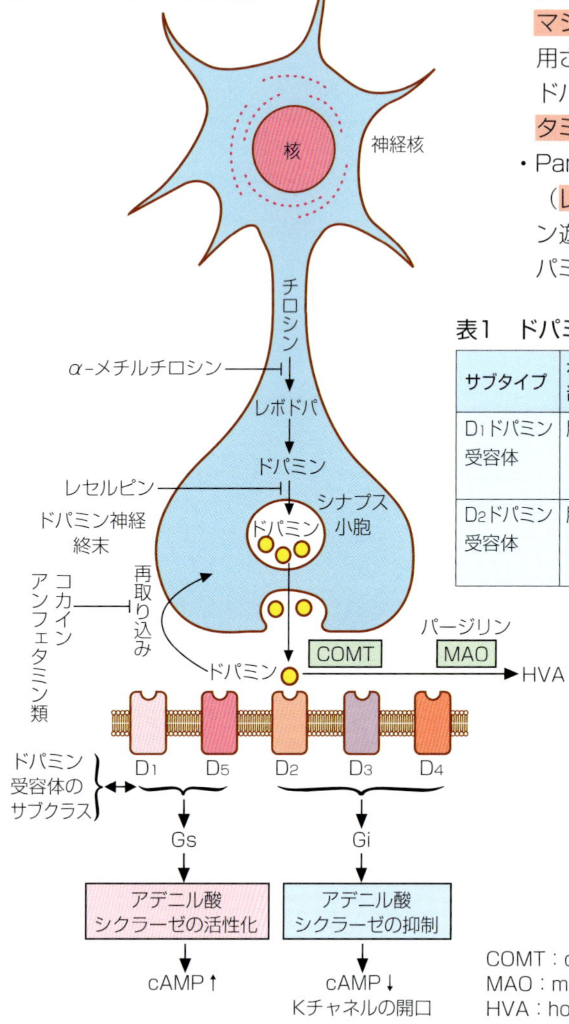

COMT : catechol-o-methyltransferase
MAO : monoamine oxidase
HVA : homovanilic acid

表1　ドパミン受容体の作動薬，遮断薬

サブタイプ	存在部位	作動薬	遮断薬	GTP結合蛋白質	共役反応（エフェクター）
D_1ドパミン受容体	脳	ドパミン		Gs-GTP結合蛋白質	アデニル酸シクラーゼ刺激による細胞内cyclic AMP増加
D_2ドパミン受容体	脳	ドパミン	ハロペリドール，クロルプロマジンなど抗精神病薬	Gi-GTP結合蛋白質	アデニル酸シクラーゼ抑制による細胞内cyclic AMP減少

ドパミン受容体は遺伝子レベルでD_1，D_2受容体に加えて，さらに，D_3，D_4，D_5ドパミン受容体が報告されている。D_2受容体の阻害作用をもつ薬物が統合失調症の陽性症状を改善する。アリピプラゾールはD_2受容体の部分アゴニストである。D_4受容体の阻害で統合失調症の陰性症状が改善するとの報告もある。

- D_1ドパミン受容体
- D_2ドパミン受容体

神経伝達物質が作用する受容体（サブタイプ，存在する臓器，作動薬，遮断薬，共役反応）を述べよ —GABA

模範解答

- 抑制性アミノ酸のγアミノ酪酸（GABA）は，興奮性アミノ酸であるグルタミン酸からグルタミン酸脱炭酸酵素（GAD）の働きでカルボン酸が取れて産生される．中枢神経系の抑制性神経の大半がGABAを抑制性伝達物質として使っている．神経から遊離されたGABAは再取り込み機構で作用が終る．脳内GABAのレベルは，GABAトランスアミナーゼによる分解により減少する．
- GABAが神経系に遊離されるとチャネル型受容体のGABA_A受容体（Cl⁻チャネルを形成する）を介して抑制性シナプス後電位（IPSP）を生じ，シナプス後性に神経興奮が抑制される．GABAは種々の神経終末にも働き，7回膜貫通型のGABA_B受容体（シナプス前性）を介して伝達物質の遊離を抑制する．
- GABA_A受容体を活性化すると大脳の鎮静，睡眠，抗けいれん作用が生じる．このため，GABA_A受容体作用増強薬は抗てんかん薬，睡眠薬，抗不安薬として用いられる．

■臨床との関連

- 抗てんかん（抗けいれん）薬としてベンゾジアゼピン類（ジアゼパム，クロナゼパム），バルビツール酸系（フェノバルビタール，プリドミン）がGABA_A受容体の機能を亢進して脳の異常興奮を抑制することで抗てんかん作用を発揮する（図1）．
- ベンゾジアゼピン類は睡眠薬，抗不安薬としての作用をもつ．バルビツール酸類は麻酔導入薬（チオペンタール）としても使用される．また，GABAはGABAトランスアミナーゼで分解されるが，抗てんかん薬のバルプロ酸の抗てんかん作用の1つはこの酵素の抑制による脳内GABA増加と考えられている（表1, 2）．

KEYWORDS

- GABA_A-受容体
- GABA_B-受容体
- GABA_A-受容体作用増強薬

図1 GABAの作用機序

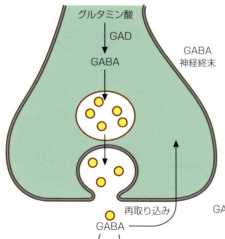

表1 GABA_A受容体の作動薬，遮断薬

GABA_A受容体リガンド	
アゴニスト	GABA
アンタゴニスト	ビククリン ピクロトキシン
アロステリック作用物質（作用増強）	ベンゾジアゼピン系薬物 バルビツール酸類 神経活性ステロイド アルコール

表2 GABA_B受容体の作動薬，遮断薬

GABA_B受容体リガンド	
アゴニスト	GABA バクロフェン
アンタゴニスト	ファクロフェン

GAD：glutamate decarboxlase

GABAはGABAトランスアミナーゼで分解されるが，シナプスにおけるGABA作用の終焉には関与しない．シナプス間隙に遊離されたGABAはシナプス終末あるいは周囲のグリア細胞に取り込まれることでその作用が終焉する．これに関与するGABAトランスポーター阻害薬のガバペンチンは抗てんかん作用をもつ．アセチルコリンの場合はAChエステラーゼでACh作用の終焉をもたらす．

- GABA_A受容体は多数のサブユニット（α_{1-6}, β_{1-3}, γ_{1-3}など）が存在し，2α, 2β, 1γの5量体の形をとるCl⁻チャネルである．
- GABAはβサブユニットに結合する．
- ベンゾジアゼピン系薬物はγ_2サブユニットに結合し，Cl⁻チャネルの開口度を増大させ，GABA_A受容体作用増強薬ともよばれる．

総論

神経伝達物質が作用する受容体（サブタイプ，存在する臓器，作動薬，遮断薬，共役反応）を述べよ
—セロトニン

模範解答

- セロトニンはアミノ酸であるトリプトファンから合成されるインドールアルキルアミンである（図1）。
- セロトニンは血小板，肥満細胞，腸クロム親和性細胞に多く存在する。局所で合成され，局所で働くオータコイドに分類される。血小板には生体内で合成されたセロトニンが蓄積している。
- 脳でも合成され，神経伝達物質として働く。体内全量の1～2％が脳に存在する。セロトニン自体は血液脳関門を通過しない。食事からトリプトファンを除くと脳内セロトニンレベルを下げることができる。
- セロトニン受容体は多種類存在し，4回膜貫通型サブユニットから成る5量体のイオンチャネルである5HT3受容体以外はすべてGTP結合蛋白質と共役する7回膜貫通型受容体（5HT1,2,4-7受容体）である。
- 脳では抗不安，食欲促進，疼痛低下，体温，性行動促進に働き，末梢組織では血小板凝集，血管収縮，腸管運動亢進に働く。

■臨床との関連

- セロトニンは種々の病態にかかわる。抗不安薬として5HT1A受容体アゴニストのタンドスピロンが使用される。感情障害の抗うつ薬として選択的セロトニン再取り込み阻害薬（SSRI）（フルボキサミン，パロキセチン）が使用されている。統合失調症の陰性症状（認知障害，自閉など）に5HT2A受容体アンタゴニストが使用される。抗腫瘍薬の悪心も抑制できる強力な制吐作用をもつオンダンセトロンやグラニセトロンは脳・腸管における5HT3受容体のアンタゴニストである。

片頭痛治療薬として5HT1B/1D受容体アゴニストのトリプタン系薬物（スマトリプタン）が使用されている。

選択的5HT2A受容体アンタゴニストのサルポグレラートは抗血小板薬として働き，末梢循環の血栓症を減少させ，かつ予防する。

セロトニンノルアドレナリン再取り込み阻害薬（ミルナシプラン）も，うつ病の治療に用いられている。

図1　セロトニンの作用機序

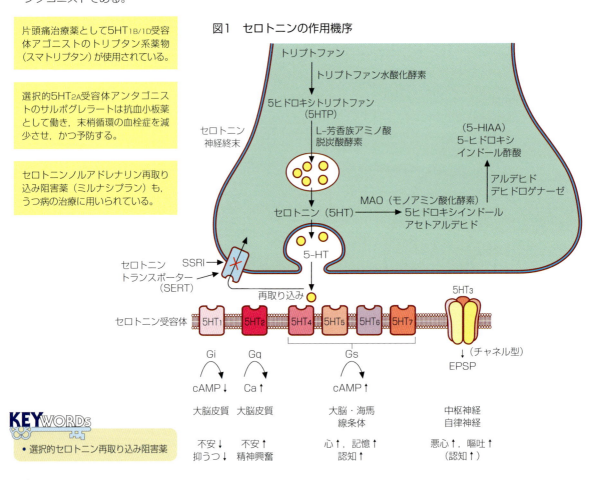

KEYWORDS
- 選択的セロトニン再取り込み阻害薬

総論

神経伝達物質が作用する受容体（サブタイプ，存在する臓器，作動薬，遮断薬，共役反応）を述べよ —グルタミン酸

模範解答

- アミノ酸の1つであるグルタミン酸が脳内の興奮性神経伝達物質として働く。
- 脳では解糖系のピルビン酸とαオキソグルタル酸からアラニンとグルタミン酸が合成される。グリア細胞のグルタミンが神経細胞に取り込まれ，グルタミン酸に変換される経路もある。
- グルタミン酸神経終末ではグルタミン酸はシナプス小胞に貯蔵され，エキソサイトーシスで遊離される。グルタミン酸の作用は5種類の興奮性アミノ酸トランスポーター（EAAT1-5）によってグリア細胞，もしくは神経終末に特異的に取り込まれることで終結する。
- グルタミン酸受容体は3種類の陽イオンチャネル形成型グルタミン酸受容体（NMDA型，AMPA型，カイニン酸型）とGTP結合蛋白質と共役する7回膜貫通型の代謝型グルタミン受容体に大別され，それぞれ，受容体ファミリーを形成する。グルタミン酸は陽イオンチャネル形成型受容体を介してほとんどの神経細胞に脱分極を生じる。また，代謝型グルタミン受容体にはmGluR1からmGluR8のサブクラス8種類があり，これらはIP3/Ca^{2+}のシグナル伝達亢進，またはアデニル酸シクラーゼ抑制と共役する。

■臨床との関連

- グルタミン酸は中枢神経興奮性回路の主要な伝達物質である。NMDA型，AMPA型および代謝型グルタミン酸受容体が中枢神経系に広く分布する。
- 記憶・学習に重要なLTP（長期シナプス増強）にはNMDA型，AMPA型グルタミン酸受容体が必要である。統合失調症の幻覚にNMDA受容体の機能不全が関与する可能性がある。

- 興奮性アミノ酸

～薬物学の新しい知見を学ぼう！～

■神経ペプチド

- 中枢神経に発現する分子量1万以下の生理活性ポリペプチド群で，脳内には100種を超えるペプチドが存在する。
- ペプチドの1次構造と生理活性の共通性からいくつかのスーパーファミリーに分類される（表1）。
- 1つの神経ペプチドに特有の受容体がそれぞれ数種存在し，それらはこれまでクローニングされたものはすべてGTP結合型7回膜貫通型受容体である。これらの受容体が個々のペプチドの特異的な生理作用を仲介する。
- 脳の伝達を調節するうえで，特に重要なものは侵害刺激・ストレスに適応するための鎮痛ペプチド群で，エンケファリン類とよばれる。これらは脳で一番豊富に存在する。
- 摂食に関係する神経ペプチドY（NPY）も同じくらい豊富に脳に存在する，多彩な機能（記憶，血圧調節など）をもっている。

表1 神経ペプチドの分類とその機能

ファミリー	生理機能	ペプチド
1. オピオイドペプチド類	鎮痛・ストレスへの適応	エンドルフィン エンケファリン
2. タキキニンペプチド	知覚神経の伝達	サブスタンスP
3. 視床下部ホルモン	下垂体ホルモンの遊離調節	副腎皮質刺激ホルモン放出因子（CRF）
4. 脳腸ペプチド	脳と消化管に発現し，消化管の分泌機能に関与	VIP, CCK
5. 下垂体ホルモン	下垂体から分泌され，内分泌機能の調節を行う	ACTH, オキシトシン

ある種の神経ペプチドは神経伝達物質として確かめられている。

トランスポーターおよびその薬物との関連について述べよ

模範解答

- トランスポーター（輸送体）は，生体膜において栄養素，薬物や毒物などさまざまな物質の輸送を担う膜蛋白質である。
- ATP依存性に物質を運ぶABC（ATP-binding cassette）トランスポーターと，それ以外のSLC（solute carrier）トランスポーターの2種類に大別される。
- トランスポーター分子を標的とする薬物があり，主にトランスポーターの輸送を阻害することにより作用する。
- 血液脳関門などの関門における物質透過の選択性にもトランスポーターがかかわっており，薬物の透過性においても重要である。
- 薬物排出トランスポーターの発現は，薬剤耐性の原因の1つである。

■トランスポーター（輸送体）とは

- 生体膜に存在する膜蛋白質の一種であり，その多くは細胞膜において，内から外へ，または外から内への物質の輸送を担う。
- トランスポーターで輸送される物質としては，グルコース，アミノ酸などの栄養素，尿酸などの代謝産物のほか，薬物や毒物などもあり，さまざまな物質が輸送される。
- 一方，トランスポーターと同様に生体膜の物質輸送を担う膜蛋白質としてチャネルがあり，イオンチャネルと水チャネル（アクアポリン）の2種類があるが，その輸送基質がイオンと水にほぼ限られることと対照的である。
- このように，チャネルよりも大きな基質も運ぶため，栄養素，代謝産物，薬物や毒物の輸送（取り込みと排泄）において，トランスポーターは極めて重要な分子である。
- 一般に，トランスポーターの輸送速度は10^2〜10^4個／秒である一方，チャネルは10^6〜10^8個／秒であり，チャネルのほうが速い。

■トランスポーターには2種類がある

- ATP依存性に濃度勾配に逆らって基質を運ぶABC（ATP-binding cassette）トランスポーターと，それ以外のSLC（solute carrier）トランスポーターの2種類に大別される。

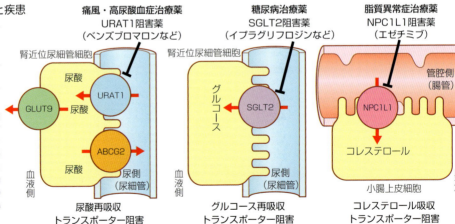

図1 トランスポーターと疾患

a：トランスポーターが分子標的となる生活習慣病治療薬
尿酸やグルコースの再吸収トランスポーター阻害薬は，腎臓の近位尿細管で作用して，それぞれの血中濃度を低下させる効果があるため，痛風・高尿酸血症や糖尿病の治療薬として使用されている。一方で，コレステロール吸収トランスポーター阻害薬は，小腸上皮細胞に作用して血中のコレステロール濃度を下げる効果があるため，脂質異常症の治療薬として使用されている。

b：トランスポーター遺伝子が原因遺伝子となる疾患
aに示すトランスポーターの遺伝子は疾患の原因遺伝子でもあり，その病態を理解するとトランスポーターの生理学的機能や病態との関連が理解できる。例えば，尿酸再吸収トランスポーター遺伝子のURAT1/SLC22A12とGLUT9/SLC2A9は，それぞれ，腎性低尿酸血症1型と2型の原因遺伝子である（遺伝子変異により血中尿酸値が下がる）。尿酸排泄トランスポーター遺伝子ABCG2は，痛風・高尿酸血症の主要原因遺伝子であることも知られている（変異により血中尿酸値が上がる）。また，グルコース再吸収トランスポーター遺伝子SGLT2/SLC5A2は，腎性糖尿の原因遺伝子である（変異により尿中グルコース濃度が上がる）。

■分子標的としてのトランスポーター（図1）

- トランスポーターは，生理学的にも，薬理学および臨床医学的にも極めて重要なものであり，疾患の約2割はトランスポーターが分子標的になるともいわれている。
- 例えば，選択的セロトニン再取り込み阻害薬（SSRI）はセロトニントランスポーター阻害薬であり（p.14参照），また，セロトニン・ノルアドレナリン再取り込み阻害薬（SNRI）はさらにノルアドレナリントランスポーター阻害作用もあり，ともに抗うつ薬として使用されている。
- このようにトランスポーターが分子標的となっている薬物の例は多い。図1aに生活習慣病を例に，トランスポーターが分子標的となる薬物について示す。

■血液脳関門などの関門における物質透過の選択性にもトランスポーターはかかわっている

●血液脳関門とは
- 血液脳関門（blood-brain barrier；BBB）は，循環血液と中枢神経系（脳と脊髄）の組織液との間の物質交換を制限する機構であり，中枢神経系に必要な物質（栄養素など）を取り込み，不必要な物質（毒物など）を排泄する役割を担っている。これにより，BBBは中枢神経系の恒常性の維持においても極めて重要である。
- BBBには図2に示す構成因子があり，通過する物質の選択性は，BBBに存在するトランスポーターがどのような物質をどのような特性で輸送できるかにより規定される。

●血液脳関門と薬物
- 経口または静脈内投与された薬物の脳への移行については，BBB（図2）の物質透過の選択性が重要なファクターとなる。
- 例えば，Parkinson病や脳腫瘍などの中枢神経系の疾患の治療薬においては，BBBを通過しやすいことが望まれる。中枢神経系以外の疾患で，例えば肺癌や膵癌などの抗腫瘍薬においては，中枢神経系の副作用（嘔吐など）の軽減の観点からは，BBBを通過しにくいことが望まれる。

■薬物トランスポーターと薬剤耐性

- 薬物トランスポーターには，ABCトランスポーターであるP-糖蛋白質，ABCG2や，SLCトランスポーターであるOAT1，OAT3，OCT1，OATPファミリー（OATP1B1など），MATEファミリー（MATE1など）のトランスポーターがある。
- このうち，P-糖蛋白質，ABCG2などは，薬物を排出するトランスポーターであり，薬剤耐性の原因になりうることが知られている。
- 頻度の高い個人差が薬剤トランスポーター遺伝子に認められるものとしては，ABCG2，OATP1B1遺伝子などが知られている。将来的には，薬物トランスポーターや薬物代謝酵素の遺伝子の個人差に基づいて薬物投与量を調整するなどの個人差医療（オーダーメイド医療）に活用されることが期待される。

KEYWORDS

- トランスポーター／輸送体
- 分子標的
- 血液脳関門（BBB）
- 薬剤耐性

尿酸および薬物を輸送するABCG2トランスポーター
ABCG2は尿酸のほか，薬物の排出トランスポーターとしてもよく知られており，痛風・高尿酸血症の主要原因遺伝子であるだけでなく，薬物の血中濃度の調節などに大きくかかわっている。日本人の半数に，ABCG2遺伝子の機能低下型変異があり，ABCG2トランスポーターによる排出機能が低下していることがわかっている。ABCG2の機能低下は日本人男性の痛風の8割にも認められ，痛風の発症リスクは3倍以上に高まる。このトランスポーター遺伝子における頻度の高い個人差により，薬物排出機能が低下するため，薬物は細胞から排出されにくくなる。そのため，同じ薬物血中濃度であっても，治療効果が高くなったり，副作用が出現しやすくなることが知られている。

Parkinson病治療薬とBBBのトランスポーター
Parkinson病は，脳（線条体）のドーパミンの不足が病因であるが，ドーパミンがBBBを通過できないため，ドーパミンを直接の治療薬として使用することができない。BBBを構成する脳毛細血管内皮細胞には，LAT1/4F2hcというヘテロ2量体型トランスポーターがあり，ドーパミンは輸送しないが，その前駆体であるL-dopaは輸送することがわかっている。そのため，Parkinson病治療薬として利用されているレボドパ（L-dopa）は，トランスポーターを介してBBBを通過することにより，脳における薬理作用を発揮している。

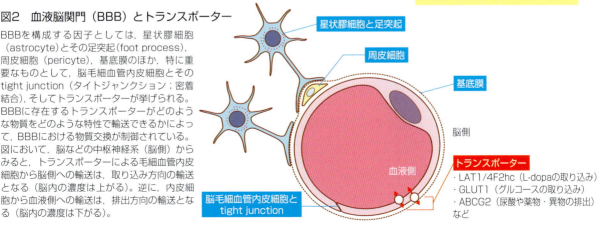

図2 血液脳関門（BBB）とトランスポーター

BBBを構成する因子としては，星状膠細胞（astrocyte）とその足突起（foot process），周皮細胞（pericyte），基底膜のほか，特に重要なものとして，脳毛細血管内皮細胞とそのtight junction（タイトジャンクション；密着結合），そしてトランスポーターが挙げられる。BBBに存在するトランスポーターがどのような物質をどのような特性で輸送できるかによって，BBBにおける物質交換が制御されている。図において，脳などの中枢神経系（脳側）からみると，トランスポーターによる毛細血管内皮細胞から脳側への輸送は，取り込み方向の輸送となる（脳内の濃度は上がる）。逆に，内皮細胞から血液側への輸送は，排出方向の輸送となる（脳内の濃度は下がる）。

- 星状膠細胞と足突起
- 周皮細胞
- 基底膜
- 脳側
- 血液側
- 脳毛細血管内皮細胞とtight junction

トランスポーター
・LAT1/4F2hc（L-dopaの取り込み）
・GLUT1（グルコースの取り込み）
・ABCG2（尿酸や薬物・異物の排出）
など

オータコイド，サイトカインおよびそれぞれの受容体について述べよ

模範解答

- オータコイドには，ヒスタミン，アンジオテンシンⅡ，エイコサノイドなどがある。
- ヒスタミンは，ヒスタミンH1受容体を介して末梢血管拡張と血管透過性亢進に，ヒスタミンH2受容体を介して胃酸分泌に関与する。
- アンジオテンシンⅡは，アンジオテンシンAT1受容体を介して血管平滑筋の収縮作用や，副腎皮質からのアルドステロン分泌増加による腎尿細管におけるNa$^+$再吸収促進により血圧を上昇させる一方，アンジオテンシンAT2受容体を介して間接的な血管拡張作用を示す。
- エイコサノイドは，血小板や平滑筋（血管，気管支，子宮），白血球などにみられる受容体を介して調節作用を発揮している。
- サイトカインは，炎症，免疫，造血反応に伴い合成・分泌される。インターロイキン，インターフェロン，腫瘍壊死因子，ケモカイン，コロニー刺激因子などがある。

H1およびH2受容体遮断薬
H1受容体遮断薬は，アレルギー性炎症に伴う発赤，浮腫，掻痒感を抑制するため，アレルギー性鼻炎やじんま疹などの治療薬として用いられる。H2受容体遮断薬は，胃酸分泌の抑制効果により胃炎・胃潰瘍の治療薬として用いられる。

AT1受容体遮断薬
現在，臨床で広く使われているAT1受容体遮断薬の血圧上昇抑制作用は，直接的な血管平滑筋収縮抑制作用のほかに，遮断されていないAT2受容体を介した血管拡張作用が関与すると考えられている。

生体内で細胞間の情報を伝達する物質として，神経伝達物質，ホルモン，オータコイド，サイトカインなどがある。神経伝達物質の作用範囲は約10nmのシナプス間隙できわめて狭く，数ミリ秒ときわめて短時間に分解される。一方，ホルモンは血液循環を介して広く作用し，血中半減期も数十分〜数時間と長く作用する。オータコイドの作用範囲と作用の持続は両者の中間である。サイトカインも局所的に作用することが多いが，比較的長く働く。

● オータコイド

- オータコイドは，強い薬理活性をもつが微量しか遊離されず，その作用範囲は比較的限られ，local hormone ともよばれる。代表的な物質として，ヒスタミン，アンジオテンシンⅡ，エイコサノイドなどがある。

■ ヒスタミン

- ヒスタミンは，皮膚，腹腔，消化管や気道の粘膜内のマスト細胞に多く存在し，Ⅰ型アレルギー反応，物理的刺激やヒスタミン遊離物質により，遊離される。
- とくに，血管平滑筋にあるヒスタミンH1受容体を介して，末梢血管拡張と血管透過性亢進に関与し，炎症に伴う発赤，浮腫の原因となる。代表的遮断薬として，クロルフェニラミンがある。
- 胃の壁細胞にあるヒスタミンH2受容体に作用すると，胃酸分泌が著明に亢進する。代表的遮断薬として，シメチジンがある。

■ アンジオテンシンⅡ

- レニンおよびアンジオテンシン変換酵素の働きにより，血漿中のアンジオテンシノーゲンよりアンジオテンシンⅡが生成される。
- アンジオテンシンⅡは，アンジオテンシンAT1受容体を介する血管平滑筋収縮作用と交感神経終末からのノルアドレナリン遊離促進（前シナプス性陽性フィードバック）の間接作用，さらに副腎皮質からのアルドステロン分泌増加による腎尿細管におけるNa$^+$再吸収促進作用により血圧を上昇させる。代表的遮断薬として，ロサルタン，カンデサルタンなどがある。
- 一方，血管内皮に存在するアンジオテンシンAT2受容体を刺激すると，血管内皮からの一酸化窒素（NO）産生増加を介した血管拡張作用を示す。

■ エイコサノイド

- アラキドン酸からシクロオキシゲナーゼを介してプロスタグランジンG2/H2（PGG2/H2）が生成され，次にそれぞれの合成酵素によりPGD2，PGE2，PGF2α，PGI2，トロンボキサンA2（TXA2）に変換され遊離される（図1）。
- 一方，5-リポオキシゲナーゼを介してロイコトリエンB4（LTB4）やシスティニル・ロイコトリエンとよばれる

- LTC4, D4, E4が産生される。
- プロスタノイド類やロイコトリエン類は，それぞれの受容体に結合し，作用を発揮する。

サイトカイン

- 炎症，免疫，造血反応に伴い合成・分泌されるポリペプチドであり，細胞膜上の特異的な受容体に結合して作用を発揮する（図2）。
- インターロイキン（IL），インターフェロン（IFN），腫瘍壊死因子（TNF），ケモカイン，コロニー刺激因子（CSF）に分類される。
- IL-1やTNFは，代表的な炎症性サイトカインであり，他のサイトカインや炎症性メディエーターの産生誘導を介して炎症を促進させる。
- インターフェロン-αは，抗ウイルス活性と抗腫瘍活性を示し，B型およびC型のウイルス性肝炎治療薬として用いられている。
- ケモカインは，炎症や免疫反応における白血球浸潤を調節しており，IL-8は好中球に，MCP-1は単球に作用する。
- G-CSFは，好中球の増殖や成熟の促進，骨髄からの遊離促進がみられるため，好中球減少症の治療や骨髄細胞採取の前処置などに用いられる。

KEYWORDS
- ヒスタミン
- アンジオテンシンII
- プロスタグランジン
- サイトカイン

非ステロイド性抗炎症薬
非ステロイド性抗炎症薬（NSAID）は，シクロオキシゲナーゼを阻害することにより主にPGE2産生低下により，発熱，発痛，血漿滲出などの炎症作用を抑制する。しかし，副作用として，胃酸分泌促進や胃粘膜血流低下による胃粘膜障害が避けられない。

アスピリン喘息
NSAIDの一種であるアセチルサリチル酸（アスピリン）の服用により喘息発作を誘発することがある。機序として，PGE2産生低下やロイコトリエン類の相対的活性化による気管支収縮作用が考えられている。

臨床応用
PGE1およびPGI2誘導体は，血管拡張作用により，慢性動脈閉塞性疾患（閉塞性動脈硬化症，Raynaud病など）の治療に用いられる。PGE2およびPGF2αは，子宮収縮作用により陣痛促進・分娩促進薬として用いられる。トロンボキサンA2（TXA2）受容体（TP受容体）遮断薬は，血小板凝集抑制作用による抗血栓薬や気管支拡張作用による気管支喘息治療薬として用いられている。システィニル・ロイコトリエン受容体（CysLT受容体）遮断薬も，気管支拡張作用があり，気管支喘息治療薬として用いられている。

図1　エコノサイドの生成経路

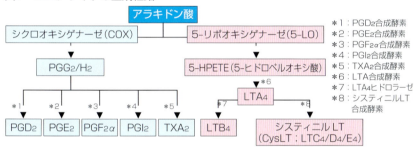

図2　サイトカイン受容体と抗サイトカイン治療薬

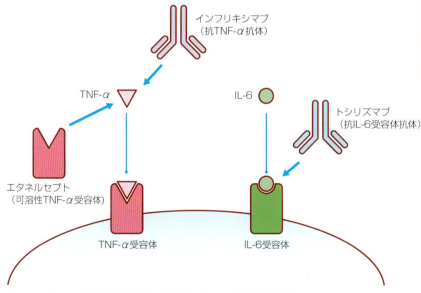

サイトカインは，細胞膜上の特異的な受容体に結合して作用を発揮する。
近年，炎症性サイトカインやその受容体に直接結合し，その作用を制御する抗体製剤が開発されている。
とくに，関節リウマチにおいては，抗TNF-α抗体や抗IL-6受容体抗体などの抗体製剤が炎症の鎮静化と関節破壊阻止を目的として治療に用いられている。
また，抗TNF-α抗体製剤は，関節リウマチ以外にも乾癬やCrohn病などの自己免疫疾患の治療に用いられている。

自律神経・骨格筋作用薬

自律神経の刺激効果，関与する神経伝達物質，受容体を述べよ。臨床との関連の代表例を述べよ

模範解答

- 各臓器は，自律神経交感神経系と副交感神経系による二重支配を受けている。
- 交感神経系の興奮状態は，動物でいえば，獲物を追うとき，追われるなど闘争状態。節後神経終末からノルアドレナリンが放出され，標的臓器上のα，β受容体に働く。
- 副交感神経系の興奮状態は，エネルギーを蓄えるべく，食事を摂り，休息している状態。節後神経終末からアセチルコリンが放出され，標的臓器上のムスカリン性アセチルコリン受容体に働く。
- 神経節では，両系ともに，アセチルコリンが節前線維から放出され，節後神経細胞のニコチン性アセチルコリン受容体に働く。
- 目的とする臓器に多く存在する受容体に，より特異性の高い薬物が，副作用を軽減すべく治療に用いられている。

■交感神経系と副交感神経系の二重支配

- 各臓器は，自律神経交感神経系と副交感神経系による二重支配を受けている（図1）。交感神経系興奮時に，ノルアドレナリンが，その節後神経末端から標的支配臓器に向けて放出され，各臓器の細胞表面に存在するα-またはβ-アドレナリン受容体を刺激する。受容体に結合して，役割が終了したノルアドレナリンの多くは，神経終末に取り込まれ，再利用される。この取り込みを阻害する薬物として，コカイン，三環系抗うつ薬がある（図2）。
- カテコール-O-メチルトランスフェラーゼによる分解もあるが，その関与は小さい。
- 交感神経系の興奮は，同時に副腎髄質からホルモンであるアドレナリンを血中に放出させ，アドレナリンも各臓器のα-またはβ-アドレナリン受容体を刺激する。
- β-受容体の代表的な作動薬であるイソプロテレノールは，合成された薬物であり，体内には存在しない。
- ノルアドレナリンは中枢神経系でも伝達物質として働く。
- 各臓器には，種々のα-アドレナリン受容体（α1，α2-アドレナリン受容体）ならびにβ-アドレナリン受容体（β1，β2，β3-アドレナリン受容体）が各臓器ごとに，異なった分布にて存在する（図1）。例えば，心臓心筋にはβ1-アドレナリン受容体（心臓のポンプ機能の増大），血管（とくに細動脈）の平滑筋にはα1受容体（収縮による血圧上昇），気管支平滑筋や骨格筋の血管にはβ2受容体（ともに平滑筋の弛緩）が多い。

■交感神経系の興奮状態

- 交感神経系が興奮すると，動物でいえば，獲物を追うとき，追われるなど闘争状態を想定すればよかろう。視覚的情報を得るため眼を見開き，瞳孔は散大する（瞳孔の散大筋のα1受容体刺激）。運動に必要な酸素を多く摂るため気管支は拡張し（β2受容体刺激）気管支の粘液の分泌は抑制され，酸素を体内に多く運ぶため心臓のポンプ作用は増大（心筋のβ1受容体刺激）し，血管の中でも骨格筋動脈と冠血管は弛緩（β2受容体刺激），皮膚の動脈や細動脈は収縮し（α1受容体刺激），多くの酸素とエネルギー源を運動に必要な骨格筋や心筋に運ぶ。
- また，肝臓や骨格筋においてグリコーゲンから糖への分解，糖新生と血中への放出（α1ならびにβ2受容体刺激），脂肪組織において中性脂肪の分解による遊離脂肪酸の産生と血中への放出が生じ（β3受容体刺激），蓄えられていたエネルギー源（グルコース，遊離脂肪酸）が運動に必要とされる骨格筋に運ばれる。
- 運動時に活動を必要とされない胃腸管や膀胱は弛緩する（腸管のβ2受容体刺激，膀胱の排尿筋弛緩はそのβ2受容体の刺激，膀胱括約筋収縮はそのα1受容体の刺激）。皮膚は蒼白（皮膚血管のα1受容体刺激）となり，立毛する（立毛筋のα1受容体刺激）。
- 図1を見れば，活発な運動に有利になるべく，各臓器には，ノルアドレナリン，アドレナリンによって活性化される受容体がそれぞれ存在するのが理解できるであろう。皮膚の汗腺を支配する交感神経節後線維のみ，例外であり，アセチルコリンが神経伝達物質として放出される。

■副交感神経系の興奮状態

- 副交感神経系が興奮すると，節後線維末端から，アセチルコリンが放出され，各支配臓器に存するムスカリン性アセチルコリン受容体を刺激する。m1，m2，m3の3種のムスカリン性アセチルコリンが各臓器ごとに，異なった分布で存在する。
- 特異的作動薬，遮断薬，共役反応はp.10，「神経伝達物質が作用する受容体を述べよ—アセチルコリン」参照。
- 放出され役割を終えたアセチルコリンの多くは，シナプスに存在するアセチルコリンエステラーゼにより，分解される（図2）。この酵素を不可逆的に阻害するのが，サリンなどの神経毒ガスである。可逆的に阻害する薬物もある

図1 自律神経系

交感神経系

眼
瞳孔散大筋α1受容体刺激（散瞳）
毛様体上皮β2/α受容体刺激（眼房水分泌，眼圧上昇）

心臓
洞房結節β1, 2受容体刺激
（心拍数増加）
心筋β1受容体刺激
（心収縮力増大，異所性調律増大）

血管
皮膚動脈，細動脈，脾臓α受容体刺激（収縮）
骨格筋動脈β2受容体刺激（弛緩）
冠血管動脈β2受容体刺激（弛緩）
腎臓動脈ドパミン受容体刺激（弛緩）

肺
気管支平滑筋β2受容体刺激
（弛緩，気管支拡張）

胃腸管
平滑筋β2受容体刺激
（弛緩，蠕動減弱）
腸管括約筋α1受容体刺激（収縮）

胆嚢胆管
β2受容体刺激（弛緩）

肝臓細胞
α1，β2受容体刺激
（糖新生，グリコーゲン分解増大，血中へ糖放出）

脂肪細胞
白色脂肪細胞β3受容体刺激
（中性脂肪分解増大）
褐色脂肪細胞β受容体刺激
（熱産生亢進）

腎臓
傍糸球体β1受容体刺激
（レニン放出増加）

泌尿器生殖器
膀胱壁平滑筋β2受容体刺激（弛緩）
内尿道括約筋（平滑筋）α1受容体刺激
（収縮）
外尿道括約筋（横紋筋）β2受容体刺激
（収縮力増大）
輸精管，精嚢α1受容体刺激（射精）
妊娠子宮α1受容体刺激（収縮）
　　またはβ2受容体刺激（弛緩）

皮膚
立毛筋α1受容体刺激（収縮，立毛）
手掌汗腺ムスカリン受容体刺激（発汗）

膵臓β細胞
β2受容体刺激（インスリン分泌促進）
α2受容体刺激（インスリン分泌抑制）

骨格筋
β2受容体刺激
（グリコーゲン分解増大，収縮力大）

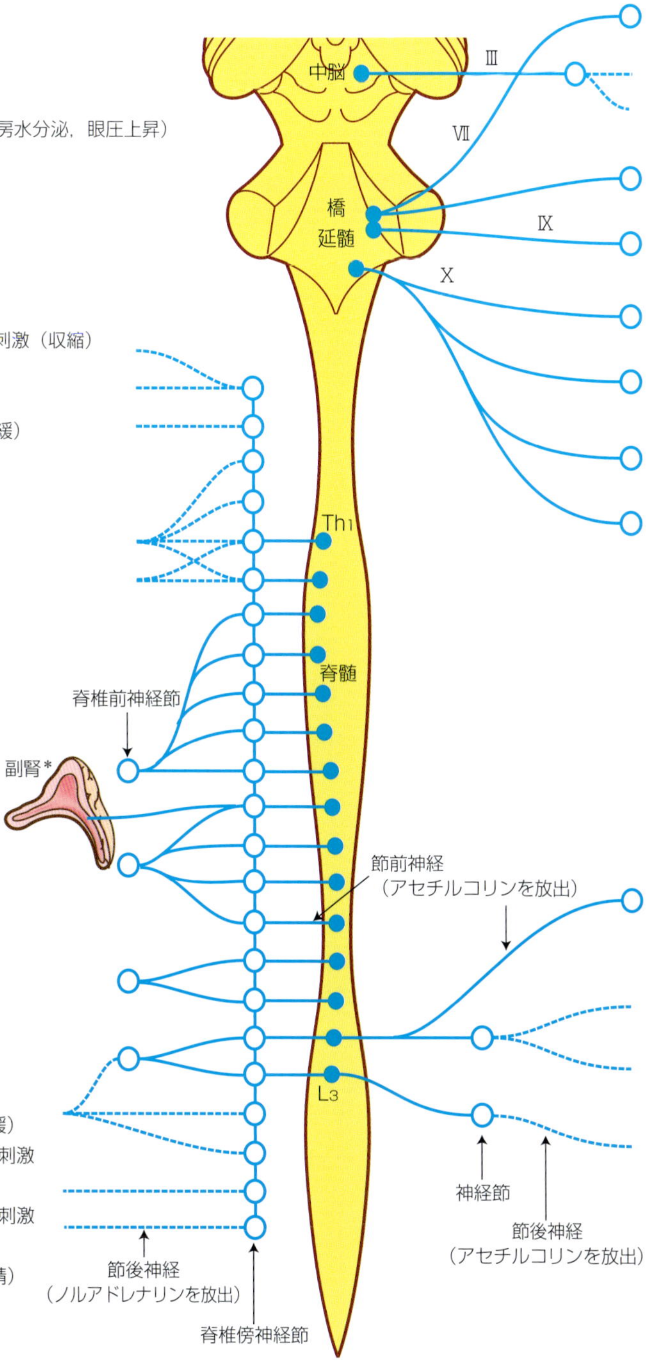

副交感神経系

眼
瞳孔括約筋m3受容体刺激
（縮瞳）
毛様体筋m3受容体刺激で収縮（眼房水流出増，眼圧低下，近見視力大）
涙腺m受容体刺激
（涙分泌増加）

唾液腺
m3受容体受容体刺激
（K+と水の分泌増加）

心臓
洞房結節m2受容体刺激
（心拍数減少）
心房m2受容体刺激
（心収縮力減少）

血管
内皮細胞m3受容体刺激
（EDRF放出増大，血管平滑筋弛緩）

肺
気管支平滑筋m3受容体刺激
（収縮，気管支収縮）
気管支腺m3受容体刺激
（気管支分泌増加）

胃腸管
平滑筋m3受容体刺激
（収縮，蠕動増大）
腸管括約筋m3受容体刺激
（弛緩）
分泌腺m3受容体刺激
（消化液分泌増加）

胆嚢胆管
m3受容体刺激（収縮）

膵臓
m3受容体刺激
（内分泌，外分泌増加）

泌尿器生殖器
膀胱壁平滑筋m3受容体刺激
（収縮）
内尿道括約筋（平滑筋）m3受容体刺激（弛緩）
NO神経m受容体刺激（勃起）

皮膚
汗腺m受容体刺激（発汗）

中脳
III
VII
橋
延髄
IX
X
Th1
脊髄
脊椎前神経節
副腎*
節前神経（アセチルコリンを放出）
L3
神経節
節後神経（アセチルコリンを放出）
節後神経（ノルアドレナリンを放出）
脊椎傍神経節

EDRF：内皮由来[血管]弛緩因子
NO：一酸化窒素

*交感神経の節前線維から放出されたアセチルコリンは副腎髄質のニコチン性アセチルコリン受容体を刺激し，副腎髄質クロム親和細胞から，ホルモンとしてアドレナリンを血中に放出させる。

副交感神経の神経節は標的臓器内または近傍に存在する。胃腸管では，Auerbach's plexus, Meissner's plexus の2種類の壁内神経節で節後神経とシナプスをつくる。

自律神経・骨格筋作用薬

（p.26，「コリンエステラーゼ阻害薬の代表的薬物名，作用機序，適応について述べよ」参照）．
- 副交感神経系の興奮状態は，体内にエネルギーを蓄えるべく，食事を摂り，休息している状態を想像すればよい．唾液をはじめ消化液が分泌され（m3-ムスカリン性アセチルコリン受容体刺激），胃腸管の蠕動は亢進し（m3-ムスカリン性アセチルコリン受容体刺激），心臓もゆっくりと拍動し（m2-ムスカリン性アセチルコリン受容体刺激），血圧も落ち着く．

■ 神経節における二重支配
- アセチルコリンは，神経節においては，交感神経系と副交感神経系の両方の神経節前線維から放出され，両神経系節後神経に存在するニコチン性アセチルコリン受容体を刺激する．

図2 ノルアドレナリン，アセチルコリンの合成，放出，分解，取り込みの差異

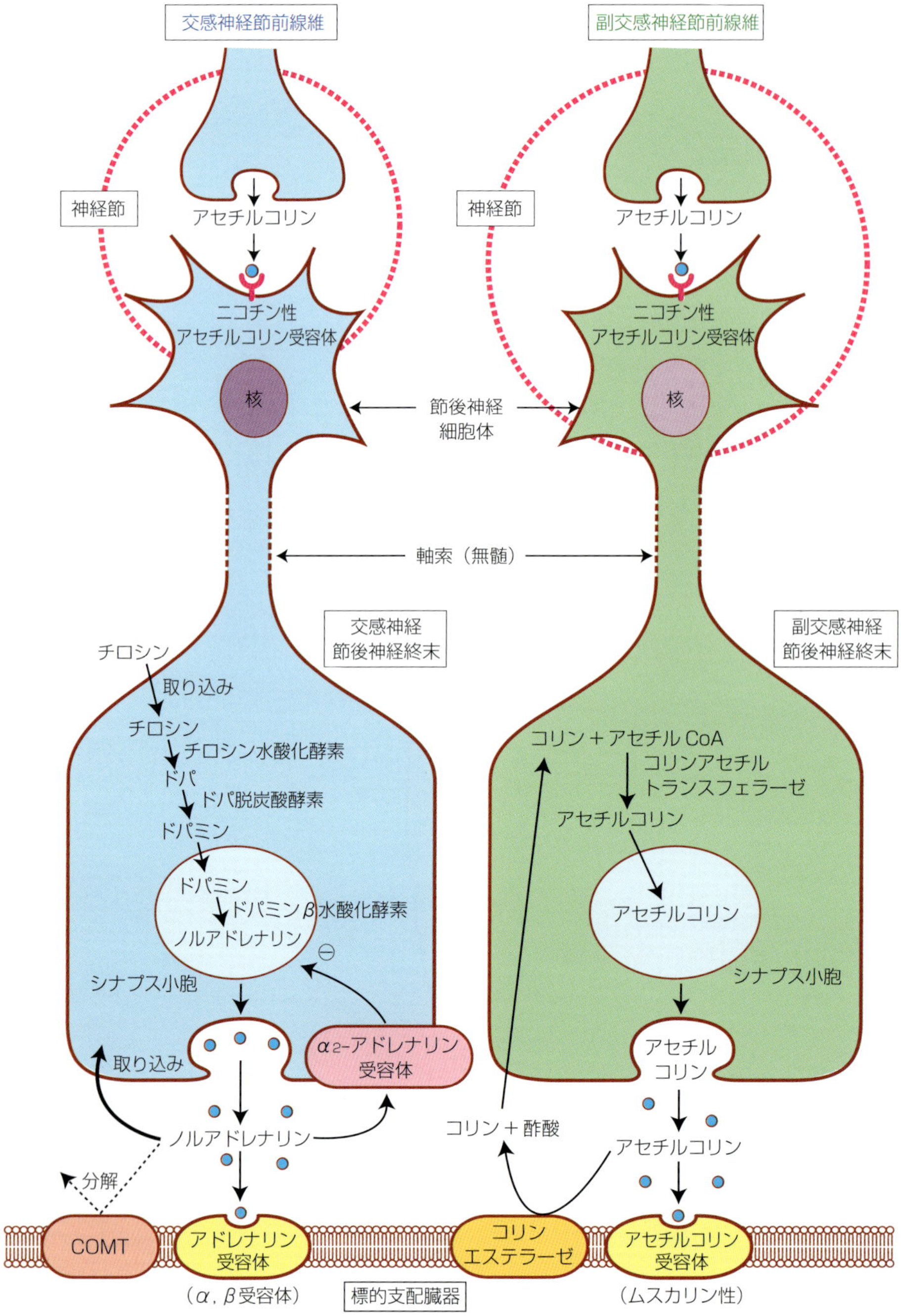

COMT：カテコール-O-メチルトランスフェラーゼ

- それゆえに，節遮断薬が投与されると，両方の系が同時に阻害されるが，二重支配のなかで，強く支配している系の反応がより強く阻害される。例えば，心臓は，副交感神経系が交感神経系よりも強く支配しているので，副交感神経系の反応がより強く阻害され，その結果，節遮断薬の投与で交感神経系が優位となり，動悸などの症状が生じる。
- ちなみに，アセチルコリンが神経伝達物質として遊離されるのは，上記の神経節における交感，副交感神経節前神経終末と，副交感神経節後線維終末のほか，運動神経終末（神経筋接合部における骨格筋表面に存するニコチン性アセチルコリン受容体を刺激），そして，中枢神経系の神経細胞間（ニコチン性，ムスカリン性アセチルコリン受容体を刺激）である。

■ノルアドレナリン，アセチルコリンの合成，貯蔵，放出，分解，再取り込みの違い（図2）

- 両者ともに神経終末のシナプス小胞に貯えられ，軸索からの電気的刺激にて小胞がシナプス前膜と融合し，exocytosisによって，シナプス間隙に放出され，シナプス後膜に存在する各受容体に結合し受容体を刺激する。
- その役割を終えたらノルアドレナリンは，再取り込みのプロセスで，アセチルコリンは，アセチルコリンエステラーゼで分解されて除去される。このプロセスを阻害する薬物が有用となる。
- ノルアドレナリンでは，コカイン，三環系抗うつ薬，アセチルコリンではコリンエステラーゼ阻害薬が使用されている。

■自律神経受容体作動薬，遮断薬の臨床応用

循環器疾患

- アドレナリンβ（特にβ1）受容体遮断薬は高血圧，狭心症，不整脈，慢性心不全の治療薬として，アドレナリンα1受容体遮断薬は高血圧治療薬として用いられる（p.56〜61）。
- アナフィラキシーや敗血症によるショックなど重症心不全による血圧低下時に，アドレナリンαならびにβ受容体作動薬であるアドレナリン（心筋のアドレナリンβ1受容体に働き，心臓の陽性変力作用にて心臓のポンプ能増大と，全身の末梢血管平滑筋のアドレナリンα1受容体に働き，血管平滑筋収縮による血圧上昇と，気管支平滑筋アドレナリンβ2受容体に働き，気管支拡張をもたらす）やノルアドレナリン（末梢血管平滑筋のアドレナリンα1受容体に働き，血管収縮による血圧上昇をもたらす）が用いられる。血圧低下による腎血流を確保するために，ドパミンの投与がなされることもある。低濃度のドパミンは，機序は不明であるが，腎臓の動脈血管拡張をもたらす。（遊離されたノルアドレナリンが前シナプス性α2アドレナリン受容体に働き，前シナプス性フィードバック阻害による交感神経節後線維末端でのノルアドレナリン遊離生成を抑制するのと同様に（図3），腎動脈平滑筋支配の交感神経節後神経末端にある前シナプス性ドパミンD2受容体を刺激して阻害性G蛋白質（Gi）を介して，節後線維末端での細胞内cyclic AMPを減少させ，交感神経節後線維末端でのノルアドレナリン遊離生成を抑制し，交感神経節後線維末端でのノルアドレナリン遊離を抑制し血管収縮を減じるか，もしくは，腎，腸管膜動脈平滑筋にあると想定されるドパミンD1受容体を刺激し刺激性G蛋白質（Gs）を介して，同平滑筋の細胞内cyclic AMPを増加させ，腎臓の動脈平滑筋弛緩をもたらすとの考えがある。）さらに濃度が上がるとドパミンが心筋のアドレナリンβ1受容体に非特異的に働き，心臓において陽性変力作用をもたらす。加えて，高濃度になると，全身の末梢血管平滑筋のアドレナリンα1受容体にも非特異的に働き，血管収縮，血圧上昇をもたらす。このように，薬物の分類上，ある種の特異的

図3 前シナプス性フィードバック阻害
（交感神経末端におけるノルアドレナリン放出，合成の調節）

交感神経興奮により交感神経節後神経末端から，遊離されたノルアドレナリン（NA）は，シナプス間隙を経て，平滑筋などの効果器官のアドレナリン受容体を活性化する。その後，前シナプスに存在する交感神経末端に取り込まれ再利用される。このとき，過剰な刺激で遊離されたノルアドレナリンは，前シナプスに存在するアドレナリンα2受容体を刺激して阻害性G蛋白質（Gi）を介して，細胞内cyclic AMPを減少させ，交感神経末端でのノルアドレナリンの合成，遊離を抑制する。これを，前シナプス性フィードバック阻害とよぶ。前シナプス性α2受容体はその代表例である。同様な前シナプス性受容体として，役割は大きくないが，ムスカリン性アセチルコリン受容体，ドパミンD2受容体，セロトニン受容体，アデノシン受容体などが考えられている。逆に，神経末端にはアドレナリンβ受容体などが，前シナプス性フィードバック刺激をもたらすと想定されている。このような神経末端にあって，神経伝達物質の合成遊離を調節する前シナプス性受容体を介する前シナプス性フィードバック機構は，他の神経系でも一般的である。

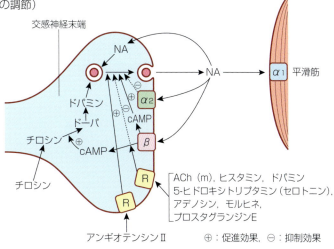

自律神経・骨格筋作用薬

な受容体作動薬，遮断薬と名付けられていても，用量が増せば，非特異的に他の受容体にも作用することがある。

- 急性心不全に用いられるドブタミンは，アドレナリンβ_1受容体作動薬とされている。生体内で活性をもつカテコールアミン（図4）（カテコール核をもつ生体アミン，つまり，ノルアドレナリン，アドレナリン，ドパミン）は，光学異性体の（−）体であり，臨床で用いられるドブタミンはラセミ体であり，（−）体ドブタミンはアドレナリンβ_1受容体作動薬かつアドレナリンα_1受容体作動薬であり，（＋）体のドブタミンがアドレナリンα_1遮断薬であるので（−）体と（＋）体が相互にそのアドレナリンα_1受容体に対する作用を打ち消し，結果として，臨床で用いられるラセミ体ドブタミンはアドレナリンβ_1作動薬として働く。
- ムスカリン性アセチルコリン受容体遮断薬アトロピンは，迷走神経興奮による徐脈の治療や心臓房室伝導障害治療に用いられる。

消化器疾患

- 種々のムスカリン性アセチルコリン受容体遮断薬（抗コリン薬ともよぶ）は，胃腸のムスカリン性アセチルコリン受容体（主にm3受容体）に作用して，胃十二指腸潰瘍における胃酸分泌抑制（p.88）や，胃腸の痙攣性疼痛治療，胆管の疝痛治療，麻酔前投薬や有機リン中毒治療（p.28）に用いられる。
- ピレンゼピンはムスカリン性アセチルコリンm1受容体遮断薬であり，胃部の内在神経のムスカリン性アセチルコリンm1受容体を阻害する。用量が増すとムスカリン性アセチルコリンm3受容体を阻害して胃酸分泌を抑制するので，胃十二指腸潰瘍治療薬として用いられる。

呼吸器疾患

- 気管支喘息治療に，アドレナリンβ_2受容体作動薬サルブタモール等（気管支平滑筋アドレナリンβ_2受容体に働き，気管支拡張）が吸入薬として用いられる（p.84〜87）。

泌尿器疾患（図5）

- ムスカリン性アセチルコリン受容体遮断薬は尿管平滑筋を弛緩させ，その疝痛治療に用いられる。
- 過活動性膀胱における切迫性尿失禁には，アセチルコリンm3受容体遮断薬（膀胱体部排尿筋の同平滑筋が弛緩，内尿道括約筋が収縮し，蓄尿時の尿禁制を保つ）が用いられる。
- 出産後などに生じる腹圧性尿失禁には，アドレナリンβ_2受容体作動薬（骨格筋である外尿道括約筋アドレナリンβ_2受容体を刺激し同括約筋を肥大，収縮力を増大させる）が用いられる。
- 前立腺肥大などに伴う尿路閉塞には，アドレナリンα_1（特にα_{1A}）受容体遮断薬（平滑筋である膀胱内尿道括約筋，ならびに，前立腺平滑筋の同受容体を遮断して，同平滑筋を弛緩させる）が用いられる。

感覚器疾患（眼科領域）（図6）

- 緑内障治療における眼内圧低下を目的として，アドレナリンβ受容体遮断薬であるチモロール（毛様体上皮での眼房水分泌を抑制），ムスカリン性アセチルコリン受容体の特異的作動薬であるピロカルピン（縮瞳薬，毛様体筋のムスカリン性アセチルコリン受容体を刺激し，毛様体筋を収縮させ小柱網工を開き，眼房水の流出増大）が用いられる。ピロカルピンは部分作動薬であるが，脂溶性であり角膜を通過し，分解されずに上記の作用部位に到達できるので，点眼薬として用い

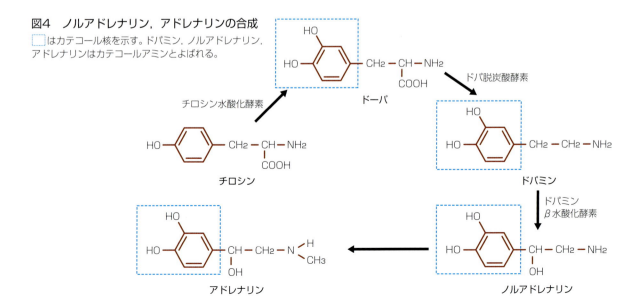

図4　ノルアドレナリン，アドレナリンの合成
□はカテコール核を示す。ドパミン，ノルアドレナリン，アドレナリンはカテコールアミンとよばれる。

られる。アセチルコリンはアセチルコリン受容体の完全作動薬であるが，親水性で角膜を通過できず，かつ，分解されやすく点眼薬としては用いられない。消化管検査や麻酔前投薬に用いられるアセチルコリン受容体遮断薬はもちろん，ヒスタミン受容体遮断薬やドパミン受容体遮断薬などの向精神薬も用量が多くなると，非特異的にムスカリン性アセチルコリン受容体を遮断して，上記の眼房水の流出を阻害し，閉塞隅角緑内障の発作を誘発することがある。

- 眼底検査時の散瞳のために，トロピカミドなどのムスカリン性アセチルコリン受容体遮断薬（縮瞳筋である瞳孔括約筋の同受容体を遮断して瞳孔括約筋が弛緩して散瞳），アドレナリンα_1受容体作動薬フェニレフリン（瞳孔散大筋の同受容体を刺激して散瞳）が用いられる。

KEYWORDs
- 交感神経系
- 副交感神経系
- ノルアドレナリン
- アセチルコリン
- 神経節遮断薬

図5 膀胱，尿道に作用する自律神経受容体作動薬，遮断薬

尿道括約筋は，膀胱壁の一部で膀胱頸部から尿道を取り巻く平滑筋である内尿道括約筋（アドレナリンα_1受容体刺激で収縮する。またアセチルコリンm_3受容体刺激で弛緩する）と，膀胱壁外の尿道の周囲を取り巻く骨格筋性の深会陰横筋の一部である外尿道括約筋（アドレナリンβ_2受容体が存在）からなる。膀胱体部排尿筋（平滑筋）には，アセチルコリンm_3受容体が存在し，その刺激は膀胱収縮をもたらす。

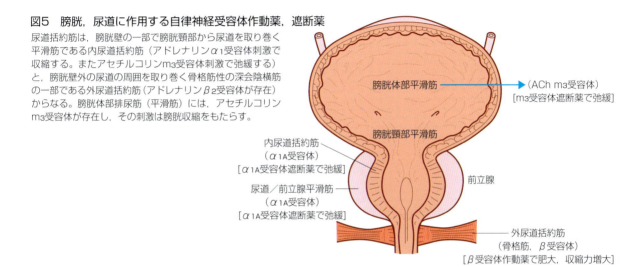

図6 眼に作用する自律神経受容体作動薬，遮断薬

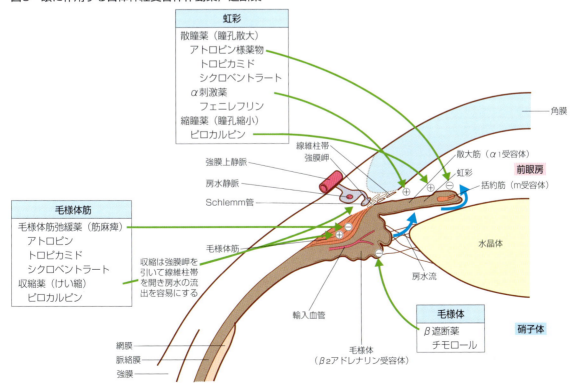

自律神経・骨格筋作用薬

コリンエステラーゼ阻害薬の代表的薬物名，作用機序，適応について述べよ

模範解答

- コリンエステラーゼ阻害薬は，コリンエステラーゼと結合して酵素活性部位をブロックし，アセチルコリンの加水分解を抑制する。ゆえに，コリン作動性神経終末でのアセチルコリンの濃度が高まり，作用が増強する。
- コリンエステラーゼ阻害薬は，短時間作用型，中間時間作用型，長時間作用型（有機リン化合物）に分類される。
- コリンエステラーゼ阻害薬は，副交感神経節後線維の効果器，神経筋接合部，中枢神経系に作用する。

アセチルコリンエステラーゼ
コリン作動性神経終末と，そのシナプス後性に存在し，アセチルコリンを分解し，その作用を終結させ，分解産物のコリンは，神経終末に取り込まれ再利用される。血中には上記とは別に非特異的（偽性）コリンエステラーゼが存在する。

■作用機序

- コリン作動性神経の神経伝達において，アセチルコリンの作用はアセチルコリンエステラーゼによる加水分解により終結する。
- コリンエステラーゼの活性部位は，グルタミン酸残基のα-カルボキシル基を有する陰性荷電部位とセリンの水酸基を有するエステラーゼ部位からなる（図1）。アセチルコリンのうち，アセチル基のみがエステラーゼ部位に結合し，コリンが陰性荷電部位に結合し，分解される。
- コリンエステラーゼ阻害薬は，コリンエステラーゼと結合して上記の酵素活性部位をブロックし，アセチルコリンの加水分解を抑制する。ゆえに，コリン作動性神経終末でのアセチルコリンの濃度が高まり，アセチルコリンの作用が増強する（図2）。

■薬理作用（図3）

副交感神経節後線維の効果器に対するムスカリン性作用

- 涙液分泌，唾液分泌，気道分泌，胃液分泌の亢進
- 消化管運動の亢進，気管支収縮
- 徐脈（心臓を支配する迷走神経の作用を強める），心収縮力低下，血圧低下
- 縮瞳（瞳孔括約筋の収縮），眼内圧低下（Schlemm管の圧迫低下）

神経筋接合部に対する作用

- 運動神経終末でのニコチン性作用の増強により，骨格筋の収縮が増強

中枢神経系に対する作用

- フィゾスチグミンや有機リン化合物は脂溶性であり，血液脳関門を通過して，中枢興奮作用が出現し，続いて意識低下，呼吸・循環抑制がみられる。
- 一方，ネオスチグミンやエドロホニウムなどは，脂溶性に乏しく，血液脳関門を通過しにくく，中枢作用は少ない。

代表的薬物，適応

- コリンエステラーゼ阻害薬は，酵素活性部位をブロックする性質や作用の持続時間により以下の3群に分類される。

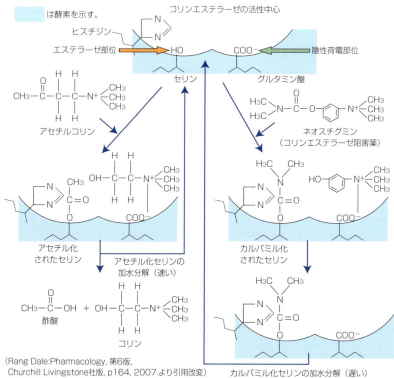

図1　コリンエステラーゼとコリンエステラーゼ阻害薬の作用

(Rang Dale:Pharmacology，第6版，Churchill Livingstone社版，p164，2007.より引用改変)

■ 短時間作用型（エドロホニウム）
- コリンエステラーゼの陰性荷電部位に結合して，その作用を阻害する。
- その結合は可逆的であり，作用の発現が速く，持続も短いため，神経筋接合部でのアセチルコリン受容体が減少している重症筋無力症の診断に用いる。エドロホニウムの静脈内投与により筋力が増加すれば，重症筋無力症と診断できる。

■ 中間時間作用型（カルバメイト化合物）
- コリンエステラーゼのエステラーゼ部位をカルバミル化して，その作用を阻害する。
- 脱カルバミル化される時間はやや遅く，2〜4時間作用が持続する。

① フィゾスチグミン
- 腸管や膀胱の平滑筋を収縮させ運動を亢進させるため，手術後の腸管麻痺や膀胱麻痺の治療に用いられる。
- 点眼により，瞳孔括約筋が収縮し，Schlemm管の圧迫が低下し，眼房水の流出が良くなり，眼内圧が低下するため，緑内障の治療に用いられる。
- ただ，高用量投与により，中枢作用による症状（けいれんや意識低下など）が出現するため，全身投与されることは少ない。

② ネオスチグミン
- フィゾスチグミンの構造を基に合成された薬物である。中枢神経系への移行が少なく，中枢作用は少ない。
- 骨格筋に対する作用がフィゾスチグミンに比べて強く，作用の持続も長いため，重症筋無力症の治療に用いられる。
- 流涙，流涎，血圧低下，消化管の緊張や運動亢進に伴う嘔気・腹痛・下痢，気管支狭窄といった末梢でのムスカリン性作用が副作用として出現する。

③ ピリドスチグミン
- ネオスチグミンに比べ作用の持続時間が長く（3〜6時間），ムスカリン性作用の発現も少ないため，重症筋無力症の慢性期治療に用いられる。

■ 長時間作用型（有機リン化合物）
- エステラーゼ部位をリン酸化して，その作用を阻害する。
- いったんリン酸化されると，加水分解はきわめて遅く，酵素活性の回復には数週間を要することがある。このため，不可逆性コリンエステラーゼ阻害薬ともよばれる。服用により急性中毒を引き起こすことが知られている。

KEYWORDS
- コリンエステラーゼ阻害
- 重症筋無力症
- 緑内障

Alzheimer病治療薬としてのコリンエステラーゼ阻害薬
ドネペジルやリバスチグミンなどは，Alzheimer病の治療薬としてわが国で認可されているコリンエステラーゼ阻害薬である。Alzheimer病患者の大脳皮質や海馬において，アセチルコリン合成酵素の活性低下やアセチルコリンの量的低下が特異的にみられることから，コリンエステラーゼ阻害薬が脳内のアセチルコリン機能を回復させ，病状の改善に寄与する可能性が指摘されている。これまでに実施された大規模臨床試験により，認知機能障害の進行抑制効果が確認されている。

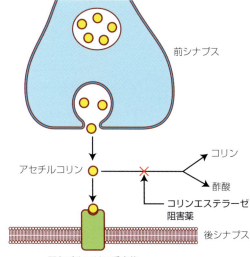

図2　コリン作動性神経の神経終末におけるコリンエステラーゼ阻害薬の作用点

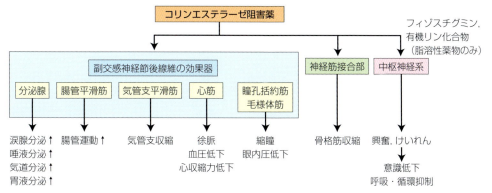

図3　コリンエステラーゼ阻害薬の作用

自律神経・骨格筋作用薬

有機リン化合物の代表的薬物名とその急性中毒の症状と解毒薬について述べよ

模範解答

- 有機リン化合物による急性中毒症状は，アセチルコリンのコリン作動性神経終末における作用増強が主体となる。
- プラリドキシム（PAM）は，脱リン酸化によりコリンエステラーゼを再賦活化させるが，できるだけ早期に投与しないと，エイジングにより再賦活化効果が得られなくなる。

■代表的薬物

パラチオン
- 低揮発性と安定性により，以前は殺虫作用のある農薬として使用されてきた。しかし，その毒性ゆえに，現在では使用が制限されている。
- パラチオンそれ自体は抗コリンエステラーゼ活性をもたないが，その代謝産物であるパラオキソン（パラチオンのS=がO=に置き換わったもの）が強い阻害活性をもつ（図1）。
- 誤飲や自殺目的の服用による急性中毒の原因薬物として重要である。

マラチオン
- 本薬物は，血中のカルボキシルエステラーゼにより加水分解されるため，血中のカルボキシルエステラーゼが多い哺乳類では，昆虫よりも早く無毒化される。
- ウエストナイルウイルスのようなヒトに有害なウイルスを媒介するハエや蚊の駆除やシラミ症の治療に用いられる。

エコチオフェート
- 非揮発性であり，皮膚から吸収されにくい。
- 臨床的には緑内障の治療薬（点眼薬）として限定的に使用されている。

神経ガス（毒ガス）
- タブン，サリン，ソマンなどの神経ガスは，既知の毒物のなかで最も強力な合成毒物である。戦争やテロに使用されてきた。数mgでも致死的である。

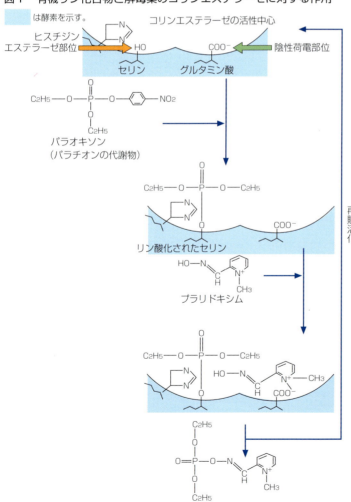

図1　有機リン化合物と解毒薬のコリンエステラーゼに対する作用

（Rang and Dale：Pharmacology, 第6版, Churchill Livingstone社版, p164, 2007.より引用改変）

■急性中毒症状
- 有機リン化合物は，コリンエステラーゼのエステラーゼ部位をリン酸化して，その作用を阻害する（図1）。
- いったんリン酸化されると，加水分解はきわめて遅い（図1）。ゆえに，有機リン化合物による急性中毒症状は，アセチルコリンのコリン作動性神経終末における作用増強が主体となる（図2）。

副交感神経節後線維の効果器でのムスカリン性作用
- 流涙，流涎，発汗，気道分泌亢進
- 嘔吐，腹痛，下痢（消化管の緊張や運動亢進による）
- 気管支けいれん
- 徐脈，低血圧
- 縮瞳，遠近調節障害

神経筋接合部でのニコチン性作用
- 骨格筋のけいれん，次いで脱分極性ブロックによる筋力低下，呼吸筋麻痺

中枢神経系での作用
- 当初は，振戦やけいれんなどの中枢興奮作用，次いで，意識障害，呼吸中枢抑制，循環抑制がみられる。呼吸麻痺が最も多い死因である。

■解毒薬

プラリドキシム（PAM）
- PAMは，正荷電を有しており，コリンエステラーゼの陰性荷電部位に容易に結合する。さらに，オキシム基がエステラーゼ部位のリン酸基と結合した後，コリンエステラーゼの酵素活性部位からすぐ離れるため，脱リン酸化によりコリンエステラーゼは再賦活化される（図1）。
- しかし，リン酸化されたコリンエステラーゼは，やがてエイジングとよばれるアルキル基を放出する現象が起こり，PAMとの結合活性が低下し，酵素の再賦活化効果が得られなくなる。
- 神経ガスでは数分で，通常の有機リン化合物では6～8時間でエイジングが起きるといわれている。このため，PAMは，できるだけ早期に投与することが重要である。
- また，血液脳関門を通過しないので，中枢のコリンエステラーゼを再賦活できず，中枢における中毒症状を改善できない。

アトロピン
- ムスカリン性受容体遮断薬であり，アセチルコリンやコリン作動薬と競合し，その効果を可逆的に遮断する。
- また，血液脳関門を通過するので，中枢での抗ムスカリン性作用を発揮する。このため，急性中毒症状のうち，末梢でのムスカリン性作用および中枢作用に効果的である。とくに，気道分泌の抑制や気管支収縮の抑制は，呼吸困難を改善するうえで重要である。

KEYWORDS
- コリンエステラーゼのリン酸化
- 再賦活化
- エイジング

地下鉄サリン事件
1995年に，東京の地下鉄内で神経ガス・サリンが使用され，12人死亡，5,000人以上が重軽傷を負った無差別テロ事件である。被害者は，有機リン化合物中毒の典型的症状（縮瞳，流涙，流涎，気管支けいれん，呼吸抑制）を呈し，PAMやアトロピンが治療に使用された。重度の脳障害で，現在も後遺症に苦しむ被害者がおられる。防衛医大卒の自衛隊医官が出動し早期にサリン中毒と診断して治療を行い被害を最小限にとどめた。最近でも，冷凍食品に有機リン化合物（マラチオン）を意図的に混入させた事件が起きている。

図2　有機リン化合物の急性中毒作用

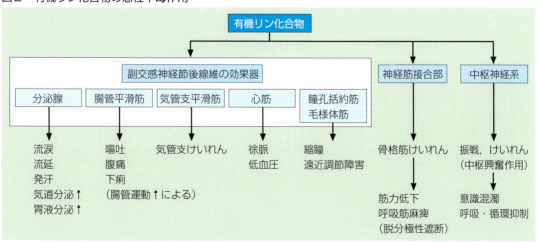

自律神経・骨格筋作用薬

局所麻酔薬の代表的薬物名と，その作用機序について述べよ

模範解答

- 局所麻酔薬は，エステル型とアミド型に大別され，エステル型にはコカイン，プロカインなどが，アミド型にはリドカイン，ジブカインなどがある。
- 局所麻酔薬は，神経線維の膜を通過し，神経細胞内で開口時のナトリウムイオンチャネルに作用して神経伝導を遮断する。

■作用機序（図1）

- 神経線維周囲に達した局所麻酔薬は，水素イオンを結合していない非イオン型のほうが，脂溶性が高いため形質膜を通過しやすく，神経線維内に入りやすい。
- 細胞内で水素イオンと結合してイオン型となり，電位依存性ナトリウムイオンチャネル内に進入し結合する。これにより，ナトリウムイオンの流入を阻害し，神経伝導を遮断する。
- 局所麻酔薬は，ナトリウムイオンチャネルの開口時に結合しやすくなる性質があり，チャネルの活性化される頻度が高いほど効果が強まることが知られている。このため，活動電位の持続時間が長い知覚神経は，局所麻酔薬により伝導遮断されやすい。
- 炎症部位では，組織の酸性度が高くなるため，水素イオンと結合したイオン型局所麻酔薬の濃度が増加して，神経細胞膜を通過しにくくなり，麻酔効果が減弱する。

> 現在臨床で主に使用されているのはリドカイン，メピバカイン，ブピバカイン，ロピバカイン，レボブピバカインである。

■適応

- 麻酔の目的により，浸潤麻酔，伝達麻酔，硬膜外麻酔，脊椎麻酔が選択される。
- リドカインは抗不整脈薬Ib群に分類され，心室性不整脈に用いられる。

■副作用

- 局所麻酔薬が過剰投与されたり血管内に多量に入ったりすると，局所麻酔中毒とよばれる病態を引き起こす。耳鳴りや口唇のしびれから始まり，重篤になるとけいれんや意識障害，最終的には呼吸停止，心停止を引き起こす。
- 治療は抗けいれん薬投与や心肺蘇生であるが，近年脂肪乳剤投与の有効性が報告されている。
- 近年使用されている局所麻酔薬はほとんどがアミド型のため，アレルギー反応を起こすことはまれである。

図1 局所麻酔薬の作用機序

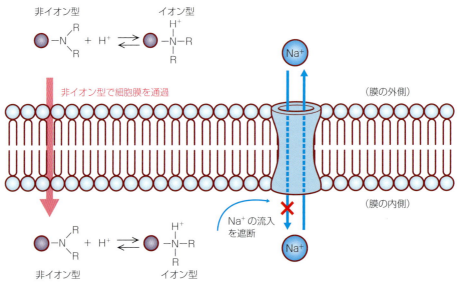

■特徴

- 局所麻酔薬はその構造からエステル型，アミド型に大別される。芳香環と3級アミンをエステル結合あるいはアミド結合により連結して構成されている（図2）。
- エステル型にはコカイン，プロカインなどが，アミド型にはリドカイン，メピバカインなどがある（表1）。
- エステル型はアナフィラキシー，アミド型は局所麻酔中毒を起こしやすいとされている。
- 一部の局所麻酔薬は，不斉炭素原子をもち光学異性体（R体，S体）が存在し，R体とS体で効力や副作用の発現頻度が異なる。近年開発されたロピバカイン，レボブピバカインは，S体のみを製剤化することでブピバカインと同等の長時間作用でありながら心毒性が軽減された薬剤である。

■禁忌

- アドレナリン含有の製剤は，指，陰茎等に用いてはならない。血管収縮により壊死する危険性がある。

KEYWORDS
- エステル型局所麻酔薬
- アミド型局所麻酔薬
- ナトリウムイオンチャネル

アドレナリンを追加することで，局所の血管を収縮させて局所麻酔薬の吸収を遅らせ，作用時間を延長させることができる。

神経線維が細いほど局所麻酔薬に対する感受性が高い。
痛覚線維や自律神経線維の神経伝導は初めに遮断される。触覚神経，運動神経は遮断されにくい。

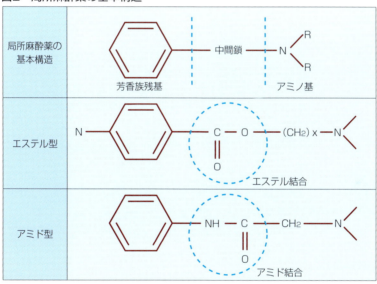

図2　局所麻酔薬の基本構造

表1　代表的局所麻酔薬と薬理学的特徴

薬物名	効力	作用発現	作用持続時間	備考
エステル型				
コカイン	1	中程度	中程度	ノルアドレナリン再取り込み抑制による中枢興奮作用，交感神経興奮作用
プロカイン	0.3	中程度	短い	中枢神経系（呼吸抑制，不穏，けいれん），循環器系（徐脈，心拍出量低下，血圧低下）
アミド型				
リドカイン	1	速い	中程度	中枢抑制，心機能抑制（プロカインより低頻度）不整脈治療にも使用
ジブカイン	6	速い	長い	神経障害
メピバカイン	0.6	速い	中程度	副作用少ない
ブピバカイン	4	遅い	長い	心毒性
ロピバカイン	4	遅い	長い	心毒性少ない，S体のみを製剤化
レボブピバカイン	4	遅い	長い	心毒性少ない，ブピバカインのS体のみを製剤化

自律神経・骨格筋作用薬

骨格筋弛緩薬の代表的な薬物名と，その作用機序，副作用を述べよ

模範解答
- 筋弛緩薬は，麻酔の要素の1つである「筋弛緩」を得るために使用される。
- 筋弛緩薬は，脱分極性筋弛緩薬と非脱分極性筋弛緩薬に大別される。

■全身麻酔と筋弛緩薬について
- 麻酔は，手術侵襲から生体を保護し，生体の恒常性を維持することを目的としている。そのためには，麻酔の4つの要素（p.44，「全身麻酔薬の代表的な薬物名，作用機序，副作用を述べよ」表1参照）を満たす必要がある。
- 筋弛緩薬は，筋肉を弛緩させることで，挿管操作や手術操作を容易にする目的で使用される。
- 筋弛緩薬は，神経筋接合部のニコチン性アセチルコリン受容体（nAChR）に作用する（図1）。
- 筋弛緩薬は，nAChRに対する作用機序の違いにより，脱分極性筋弛緩薬と非脱分極性筋弛緩薬に大別される。

各種の骨格筋弛緩薬
■脱分極性筋弛緩薬
【代表的薬物名】
- スキサメトニウム（サクシニルコリン）

【作用機序】
- スキサメトニウムはアセチルコリン（ACh）の二量体である（図2）。
- スキサメトニウムは，神経筋接合部のnAChRに結合し，AChと同様に脱分極を引き起こし筋肉を収縮させる。しかし，アセチルコリンエステラーゼによる分解速度が遅いため，神経終板を長時間にわたって脱分極させることで活動電位が生じなくなり，nAChRの脱感作を引き起こし（機序不明），筋弛緩作用を得る。

【長所・特徴】
- 効果発現がきわめて速やかで，作用時間が短い。迅速導入に適している。
- 筋弛緩作用が強い。

【短所・副作用】
- 線維束れん縮：スキサメトニウムは脱分極を引き起こすため，筋肉は同調しないまま収縮する。これを線維束れん縮とよび，筋肉痛，高カリウム血症，頭蓋内圧上昇，眼圧上昇，胃内圧上昇の原因となる。
- 循環に対する作用：ムスカリン性アセチルコリン受容体を介して，洞性徐脈や接合部調律を引き起こすことがある。

表1　代表的な非脱分極性筋弛緩薬の性状

非脱分極性筋弛緩薬	ロクロニウム	ベクロニウム	パンクロニウム
作用時間	短～中時間作用性	中時間作用性	長時間作用性
ED_{50}/ED_{95}*[1] (mg/kg)	0.417/0.305	0.027/0.043	0.036/0.067
肝代謝・排泄	>70%	50～60%	15%
腎代謝・排泄	<10%	40～50%	85%
循環系への影響	なし	なし	心拍数増加
長所・特徴	・循環系への影響がほとんどない ・大量投与で，挿管までの時間を短縮できる ・代謝産物にほとんど活性がない ・肝，腎機能が低下している患者でも作用時間が延長しにくい	・循環系への影響がほとんどない ・大量投与で，挿管までの時間を短縮できる	・力価が高く，作用時間が長いため，コストが低い
短所・副作用	・力価が低く，大量投与によりコストが上昇	・代謝産物に活性がある ・肝機能が低下している患者では，肝代謝が遅れ，作用時間が延長 ・腎機能が低下している患者では，腎排泄が遅れ，作用時間が延長	・副交感神経遮断作用がある ・腎機能が低下している患者では，腎排泄が遅れ，作用時間が延長

*[1]: ED_{50}, ED_{95}：尺骨神経刺激による母指内転筋の収縮力もしくは筋電図振幅をそれぞれ50%，95%減少させる用量。小さいほど力価が高い。

とくに5分以内に反復投与した場合に多い。
・悪性高熱症のトリガになる。

■非脱分極性筋弛緩薬 (表1)

【代表的薬物名】
・ロクロニウム，ベクロニウム，パンクロニウム

【作用機序】
・上記の筋弛緩薬は，すべてステロイド骨格をもつステロイド系筋弛緩薬である（図3）。
・非脱分極性筋弛緩薬は，nAChRに結合し，同受容体のアンタゴニストとして作用する。AChと競合的に拮抗することで筋弛緩作用を得ることができる。

【長所・特徴】
・脱分極を起こさないので，線維束れん縮による副作用がない。
・悪性高熱症のトリガにならない。

【短所・副作用】
・ステロイド骨格を有しているため，麻酔薬のなかでは比較的アレルギーを起こしやすい（ただし臨床的に問題となることは少ない）。
・肝機能，腎機能が低下している患者では，筋弛緩作用が延長することがある。

KEYWORDS
・脱分極性筋弛緩薬
・非脱分極性筋弛緩薬

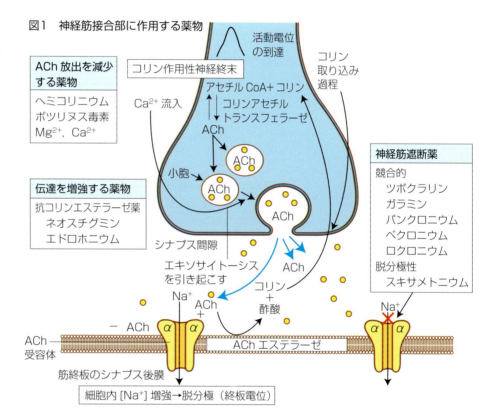

図1 神経筋接合部に作用する薬物

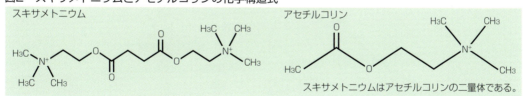

図2 スキサメトニウムとアセチルコリンの化学構造式
スキサメトニウムはアセチルコリンの二量体である。

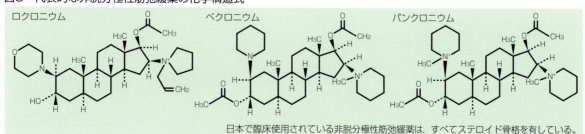

図3 代表的な非脱分極性筋弛緩薬の化学構造式
日本で臨床使用されている非脱分極性筋弛緩薬は，すべてステロイド骨格を有している。

自律神経・骨格筋作用薬

重症筋無力症治療薬について述べよ

模範解答

- 神経筋接合部での情報伝達は軸索終末より放出されたアセチルコリン（ACh）が筋膜のアセチルコリン受容体（AChR）へ結合し伝達する。
- 重症筋無力症ではAChRに対する自己抗体が情報伝達をブロックする。
- AChは神経筋接合部でアセチルコリンエステラーゼ（AChE）により分解される。この阻害薬が治療薬，診断薬として使用される。AChE阻害薬は過量になれば毒物となる。
- AChE阻害薬使用は対症療法で，自己抗体産生抑制を目的とした胸腺摘出，副腎皮質ステロイド・免疫抑制薬使用が根本治療である。

他の神経筋接合部疾患：筋無力症候群

類似疾患に筋無力症候群がありEaton-Lambert症候群ともよばれている。機序が重症筋無力症と異なり，神経終末側のACh放出に関するCa²⁺チャネルへの抗体が自己免疫機序により生じる疾患である。対症療法としてはACh放出を促す薬剤が使用される。3,4-di-aminopyridineは神経終末でK⁺チャネルによるK⁺の流出を阻害し，活動電位の持続を助けCa²⁺チャネルがより長期に開きACh放出を助ける。この疾患でも自己免疫機序への治療が基本的治療であり，AChE阻害薬やACh放出を促す薬剤などは対症療法となる。

■神経筋接合部での情報伝達（図1）

- 中枢神経の情報は，末梢神経，骨格筋へと伝わり筋収縮が生じる。結果として人間，動物は動ける。古代より毒矢として使用された多くの毒物が神経筋接合部に作用し，随意運動，呼吸筋を障害してきた。
- 末梢神経軸索膜でNa⁺がNa⁺チャネルから細胞内へ流入し活動電位を生じ，情報が伝達する。神経終末では膜の脱分極とともにCa²⁺がCa²⁺チャネルから細胞内へ流入しアセチルコリン（ACh）が放出される。筋膜側のニコチン型アセチルコリン受容体（AChR）へACh 2分子が結合しACh受容体の構造が変化する。
- この結果，Na⁺が流入し電位依存性Na⁺チャネルも開き脱分極と膜興奮が生じる。
- AchRに近接してCa²⁺を蓄積している筋小胞体（SR）表面に発現しているCa²⁺放出チャネル，リアノジン受容体が活性化しSRのCa²⁺が筋細胞内に流入し筋収縮が生じる。

■重症筋無力症とは

- 重症筋無力症では筋膜上のAChRへの抗体が自己免疫機序により産生され，情報がブロックされ症状が出現する。
- 神経筋接合部は全身の骨格筋に存在するが，眼瞼や眼球運動に関与する筋のAChRがまず障害され，眼瞼下垂，複視などが初発のことが多い。易疲労性があり，球麻痺症状，呼吸麻痺も生じる。

■重症筋無力症の治療薬は

- 神経筋接合部でAChはアセチルコリンエステラーゼ（AChE）により分解される

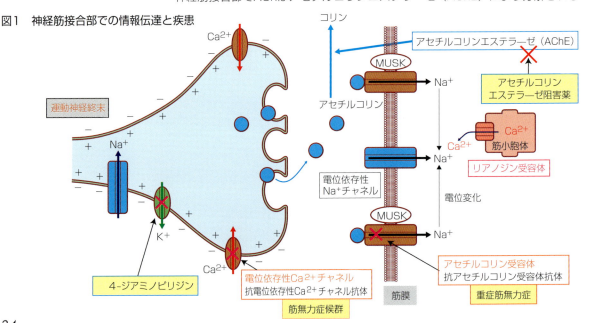

図1　神経筋接合部での情報伝達と疾患

が，この酵素阻害薬でAChの作用時間を延長させることが初期より用いられた治療法であった（表1）。

- AChE阻害作用をもつ毒物としては神経毒ガスのサリンやVX，殺虫剤の有機リンやカルバメートが存在する。つまり，AChE阻害は毒にも薬にもなるということである。
- 事実，重症筋無力症の治療薬としてのAChE阻害薬も過量では重症筋無力症の症状を悪化させ，呼吸困難を生じcholinergic crisisとよばれる。
- 短時間作用する塩化エドロフォニウム（edorophonium chloride）は診断薬として広く用いられる。2mgから10mg静脈注射し短時間で眼瞼下垂や，眼球運動障害が改善することで診断の一助とする。

■重症筋無力症の根本治療は

- 重症筋無力症の原因はAChR抗体という自己抗体が産生される自己免疫疾患である。この抗体産生をブロックすることが根本治療で，抗体産生には胸腺の関与もいわれており，胸腺腫，胸腺過形成のある患者も多い。
- 今日の治療ガイドラインでは全身型では拡大胸腺摘出術，副腎皮質ステロイド，免疫抑制薬（タクロリムス，シクロスポリン）の使用が勧められている。急激な症状悪化や手術前などに大量γグロブリン療法や，血液浄化療法が行われる。

KEYWORDS
- アセチルコリン受容体自己抗体
- アセチルコリンエステラーゼ阻害薬

cholinergic crisis
重症筋無力症の治療薬としてのAChE阻害薬も過量では重症筋無力症の症状を悪化させ，呼吸困難まで生じcholinergic crisisとよばれる。

表1 胸腺摘出，血漿交換とともに，主として用いられる薬剤

ACh esterase阻害薬	pyridostigmine bromide	経口。作用時間短い。半減期200分
	ambenomium chloride	経口。作用時間は長く8時間効果
	distigmine bromide	経口。作用時間は長く，半減期4.5時間。重症筋無力症への使用は減少
	neostigmine bromide	注射薬として半減期1時間
	edrophonium chloride	注射薬で30秒で効果。診断用
免疫治療薬	副腎皮質ステロイド	大量経口隔日投与，パルス療法。胸腺摘出と併用が多い。免疫抑制作用，神経筋接合部への直接作用。初期増悪に注意
免疫抑制薬	tacrolimus hydrate FK506	活性化ヘルパーT細胞に作用し抗体産生B細胞を抑制。リアノジン受容体へ作用し筋小胞体からCa²⁺放出を促す作用もあり。腎障害，耐糖能異常に注意
免疫抑制薬	ciclosporin CYA	活性化T細胞のシクロフィリンに結合しcalcineurin抑制，IL-2などサイトカイン発現抑制。結果として抗体産生B細胞抑制。腎障害，高血圧に注意
免疫抑制薬	azathioprine	ステロイド抵抗性，使用できない患者に欧米で使用。Tリンパ球を標的。日本では保険適応なし
免疫抑制薬	cyclophosphamide	T，Bリンパ球に細胞毒性。他を使用できないときに使用。日本では保険適応なし
免疫グロブリン大量療法	γグロブリンの静注	AChR抗体産生抑制の証拠なし。自己抗体との競合，サイトカイン産生，リンパ球増殖，Tリンパ球機能変化など諸説ある

表2 神経筋接合部に作用する薬剤

薬品名	作用部位
Mg²⁺（高マグネシウム血症）	Ca²⁺と競合してACh放出を阻害
Botulinum toxin（低カリウムの影響も悪い）	ACh膜に作用し放出を阻害
局所麻酔薬	シナプス前で活動電位抑制によりACh放出を抑制，受容体のAChへの感受性を抑制
神経筋遮断薬（筋弛緩剤）	脱分極
全身麻酔薬	受容体のAChへの感受性変化
アミノグリコシド系抗菌薬	シナプス前後いずれかは種類により異なる
ペニシリン，テトラサイクリン	神経筋接合部へ多少作用する
キニン・キニジン・Ca²⁺チャネルブロッカー	ACh放出を阻害
プロカインアミド	大量ではシナプス後へクラーレのように作用する
β遮断薬	シナプス前後に作用するが重篤なものは生じない
抗けいれん薬 フェニトイン	シナプス前後に作用
モルヒネ，コデイン，オピウム	神経筋接合部へ間接的に作用 抗AChE剤が効果ある
D-penicillamine	受容体抗体が産生される
interferon alpha	免疫環境を変える
骨髄移植	GVHDとして生じることがある
大量ステロイド，エストロゲン（経口避妊薬）	機序不明

臨床に役立つ豆知識
薬剤との関係（図1，表2）

- 通常用いられている薬剤，麻酔薬で神経筋接合部に作用するものがある。重症筋無力症患者へ使用する際は留意すべきである。
- 高齢者での重症筋無力症が増加していて，球麻痺症状（嚥下障害など）を生じやすく，骨粗鬆症や他疾患合併が多く，治療に注意が必要である。
- 筋膜側のAChRに隣接して存在するMUSK（muscle-specific tyrosine kinase）への抗体が通常のAChR抗体が検出されない重症筋無力症の50～60％に検出され，頸部，呼吸筋，咽頭筋の症状がより著明に出現する。胸腺摘出術は無効で，副腎皮質ステロイド薬，血漿交換療法がより有効である。MUSKはアグリンに刺激され筋膜でAChを集合させる作用をもつ。
- AChR抗体とともに，抗Kv1.4抗体をもつものでは，検査上は通常の重症筋無力症と同様で胸腺の関与も疑われるが，球麻痺症状と呼吸麻痺症状を生じやすい。それとともに，心筋症，筋炎との合併がいわれている。

中枢神経作用薬

統合失調症の治療の基本を述べ，薬物治療に用いる代表的な薬物名，作用機序，副作用を述べよ

模範解答

- 抗精神病薬による薬物療法のほか，適応のある場合，電気けいれん療法を行う。加えて，支持的精神療法，社会技能訓練，作業療法を行う。
- 治療薬はフェノチアジン系，ブチロフェノン系，非定型抗精神病薬に大別される。
- 抗精神病薬はドパミン拮抗作用を有し，錐体外路系を中心に副作用が出現する。
- 錐体外路系副作用に対しては，抗コリン薬を慎重に用いて対処する。

臨床との関連
ハロペリドールでは，筋肉注射後数週間にわたって持続作用するデポ剤も使用される。セロトニンドパミン拮抗薬（SDAs）は非定型抗精神病薬とよばれるが，錐体外路系副作用の出現頻度が低く，陰性症状に対して有効性が高い。昏迷を伴う緊張型では，抗精神病薬で有効に治療されないことも多く，電気けいれん療法が使用される場合がある。

■統合失調症について

- 青年から中年期にかけて発症する。生涯の発病率は全人口中の0.8〜0.9％。
- 病初期には，幻聴を中心とする幻覚や妄想を伴う陽性症状をみるが，慢性期には無為，自閉，感情鈍麻を伴う陰性症状が前景に立つ。
- ドパミン受容体を刺激する覚醒剤（メタンフェタミン）によって幻覚妄想状態が惹起されること，抗精神病薬の一日量とドパミンD2受容体遮断能が逆相関することから，病因としてドパミン仮説が支持されている。

■薬物療法

- 抗精神病薬によって治療する。表1を参照。

急性期あるいは増悪時の治療

- 抗精神病薬による加療を行う。しかし，服薬の必要性を理解できない場合が多いため，家族による服薬管理や，入院加療，デポ剤や食物に混ぜる水液の使用が必要となる場合もある。
- 抗精神病薬は鎮静効果を有するため，幻覚妄想を標的症状にして増量すると，投薬自体で元気がなくなってしまう危険がある。ある程度薬物の効果が出た時点で，病識をもってもらい，幻覚妄想に惑わされない対処法をとってもらうことも大切である。

慢性期の治療

- 寛解期であっても少量の抗精神病薬を再発，再燃予防として投与する。服薬の重要性は理解されていない場合が多いため，服薬指導は重要である。
- この時期では，社会復帰へ向けての作業療法や，社会技能訓練が重要であり，デイケアなどを利用する。

表1 統合失調症の薬物治療

抗精神病薬	ブチロフェノン系	ハロペリドール
	フェノチアジン系	クロルプロマジン，レボメプロマジン
	セロトニンドパミン拮抗薬（非定型抗精神病薬）	リスペリドン
抗パーキンソン薬	抗コリン薬	塩酸トリヘキシフェニジル，ビペリデン
悪性症候群の治療	大量補液	
	抗コリン薬の継続投与	
	ドパミンアゴニスト	ブロモクリプチン，アマンタジン
	末梢性筋弛緩薬	ダントロレン
	電気けいれん療法	

■薬物療法の作用機序

- 重要なのは，ドパミンD_2受容体に対する阻害作用である。中脳被蓋野から辺縁系あるいは前頭葉に向かうドパミン系神経の過活動により統合失調症に至るとの理論を打ち出したArvid Carlssonは，これ以外にParkinson病やうつ病治療薬に関する業績も評価され，2000年にノーベル賞を授与されている。
- 非定型抗精神病薬（SDAs）では，セロトニン5HT_2受容体阻害作用も有し，陰性症状に対する効果があるとされ，黒質-線状体のドパミン系の錐体外路関連の副作用が出現しづらい特徴を有している。

■薬物療法の副作用

- 抗ドパミン作用による錐体外路系（黒質-線状体），視床下部下垂体系の副作用は抗精神病薬に共通である。
- 線状体のドパミンD_2受容体が阻害されて生じる錐体外路系副作用としては，Parkinson病様症状として筋強剛，静止振戦のほか，じっとしていられないアカシジア（静座不能），規則的な不随意運動である遅発性ジスキネジア，体幹筋の強い収縮をみるジストニアがある（図1）。
- 生命危機を有する副作用としては滝のような発汗，発熱，横紋筋融解症に至るような筋強剛を三徴とする悪性症候群があり，この場合は直ちに抗精神病薬の投与を中止しなければならない。悪性症候群において抗精神病薬を継続投与することは禁忌である。筋小胞体からのCa^{2+}遊離を阻害する末梢性筋弛緩薬であるダントロレンにて治療する。
- 視床下部下垂体系でのドパミンはプロラクチン放出を抑制するため，この抑制が解除されて（脳下垂体前葉のドパミンD_2受容体が阻害され）高プロラクチン血症を引き起こし，その結果，無月経，乳汁漏出，男性での女性化乳房などの副作用が生ずる。
- 過鎮静，起立性低血圧，便秘なども共通の副作用である。
- 非定型抗精神病薬では，上記に加えて，肥満，耐糖能異常，糖尿病性昏睡が副作用としてあげられる。よって，非定型抗精神病薬投与にあたっては，体重，血糖値，ヘモグロビンA1cのチェックが必要である。

KEYWORDS
- アカシジア
- セロトニンドパミン拮抗薬
- 抗コリン薬
- 錐体外路症状

> ドパミンD_2受容体にブチロフェノン系ハロペリドールは特異性が強く，錐体外路症状が強く出る。
> 一方，フェノチアジン系クロルプロマジンはもともと抗ヒスタミン薬をもとに合成された薬物であり，ヒスタミン受容体の阻害で，鎮静，眠けなどの副作用が生じる。ほかにムスカリン受容体，$α_1$-アドレナリン受容体を阻害し，副作用（起立性低血圧）をもたらす。

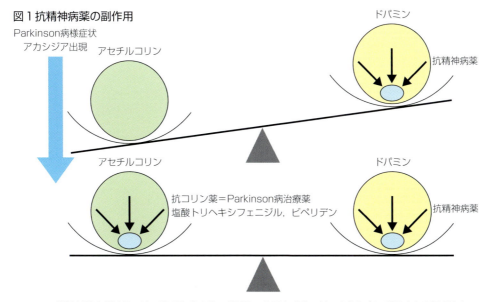

図1 抗精神病薬の副作用

錐体外路症状は抗コリン薬で治療する。ドパミンとアセチルコリンの釣り合いが傾くと出現すると考える。アカシジア（静座不能）は足がむずむずしてじっとしていられないほか，同時に不安を伴う。

中枢神経作用薬

躁うつ病の治療の基本を述べ，薬物治療に用いる代表的な薬物名，作用機序，副作用を述べよ

模範解答

- うつ病では，①早朝覚醒，中途覚醒，②食欲低下，③精神運動制止の3症状が重要である。
- 単極性のうつ病は，抗うつ薬を中心に加療する。
- 抗うつ薬では選択的セロトニン再取り込み阻害薬の使用頻度が増加している。
- 抗うつ薬の副作用はすぐに出るが，効果発現までは2〜3週が必要である。
- 双極性の躁うつ病では，気分調節薬を中心に加療する。

臨床との関連

気分障害では自殺企図が起こりやすい。また三環系抗うつ薬やリチウム，カルバマゼピンなどの気分調節薬は致死量に達しやすく，注意が必要である。SSRIの服用で攻撃性が亢進する場合があり賦活症候群として知られている。未成年者ではSSRI服用により自殺の可能性が上昇するため投与が禁忌となる場合がある。

■抗うつ薬によるうつ病加療の基本

- 単極性うつ病の加療には，選択的セロトニン再取り込み阻害薬（selective serotonin reuptake inhibitors：SSRIs）を中心とする抗うつ薬を用いて治療する。SNRIはセロトニンノルエピネフリン再取り込み阻害薬の略である。SNRIという言葉から，うつ病にはセロトニンとノルエピネフリンの枯渇が関与していると理解する。
- 三環系抗うつ薬の使用頻度は低下傾向にある。強い抗コリン作用を避けるためである。
- 抗うつ薬加療では，副作用は服薬後速やかに出現するが，抗うつ効果の出現には数週間を要する。典型的なうつ病では中途覚醒や早朝覚醒の睡眠障害が出現し，ベンゾジアゼピン系睡眠薬を併用する。
- 数種類の抗うつ薬を十分量使用した後も，遷延する場合は増強療法や，電気けいれん療法が行われる（表1）。

■抗うつ薬の作用機序

- 神経終末でのセロトニンやノルエピネフリンの再取り込みを阻害し，シナプス間隙における濃度を上げる。神経伝達物質は，投与直後に上昇するが，効果の発現には数週間が必要である。
- 神経伝達物質以降の信号伝達の改善や神経可塑性の変化が実際の作用には必要と考えられている。
- 抗うつ薬がトランスポーターに結合し，前神経終末への回収を阻害する（図1参照）。

■抗うつ薬の副作用

- SSRIでの副作用は，悪心・嘔吐，性欲低下などがある。多量服薬やリチウム併用で出現するセロトニン症候群には注意を要する。腱反射亢進，ミオクローヌス，軽度発汗，精神症状の悪化，意識障害，下痢などが出現する。逆に

表1 うつ病の薬物治療薬

抗うつ薬	三環系抗うつ薬	イミプラミン，アミトリプチリン
	選択的セロトニン再取り込み阻害薬（SSRI）	フルボキサミン，パロキセチン水和物
	セロトニンノルエピネフリン再取り込み阻害薬（SNRI）	ミルナシプラン
増強療法	甲状腺末 気分調節薬 （難治例に対して電気けいれん療法）	リチウム
気分調節薬		リチウム カルバマゼピン バルプロ酸
躁病に対して	抗精神病薬併用	クロルプロマジン レボメプロマジン ハロペリドール

服用を急に止めるとSSRI中断症候群が出現し，腱反射亢進，失調，電撃痛が出現する。
- 三環系抗うつ薬の副作用は，ムスカリン受容体を阻害するために，抗コリン作用が生じ，迷走神経系がブロックされ，便秘，口渇，尿閉，瞳孔散大による視力調節障害，頻脈が出現し，中枢性抗コリン作用ではせん妄が出現することが高齢者で多い。このほか，α1アドレナリン受容体も阻害するため起立性低血圧の出現頻度が高い。
- なお，どのような抗うつ薬でも躁転は起こりうる。

- SSRI
- セロトニン症候群
- 抗コリン作用
- リチウム中毒

■気分調節薬による双極性の躁うつ病加療の基本
- 軽躁や躁状態を呈したことのある場合は，うつ病相，躁病相，あるいはそのどちらも軽快している場合でも，気分調節薬で加療する。
- 気分調節薬は抗躁薬とよばれていたが，1）うつ病相を持ち上げる作用，2）うつ病相，躁病相両者の出現を防止する作用，すなわち，躁うつ病の周期を延ばし，振幅を縮める作用があることからこの名称が用いられる。
- 双極性障害に抗うつ薬をむやみに投与するとうつ病相，躁病相の回転が早くなる（ラピッドサイクリング化）ため，気分調節薬を投与したうえで，抗うつ薬は慎重に投与される。
- 躁病相の治療では，鎮静を目的に抗精神病薬が併用される。

■気分調節薬の作用機序
- リチウムは神経細胞内のカルシウム遊離を司る小胞体膜上で，イノシトール三リン酸系の信号伝達系に作用することが指摘されているが不明である。
- カルバマゼピン，バルプロ酸ナトリウムは抗てんかん薬でもあるが，気分障害に対する作用機序は不明である。

■気分調節薬の副作用
- リチウムが最も重篤である。気分調節薬では治療域が小さいため，血中濃度をモニターしながら投与する。
- リチウムの急性中毒では嘔吐，下痢，意識障害，けいれん，小脳失調，心不全，腎不全が発生し，長期の副作用としては腎性尿崩症や甲状腺機能低下症がある。リチウムの過量服薬では，腎透析で救命する。
- カルバマゼピンは薬疹の出現頻度が高い。バルプロ酸は高アンモニア血症の副作用がありうる。
- いずれも胎児奇形の可能性があるが，リチウムが最も危険である。リチウムの服用中断では，躁転の頻度が上昇する。

図1　抗うつ薬の作用機序

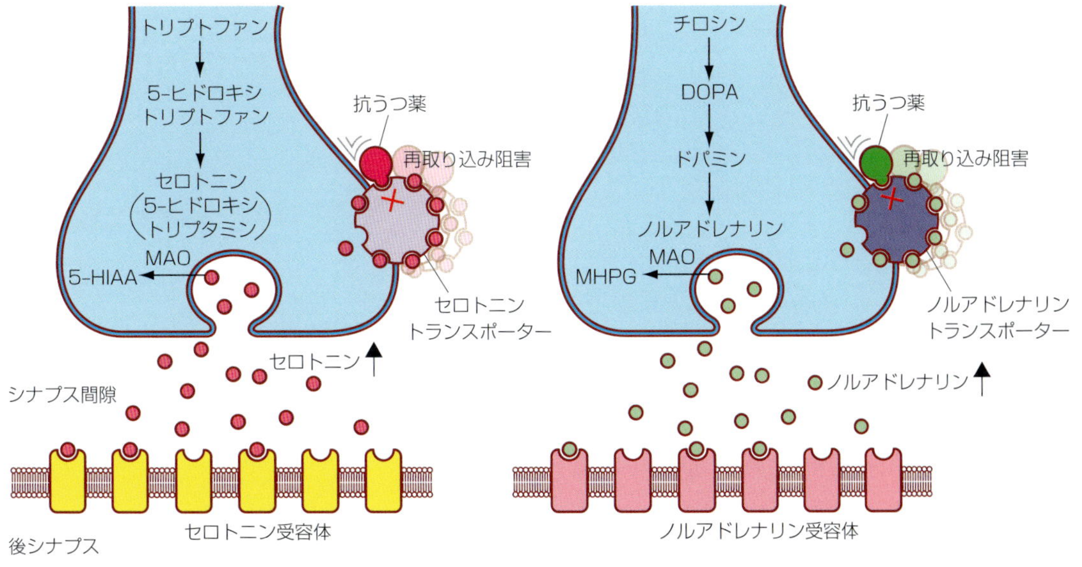

DOPA：3, 4-ジヒドロキシフェニルアラニン，MAO：モノアミン酸化酵素，HIAA：ヒドロキシインドール酢酸，MHPG：メトキシヒドロキシフェニルグリコール

中枢神経作用薬

不安と睡眠障害の治療の基本を述べ，薬物治療に用いる代表的な薬物名，作用機序，副作用を述べよ

模範解答

- 抗不安薬と睡眠薬は，大部分がベンゾジアゼピン系薬剤である。
- 副作用として筋弛緩作用は重要で，呼吸停止，転倒や骨折に注意する。
- 副作用として依存形成，耐性形成には十分注意が必要である。
- 抑制性GABA神経系の増強がベンゾジアゼピン系薬剤の作用機序である。
- ベンゾジアゼピン系薬剤を服用したうえでの飲酒は危険である。

臨床との関連

身体疾患の合併患者への投与や，静脈内への投与でとくに呼吸抑制への配慮が必要である。ベンゾジアゼピン系睡眠薬の不正な使用によって，毎年複数の医師が，刑事罰や民事罰を経て医道審議会などの処分を受けている。これはベンゾジアゼピン系薬剤がアルコールとの併用で作用が増強すること，脱抑制によって本来とは違う行動をとること，あとから覚えていないこと（健忘）などの副作用を知ったうえで，悪質に用いていると判断されてのことである。学生であっても放校処分は免れないから留意されたい。日本のベンゾジアゼピン系睡眠導入剤の使用量は人口比で英米国の約5倍である。依存，耐性を背景とする漫然投与は今後是正されなくてはならない。抗不安作用，催眠作用以外のベンゾジアゼピン系薬剤の薬効としては抗けいれん作用がある。てんかん重積の際に用いられている。

自殺企図

大量服用による自殺企図に用いられる（アルコール併用で致死的となることがある）。

■不安や睡眠障害への薬物療法

- 不安神経症，強迫神経症（くだらないと思っていても，同一の思考内容や行動にとらわれ，反復してしまう）に対しては，ベンゾジアゼピン系の抗不安薬や選択的セロトニン再取り込み阻害薬（selective serotonin reuptake inhibitors：SSRIs）を中心とする抗うつ薬を中心に加療が行われる。この場合，ベンゾジアゼピン系は不安症状の出現予防や対症療法として使用され，SSRIは出現予防を目的に投与される。
- 入眠困難，中途覚醒，早朝覚醒などの不眠の加療にはベンゾジアゼピン系の睡眠薬が用いられる。
- このほか，過眠症であるナルコレプシーの治療には，ドパミン受容体を刺激するメチルフェニデートと抗うつ薬のイミプラミンが併用される。この場合，前者は覚醒作用があり，後者はREM睡眠の抑制作用の薬効を利用している。
- ナルコレプシーは睡眠発作，睡眠麻痺，入眠時幻覚，精神運動性脱力を四徴とする疾患である。

■ベンゾジアゼピン系の代表的薬物名

- 神経症に使用される抗不安薬であるジアゼパムとブロマゼパムで，とくに後者は神経症で最も重症度の高い強迫神経症の治療に使用されることが多い。
- 睡眠薬ではニトラゼパムとトリアゾラムがよく用いられ，後者は半減期が4時間と最短で，作用も副作用も強いため，依存形成・悪用に注意を要する薬物である（表1）。

表1　ベンゾジアゼピン系薬物の副作用

筋弛緩作用	呼吸抑制，老人の転倒や骨折
依存	断薬により反跳性不眠，不安の増悪，不機嫌，いらいら，悪夢，めまい，発汗，振戦
耐性	
脱抑制	アルコールとの相互作用あり
健忘	アルコールとの相互作用あり
運動失調	
集中力低下，眠気	
断薬によるけいれん発作	

■ベンゾジアゼピン系の作用機序

- ベンゾジアゼピン系薬物は抑制性神経伝達物質であるγ-アミノ酪酸GABA_A受容体に作用し，GABA系神経伝達を促進する。
- 抑制性の塩素イオン流入が誘導され，中枢性の神経系の活動が抑制され，抗不安，催眠，抗けいれん，筋弛緩作用を発揮する。
- 図1に示すようにGABA受容体の塩素イオンチャネル複合体は5量体で，その中に，GABA結合部位やベンゾジアゼピン結合部位などが別々に存在する。

KEYWORDS

- 健忘
- 脱抑制
- 筋弛緩作用
- ナルコレプシー

三環系抗うつ薬の副作用

ナルコレプシーの治療としてイミプラミンが使用される。これは同薬の副作用であるREM睡眠抑制を利用している。同様な利用法として，小児の夜尿症に対して抗コリン作用である尿閉傾向を利用して，眠前にイミプラミンが少量投与されることがある。過食症の治療に三環系抗うつ薬も使われたが，現在はSSRIが使用される。これは部分的に，この薬物のもつ副作用である食欲低下を利用している。

メチルフェニデートの副作用

覚醒剤と同様の作用機序を有するメチルフェニデートはナルコレプシーのほか，抑うつ状態の治療にも使われてきたが，2007年に抑うつ状態への使用は禁じられた。これは，依存者が多く不正に使用する事件があとを断たないためであった。ただ，睡眠薬トリアゾラムや精神刺激薬メチルフェニデートの不正使用の一部は医療従事者であったことは大いに留意すべきである。

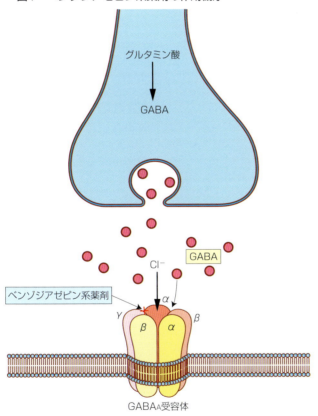

図1 ベンゾジアゼピン系薬剤の作用機序

Cl イオンチャネル複合体：GABAがGABA_A受容体と結合するとCl⁻チャネルが開口する。このときベンゾジアゼピンが同受容体に働くとCl⁻チャネルの開口度が増大し，シナプス後性に神経細胞の興奮が抑制される。

中枢神経作用薬

麻薬性鎮痛薬の作用機序，副作用，連用時の問題，適応を述べよ

模範解答

- 末梢および中枢神経に存在するオピオイド受容体に作用し，鎮痛効果を発揮する。
- 副作用として，便秘，嘔気・嘔吐，掻痒感，排尿障害，眠気・せん妄，依存，および呼吸抑制などがある。
- 連用により耐性・依存が形成される。投与量の急激な減量ないし投与の中止により退薬症候（禁断症状）が現れる。
- 鎮痛，鎮静，鎮咳，および腸管運動の抑制を目的に使用される。

■作用機序

- 神経細胞に存在するオピオイド（μ, κ, δ）受容体に作用し鎮痛作用を発揮する。
- 末梢神経では，C線維末端に存在するオピオイド受容体に作用し痛覚伝達を抑制する（図1①）。
- 脊髄後角では，シナプス前終末に存在するオピオイド受容体に作用し神経伝達物質（グルタミン酸，サブスタンスP）の放出を抑制する（図1②）。
- また，シナプス後膜に存在するオピオイド受容体にも作用しシナプス後抑制を引き起こす（図1③）。
- さらに，視床や大脳皮質知覚野のオピオイド受容体に作用して脊髄からの痛覚伝達を抑制する（図1④）。
- また，中脳水道周囲灰白質および橋・延髄（大縫線核，青斑核）を介して脊髄後角への下行性抑制系を賦活し上位中枢への痛覚伝達を抑制する（図1⑤）。

■特徴（表1）

- **モルヒネ**：ケシ由来のアヘンアルカロイド。すべてのタイプのオピオイド受容体にアゴニストとして働く。より強い活性代謝物を生成するため，腎機能の低下した患者では活性代謝物蓄積による副作用が現れる。有効限界はない（強オピオイド）。モルヒネの作用持続時間は，速放製剤で3〜5時間，徐放剤で約24時間である。ヘロイン（ジアセチルモルヒネ）は，モルヒネから合成される麻薬であるが，中枢移行性が高く依存性が極めて強いため，現在日本において医療用として用いられることはない。
- **フェンタニル**：μ受容体アゴニストで，鎮痛効果はモルヒネの約100倍。未変化体尿中排泄率が低く活性代謝物もほぼない。有効限界はない。
- **オキシコドン**：μ受容体アゴニストで，モルヒネと比べ，嘔気・嘔吐，便秘の副作用が少ない。未変化体尿中排泄率が低く活性代謝物の影響も少ない。有効限界はない。
- **コデイン**：肝代謝（CYP2D6）によりモルヒネに変換される。咳中枢（延髄孤束核）を抑制する（鎮咳薬）。有効限界あり（弱オピオイド）。
- **メサドン**：μ受容体アゴニスト。NMDA型グルタミン酸受容体拮抗作用あり。他の強オピオイドでも鎮痛が得られない患者および耐性が発現した患者に有効。脂溶性で

> **有効限界とは**
> 鎮痛薬を増量していくときに，ある一定量（最大有効量）を超えるとそれ以上の鎮痛効果が得られなくなる現象。天井効果（ceiling effect）ともいわれる。

表1 各種鎮痛薬の分類

分類	薬物
強オピオイド鎮痛薬	モルヒネ，オキシコドン，フェンタニル
弱オピオイド鎮痛薬	コデイン ペンタゾシン，ブプレノルフィン トラマドール
非オピオイド鎮痛薬	アセトアミノフェン 非ステロイド性消炎鎮痛薬（NSAID）
鎮痛補助薬	三環系抗うつ薬 セロトニン・ノルアドレナリン再取り込み阻害薬（SNRI） カルバマゼピン，ガバペンチン プレガバリン リドカイン，メキシレチン チザニジン

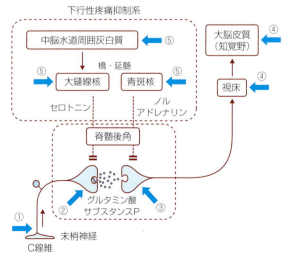

図1 麻薬性鎮痛薬の作用部位

組織への蓄積性が高い。活性代謝物を形成しない。
- ペチジン：μおよびκ受容体アゴニスト。鎮痛効果は弱く，代謝産物の蓄積による中枢神経系副作用（振戦，けいれんなど）のため，長期投与に適さない。
- ペンタゾシン：κ受容体アゴニスト，μ受容体部分アンタゴニスト（拮抗性麻薬）。モルヒネとの併用により禁断症状を呈する。向精神薬に分類される。有効限界あり。
- ブプレノルフィン：μ受容体アゴニスト，κ受容体アンタゴニスト（拮抗性麻薬）。向精神薬に分類される。有効限界あり。
- トラマドール：μ受容体アゴニスト。セロトニン・ノルアドレナリンの再取り込み阻害により下行性疼痛抑制系を賦活化する。麻薬にも向精神薬にも分類されない。有効限界あり。
- 癌性疼痛の治療には，WHOの三段階除痛ラダー（図2）と鎮痛薬使用の基本5原則（図3）が用いられる。必要に応じ，即効性オピオイドの臨時追加（レスキュー）投与も行う。
- 強オピオイドと弱オピオイドの併用は，鎮痛効果の減弱および退薬症候を誘発するため行わない。
- 麻薬および向精神薬は鍵をかけた堅固な設備内に保管する。麻薬施用者免許をもつ医師が麻薬処方せんを交付する。

■適応疾患
- 癌性疼痛，急性心筋梗塞時などの激しい疼痛時の鎮痛・鎮静，術前の麻酔前与薬，激しい下痢および咳嗽発作の抑制，肺水腫の改善など。

■副作用
- 便秘：腸管および脳に存在するオピオイド受容体を刺激し，腸管運動を抑制する。鎮痛用量の約1/50用量で生じる。
- 嘔気，嘔吐：脳幹部化学受容器引き金帯（CTZ）の刺激による。鎮痛用量の約1/10用量で生じる。
- 掻痒感：ヒスタミン遊離作用あり。
- 排尿障害：尿管平滑筋，外括約筋の緊張を高め排尿困難をきたす。また，膀胱壁伸展による刺激が中枢性に抑制されるため尿閉をきたす。
- 眠気・鎮静：鎮痛用量の約2.5倍用量で生じるため，過剰投与の指標となる。
- 依存形成：精神依存および身体依存の形成。
- 呼吸抑制：脳幹部呼吸中枢抑制。鎮痛用量の約10倍用量で生じる。
- Oddi筋収縮：胆管内圧が上昇するため胆道疾患には慎重投与。

■麻薬連用時の問題
- 嘔気・嘔吐に対しては連用により耐性が形成されるが，便秘，縮瞳には耐性が形成されにくい。
- 癌性疼痛患者では，精神依存は生じにくい。一方，身体依存の形成は，急激な休薬により退薬症候（禁断症状）を生じる。
- 急性モルヒネ中毒では，昏睡，呼吸抑制，強い縮瞳が起こる。麻薬拮抗薬を投与する。

【麻薬拮抗薬】
- ナロキソン：μ受容体アンタゴニスト。麻薬の退薬症候を誘発。
- レバロルファン：μ受容体アンタゴニストおよびκ受容体アゴニスト。麻薬の鎮痛効果を維持しながら呼吸抑制作用に拮抗。
- ドキサプラム：呼吸中枢刺激薬。ブプレノルフィンおよびペンタゾシンの過剰投与の際に使用。

■禁忌
- 重篤な呼吸抑制，気管支喘息発作中，重篤な肝障害，慢性肺疾患による心不全，けいれん状態，急性アルコール中毒，アヘンアルカロイド過敏症，および出血性大腸炎や細菌性下痢の患者。

KEYWORDS
- オピオイド受容体
- 耐性，依存
- 癌性疼痛治療

臨床との関連
侵害受容性疼痛には，がんの内臓への浸潤などによる鈍い痛み（内臓痛）と骨転移などによる鋭い痛み（体性痛）がある。オピオイドは，これらの侵害受容性疼痛に対し有効性が高いが，炎症性・神経障害性疼痛に対しての有効性は低い。痛みの種類に応じて非オピオイド鎮痛薬や鎮痛補助薬を併用する（表1）。

モルヒネ様作用をもつケシ由来の天然アルカロイド（モルヒネ，コデインなど）や半合成化合物（ヘロインなど）はオピエートとよばれる。オピオイドとは，天然アルカロイドや半合成化合物だけでなく，内因性ペプチド（エンケファリンなど）およびその拮抗薬も含め，オピオイド受容体に結合するすべてのリガンドを指す。

図2 WHOの三段階除痛ラダー

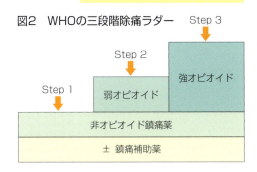

図3 鎮痛薬使用の基本5原則

1. 経口的に	by mouth
2. 時刻を決めて規則正しく	by the clock
3. 除痛ラダーにそって効力の順に	by the ladder
4. 患者ごとの個別的な量で	for the individual
5. その上で細かい配慮を	attention to detail

中枢神経作用薬

全身麻酔薬の代表的な薬物名，作用機序，副作用を述べよ

模範解答
- 全身麻酔薬は，麻酔の要素の1つである「鎮静」を得るために使用される。
- 全身麻酔薬は，吸入麻酔薬と静脈麻酔薬に大別される。
- 多くの麻酔薬の治療域，治療係数（p.2,「薬理学とは？」参照）は小さい。

■全身麻酔について
- 麻酔は，手術侵襲から生体を保護し，生体の恒常性を維持することを目的としている。そのためには，麻酔の4つの要素（表1）を満たす必要がある。
- 全身麻酔薬は，主に鎮静（意識の消失）を得るために使用される。

各種の全身麻酔薬
■吸入麻酔薬
- 吸入麻酔薬の最も大きな特徴は，薬物が肺胞から体内に吸収される点である。
- 吸入麻酔薬は，揮発性麻酔薬（常温で液体，揮発させて使用する）とガス麻酔薬（常温で気体）に大別される。
- 吸入麻酔薬の性質を表す主な指標
  ①MAC（minimum alveolar concentration）；対象の50%が皮膚切開に対して体動を示さない濃度。MACが小さいほど，力価が高い。
  ②血液ガス分配係数；37℃，760mmHgで，血液1mLに溶解する麻酔薬の量。小さいほど，血液に溶解して肺胞から血液に移行する麻酔薬の量が少なくなるため，肺胞内濃度が上昇しやすく，麻酔導入は早くなる。

①揮発性麻酔薬（表2）
【代表的薬物】
- デスフルラン，セボフルラン，イソフルラン，エンフルラン，ハロタン

【作用機序】
- 興奮系シナプス伝達の抑制および抑制系シナプス伝達の促進により鎮静効果を示すが，細胞膜分子レベルでの正確な作用機序は不明

表1　全身麻酔の4要素とそれぞれに作用する代表的薬剤または手法

要素		薬剤または手法			
1. 鎮静	静脈麻酔薬	プロポフォール	チオペンタール	ミダゾラム	ケタミン
2. 鎮痛	吸入麻酔薬	セボフルラン	イソフルラン	エンフルラン	デスフルラン
		ハロタン	亜酸化窒素		
	麻薬性鎮痛薬	フェンタニル	レミフェンタニル	モルヒネ	
	神経ブロック	硬膜外麻酔	脊髄くも膜下麻酔	末梢神経ブロック	
3. 筋弛緩	筋弛緩薬	ベクロニウム	ロクロニウム	パンクロニウム	スキサメトニウム
4. 有害反射の抑制		ムスカリン受容体阻害薬			

②ガス麻酔薬（表2）
【代表的薬物】
・亜酸化窒素（笑気）

【作用機序】
・興奮性シナプス伝達抑制による鎮静鎮痛作用を有するが，細胞膜分子レベルでの正確な作用機序は不明。

表2　吸入麻酔薬の性状

吸入麻酔薬	揮発性麻酔薬					ガス麻酔薬
	デスフルラン	セボフルラン	イソフルラン	エンフルラン	ハロタン	亜酸化窒素
MAC（%）	6.6	2.05	1.15	1.68	0.74	104
血液ガス分配係数	0.45	0.65	1.4	1.8	2.5	0.47
長所・特徴	・導入覚醒がきわめて速やか ・心筋のカテコラミン感受性を高めない ・生体内代謝率0.02%と極めて低い	・導入覚醒がきわめて速やか ・心筋カテコラミン感受性を高めない ・気管支拡張作用（+） ・気道刺激性が弱い	・生体内代謝率が低い（0.2%） ・心筋カテコラミン感受性を高めない ・気管支拡張作用（+）	・心筋カテコラミン感受性を高めない ・気管支拡張作用（+） ・気道刺激性が弱い	・強力な麻酔作用 ・心筋カテコラミン感受性を高めない ・気管支拡張作用（+） ・気道刺激性が弱い	・導入覚醒がきわめて速やか ・強力な鎮痛作用 ・生体内では代謝されない ・呼吸循環抑制がほとんどない
短所・副作用	・気道刺激性を有している ・小児での緩徐導入は推奨されていない ・微量ではあるが，代謝産物としてTFA（トリフルオロ酢酸）が発生する（ハロタン肝炎の危険性）	・二酸化炭素吸収剤（ソーダライム）と反応し，副産物を生成する ・悪性高熱症のトリガ	・体血管抵抗減少作用が強く，反射性頻脈を起こす ・気道刺激性が強く，緩徐導入*1には適さない ・悪性高熱症のトリガ	・高濃度でけいれんを誘発 ・悪性高熱症のトリガ	・導入覚醒が遅い ・循環呼吸抑制（+） ・心筋カテコラミン感受性を高め，不整脈を誘発する ・代謝率が高く，肝障害を起こすことがある ・悪性高熱症のトリガ	・力価が弱く，単独での全身麻酔は行わない ・体内の閉鎖腔を膨張させる*2 ・拡散性低酸素血症*3を起こす

*1：吸入麻酔薬を吸入させて行う全身麻酔の導入法。小児の麻酔に用いられることが多い。
*2：閉鎖腔にある窒素と亜酸化窒素が入れ替わることによって，閉鎖腔に亜酸化窒素が充満するため。
*3：亜酸化窒素の投与を中止した際に，大量の亜酸化窒素が血中から肺胞内に移動し，肺胞内の酸素濃度が低下するために起こる低酸素血症。高濃度酸素を投与することで予防できる。

中枢神経作用薬

> **臨床との関連**
> 薬剤を持続投与する場合は、一定の投与速度（mg/時、mcg/kg/分など）で投与する場合が多い。しかし、プロポフォールをこの方法で投与すると、投与時間が長くなるにつれて徐々に効果発現部位（＝中枢神経系）の濃度が上昇し、覚醒までの時間が延長することがわかっている。そこで、プロポフォールを麻酔維持に使用する場合、最近ではtarget-controlled infusion（TCI）を用いて、持続投与している。TCIは、プロポフォールの効果発現部位の濃度をシミュレーションによって予測し、効果発現部位の予測濃度が一定になるように投与速度を自動的に調節する投与方法である。実際には、TCIプログラムを内蔵した専用シリンジポンプでプロポフォール持続投与を行っている。

> **麻酔前投薬**
> 不安の軽減に、ベンゾジアゼピン系薬物を経口投与、唾液・気管分泌抑制のためムスカリン受容体遮断薬を投与すること。また、他の麻酔薬による徐脈を防ぐことができる。

> **ラリンジアルマスク**
> （laryngeal mask airway）
> 気道確保に用いる声門上気道確保チューブの1つであり、Brain Aにより1983年に開発された。カフで喉頭を包み込んで換気を可能にする器具であり、特に気管内挿管が難しい症例でもラリンジアルマスクを挿入することで気道確保が可能となる。現在では、種々の改良型が製造使用されている。

■静脈麻酔薬

- 静脈から投与する全身麻酔薬であり、ほとんどの全身麻酔の導入に使用される。
- プロポフォール、超短時間作用型バルビツレート、ベンゾジアゼピン、ケタミンなどが使用されている。

①プロポフォール

【作用機序】

- 抑制系シナプスのγ-アミノ酪酸（GABA_A）受容体に作用し、抑制系シナプス伝達を促進する（図1）。

【長所・特徴】

- 主に肝臓で代謝されるが、クリアランスが高いため体内への蓄積が少なく、麻酔導入（単回投与）、麻酔維持（持続投与）どちらにも使用できる。
- 上気道反射を抑制する効果が強く、喉頭けいれんをきたすことが少ない。ラリンジアルマスクの挿入にも適している。
- 麻酔後の悪心、嘔吐が少ない。

【短所・副作用】

- 呼吸循環系抑制作用が強く、呼吸抑制が著明で、血圧が低下することが多い。
- 静脈投与時に、血管痛を引き起こす。局所麻酔薬（リドカイン）の事前もしくは同時投与により血管痛を軽減させることができる。
- 疎水性のため、脂肪製剤として使用されている。長期大量使用により、脂肪負荷が著明となる（小児での死亡例も報告されている）。

②バルビツレート（超短時間作用型）

【代表的薬物】

- チオペンタール、チアミラール

【作用機序】

- プロポフォール同様、GABA_A受容体に作用し、抑制系シナプス伝達を促進する（図1）。

【長所・特徴】

- 単回投与により速やかな麻酔導入が得られる。
- 抗けいれん作用を有し、脳酸素消費量および頭蓋内圧を低下させるため、中枢神経系保護作用があると考えられている。

【短所・副作用】

- 呼吸循環系抑制作用があり、呼吸抑制や中等度の血圧低下が認められる。
- 単回投与後の速やかな覚醒は、脳から各種臓器へのバルビツレートの再分布により、脳でのバルビツレート濃度が低下するためである。したがって、持続投与により各種臓器が飽和状態になれば、再分布は起こらず、麻酔後の覚醒が著明に遅延するため、麻酔維持に用いることはできない。

③ベンゾジアゼピン系

【代表的薬物】

- ミダゾラム、ジアゼパム

【作用機序】

- 抑制系シナプスのGABA_A受容体の一部を構成するベンゾジアゼピン受容体に作用し、抑制系シナプス伝達を促進する（図1）。

【長所・特徴】

- 抗けいれん作用、健忘作用を有している。
- 呼吸循環抑制が弱く、呼吸抑制や低血圧が起こりにくい。
- 拮抗薬（フルマゼニル）がある。

【短所・副作用】
- 麻酔導入に必要な時間は，他の静脈麻酔薬と比較して長い。
- ジアゼパムは脂溶性が高く，静脈炎や注入時痛を引き起こすことがある。また，ジアゼパムの代謝産物は薬理活性を有するため，作用が延長する。

④ ケタミン

【作用機序】
- 興奮性シナプスのNMDA型グルタミン酸受容体に拮抗的に作用し，興奮性シナプス伝達を抑制する。

【長所・特徴】
- 鎮静作用に加えて，強力な鎮痛作用（とくに体表痛）を有する。
- 骨格筋の緊張が保たれるため，麻酔導入時に上気道閉塞が起こりにくい。
- 交感神経系を亢進させるため，血圧および心拍数は上昇することが多い。

【短所・副作用】
- 麻酔覚醒時に，不快な視覚，聴覚，体性知覚性の幻覚を伴うことがある。ベンゾジアゼピンの併用により頻度を減少させることができる。
- 脳血管の拡張作用を有し，頭蓋内圧を上昇させる。
- 気道分泌物が増加する。抗コリン薬（アトロピンなど）の前処置が望ましい。

KEYWORDS
- 吸入麻酔薬
- 静脈麻酔薬
- 麻酔前投薬

解離性麻酔薬
ケタミンは，大脳辺縁系では覚醒波の脳波，大脳皮質では脳波は徐波をもたらし，解離性麻酔薬とよばれる。

図1 代表的な静脈麻酔薬とGABA$_A$受容体結合部位

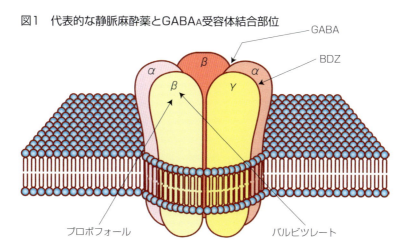

GABA：αサブユニットとβサブユニット境界面
BDZ（ベンゾジアゼピン）：αサブユニットとγサブユニット境界面
バルビツレート：βサブユニット
プロポフォール：βサブユニット

(Rudolph U, et al : Molecular and neuronal substrates for general anaesthetics. Nat Rev Neurosci 5 : 709-720, 2004. より引用改変)

てんかん治療の基本を述べ，代表的な薬物名をあげ，作用機序，副作用を述べよ

模範解答

- てんかん治療は発作型に基づいて治療薬を選択する。
- 部分発作の第一選択薬は カルバマゼピン，全般発作の第一選択薬は バルプロ酸 である。
- 抗てんかん薬は大脳神経細胞の過剰興奮を抑制することによっててんかん発作を抑制する。これには電位作動性ナトリウムチャネルとカルシウムチャネルの阻害，グルタミン酸受容体における興奮性伝達の抑制，GABA_A受容体における抑制性伝達の促進などがある。
- 抗てんかん薬に共通する副作用には神経症状（眠気，複視，眼振，運動失調）と精神症状（いらいら，知的活動鈍麻，もうろう）がある。いずれも中枢神経系活動の過剰抑制によるものである。

■てんかん発作とは

- てんかん発作とは大脳神経細胞の突発的な異常興奮によって生じる発作性・反復性の異常である。発作症状は多彩であり，運動症状だけでなく，意識，知覚，行動，自律神経系にも及ぶ。
- 抗てんかん薬は発作型に基づいて選択する。発作型は全般発作と部分発作に大別される（図1）。
- 全般発作では両側大脳半球が同時に発作に巻き込まれる。このうち欠神発作は短時間の意識消失・無反応を特徴とする。大発作ともよばれる全般性強直間代発作は意識消失と同時に全身の強直性けいれんが生じたあとに間代性けいれんに移行していく。ミオクロニー発作では四肢が一瞬ぴくつく。脱力発作では意識消失と筋力低下が同時に生じて崩落状に転倒する。
- 部分発作は発作が一側大脳半球の一部から始まる。このうち単純部分発作は意識が保たれる発作であり，比較的単純な運動症状，感覚症状，自律神経症状，精神症状（恐怖，既視感など）を呈する。複雑部分発作は意識減損を伴う発作であり，無反応となったり自動症とよばれる比較的複雑な常同症状を伴うことがある。部分発作による発作放電が両側半球に波及すると大発作に発展し，二次性全般化とよばれる。
- 発作型は発作症状，脳波所見（てんかん性脳波異常），脳画像検査に基づいて診断する。

> ほとんどの抗てんかん薬は催奇形性を有している。奇形は妊娠12週までの器官形成期に生じるので，妊娠前に薬剤調整を終えておく必要があり，有効最少量の単剤治療を目指す。

■作用機序

- 抗てんかん薬は大脳の神経細胞の過剰興奮性を抑制することによって発作を抑制する。
- 主な作用機序（図2）には，①電位作動性Naチャネルの阻害，②電位作動性Caチャネルの阻害，③グルタミン酸受容体における興奮性伝達の抑制，④

図1　てんかん発作の分類

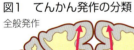

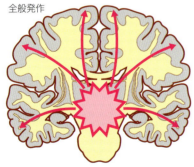

全般てんかん	臨床徴候
強直間代発作（大発作）1)	全身のけいれん
定型欠神発作（小発作）	数秒間の意識消失
ミオクロニー発作	一瞬の上肢のピクつき

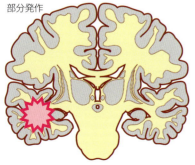

局在（部分発作）関連てんかん	臨床徴候
単純部分発作	意識あり，上腹部不快感2)
複雑部分発作	意識なし，動作停止～自動症
二次性全般化1)	全身のけいれん

1) 強直間代けいれんをきたしたというだけでは全般発作なのか，部分発作である二次性全般化なのかを見極めることはできない。
2) 単純部分発作は発作焦点の起始部位によって異なるため，局在診断の役に立つ。

γ-アミノ酪酸（GABA）A受容体における抑制性伝達の促進がある。GABAA受容体にはフェノバルビタールとベンゾジアゼピンの結合部位があり，結合するとClチャネルの開口部が開大する。

KEYWORDS
- 全般発作
- 部分発作
- GABAA受容体

■適応疾患
- てんかん。抗てんかん薬の中には気分安定薬として双極性障害の治療にも用いるものがある（カルバマゼピン，バルプロ酸，ラモトリギン）。

■副作用
- 抗てんかん薬に共通する副作用には精神症状（いらいら，知的活動鈍麻，もうろう），神経症状（眠気，複視，眼振，運動失調）がある。いずれも中枢神経系活動の過剰抑制によるものである。
- 2008年，米国食品医薬品局は抗てんかん薬ではプラセボに比べて自殺関連事象が1000名あたり2名増えることを示し，すべての抗てんかん薬の添付文書に自殺の危険性を記載することを命じた。
- すべてではないが多くの抗てんかん薬でみられる副作用には皮膚症状（皮膚粘膜眼症候群，中毒性表皮壊死症，過敏症症候群），血液障害（顆粒球減少，血小板減少，再生不良性貧血），肝障害，間質性肺炎，SLE様症状がある。
- 各抗てんかん薬に特異的な副作用を表1に示す。

■特徴
- 各抗てんかん薬の適応となる発作型を表1に示す。

■禁忌
- フェノバルビタール：ポルフィリン症
- カルバマゼピン：ポルフィリン症，徐脈，一部の抗真菌薬・排尿障害治療薬・抗ウイルス薬
- バルプロ酸：抗菌薬（カルバペネム系）
- ベンゾジアゼピン類：急性狭隅角緑内障，重症筋無力症

バルプロ酸の作用機序
神経細胞内のGABA合成酵素の刺激，もしくはGABA分解酵素の阻害によるGABA増加によると考えられている。

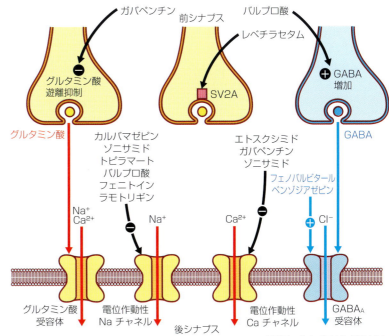

図2　抗てんかん薬の作用部位

SV2A：シナプス小胞体蛋白2A

表1　主な抗てんかん薬の特徴

抗てんかん薬	適応	特徴的な副作用
フェノバルビタール	部分，全般	多動，痤瘡，呼吸抑制，依存性
フェニトイン	部分，全般	歯肉増殖，多毛，小脳萎縮，不随意運動，リンパ節腫脹，低Ca血症
カルバマゼピン	部分*	皮膚症状の出現頻度が高い。低Na血症，抗利尿ホルモン不適合分泌症候群，無菌性髄膜炎
バルプロ酸	部分，全般*	食欲低下・亢進，脱毛，振戦，高アンモニア血症，急性膵炎
エトスクシミド	欠神発作	嘔気，頭痛，精神病症状
ベンゾジアゼピン類	部分，全般	呼吸抑制，気道分泌過多，依存性
ゾニサミド	部分	発汗減少，腎・尿路結石，抑うつ，精神病症状
ガバペンチン	部分	急性腎不全，眠気，ふらつき
トピラマート	部分	発汗減少，腎・尿路結石，代謝性アシドーシス，緑内障，抑うつ
ラモトリギン	部分，全般	皮膚症状の出現頻度が高い。無菌性髄膜炎
レベチラセタム	部分	易刺激性，攻撃性

部分：部分発作，全般：全般発作，*第一選択薬

Alzheimer病治療薬の代表的薬物名と，作用機序，適応について述べよ

模範解答

- Alzheimer（アルツハイマー）病は細胞内にリン酸化タウ（タングル，神経原線維変化）と細胞外にアミロイド蛋白質（老人斑）が沈着する認知症である。
- アミロイド蛋白質が神経を障害するというアミロイド仮説に基づいた治療法が研究されているが，2014年時点では確立していない。
- シナプス伝導を補助する意味でコリンエステラーゼ阻害薬（ドネペジルなど）とグルタミン酸受容体拮抗薬（メマンチン）がAlzheimer病に適用となり，認知症の進行を抑制する。
- 幻覚，妄想，抑うつ，不眠（周辺症状，BPSD）には抗精神病薬が投与される。

■Alzheimer病の分子病態

- Alzheimer病は細胞内にタングル（神経原線維変化）（異常リン酸化されたタウ蛋白質）が，細胞外に老人斑（アミロイド蛋白質）が沈着する認知症である（図1）。
- 神経機能の異常の一次的原因がこのどちらなのか，あるいは，第三の要因があるのかについての最終的な結論は得られていないが，疾患関連遺伝子変異の特定，細胞生物学的神経変性実験，遺伝子改変マウスモデルの結果から，アミロイド蛋白質が重合体（オリゴマー）を形成しつつ，ニューロンを傷害するというアミロイド仮説が主流である。

■分子病態に基づく治療薬

- アミロイド仮説に基づけば，❶アミロイド蛋白質の産生を抑制する（アミロイド生成酵素阻害薬。例えばスタチン類などいくつかの臨床使用されている薬物についてもアミロイド産生抑制効果が報告されている），❷沈着したアミロイド蛋白質の排泄を促進する（アミロイド蛋白質を抗原とする免疫治療），❸アミロイド蛋白質の分解を促進する（分解酵素活性化薬），❹アミロイド蛋白質の重合を抑制する（アミロイド蛋白質結合薬）ことが分子病態に基づいた治療戦略となるが，2014年の時点では臨床試験段階である（図2）。

図1　Alzheimer病の定義

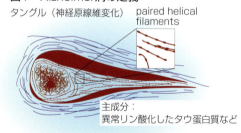

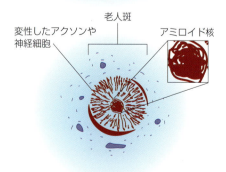

Alzheimer病の定義は細胞内に存在するタングルと細胞外に存在する老人斑を伴う認知症である。

図2　アミロイド仮説に基づく治療戦略

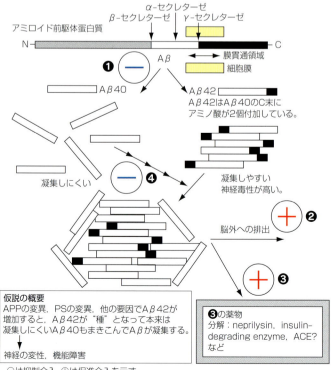

■神経防護に基づく治療薬
- アミロイド蛋白質の神経障害には酸化ストレスや脳の炎症反応が関与しているとされ，それらを一般的に抑制する抗炎症薬が検討されているが，臨床試験の結論は得られていない。

■アセチルコリン系賦活薬
- 神経の機能障害の結果は神経伝達の機能不全となる。脳の代表的な神経伝達物質であるアセチルコリンのシナプス伝導を補助するという考え方からアセチルコリンを分解するコリンエステラーゼの阻害薬が臨床使用されている。
- ドネペジルは日本で開発された。脳内移行性が高く，末梢の偽性コリンエステラーゼ（血中ブチルコリンエステラーゼ）の抑制が少ない。ガランタミンとリバスチグミン（貼付剤がある）も同様の薬物である（図3）。副作用としてコリン作動性作用（徐脈，消化管運動亢進，気道粘液過剰）などがあるが軽微である。Parkinson（パーキンソン）病と関連の深いLewy（レビィ）小体型認知症にも有効である。

■NMDA受容体拮抗薬
- メマンチンはN-メチル-D-アスパラギン酸（NMDA）受容体拮抗薬である。インフルエンザやParkinson病で使用されるアマンタジンの誘導体である。
- NMDA受容体による過剰なカルシウムの細胞内流入を抑制して，ニューロンの保護もしくはシナプス伝達を改善すると考えられている。アセチルコリンエステラーゼ阻害薬との併用が可能である。副作用としてめまいが出現しやすい。

■代替医療
- イチョウ葉エキス，遠志（オンジ），加味温胆湯など，従来より臨床使用されているさまざまな生薬（漢方）が実験レベル（培養細胞やモデルマウス）でAlzheimer病を改善する可能性が示唆され，ヒトを対象とした臨床試験でも有効性を示す報告もある。しかし，一般的な評価については不定である。

■周辺症状
- Alzheimer病では認知機能障害以外にもしばしば，幻覚妄想（ハロペリドール），抑うつ（セロトニン選択的再取り込み阻害薬：SSRI），不眠（ベンゾジアゼピン系よりも即効性短期作用型の酒石酸ゾルピデムなどが汎用される），徘徊などの精神症状や問題行動を伴う。これらの症状（Behavioral and Psychological Symptoms of Dementia；BPSD）に対しては，有害作用に注意しながらケースバイケースで必要最小量の抗精神病薬を投与する場合がある。

図3 ドネペジルの作用部位

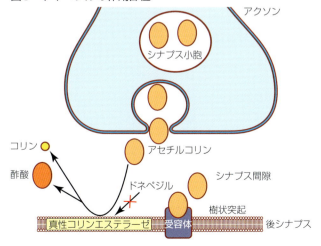

KEYWORDS
- 認知症
- Alzheimer病
- コリンエステラーゼ阻害薬
- 周辺症状

臨床的話題1：女性ホルモンとの関係
動物実験では，アミロイド前駆体蛋白（APP）トランスジェニックマウスで卵巣を摘出するとアミロイドβ蛋白（Aβ）レベルがコントロールに比べて増加するが，エストラジオール投与でAβの増加が抑制されることが報告されている。疫学的な研究からはエストロゲン補充療法が閉経後女性でAlzheimer病の発生を減らしたとの報告がある。しかし，無作為プラセボ対照試験ではエストロゲン補充療法の有用性は示されず，今のところホルモン補充療法はAlzheimer病の治療または予防には推奨されていない。

臨床的話題2：アミロイドβ蛋白のワクチン療法
Aβ42によるワクチン療法によって，Alzheimer病の予防・治療が可能ではないかと考えられるようになり注目されている。1999年12月よりヒトでのワクチン療法の治験が開始されたが，第Ⅱ相臨床試験まで進んだ段階で髄膜脳炎の副作用がみられたため，2002年3月治験は中止となった。しかし，その後ワクチン投与後髄膜脳炎を発症し，1年後に死亡した患者の剖検例が報告され，Tリンパ球性髄膜脳炎に一致する病理変化はみられたが，老人斑の消失も認められていた。さらに，ワクチン治療後の経過観察として，30人中20人に抗Aβ抗体の産生を認め，抗体産生患者では非産生患者に比べ，認知機能の低下，日常生活動作の低下が有意に遅かったことが報告されたが，5～6年の長期観察では認知能の低下抑制効果は確認されなかった。

臨床的話題3：食事や生活習慣
動物実験から，運動，認知的刺激，食事制限が脳由来の神経栄養因子（BDNF）の増加を介して変性に対するニューロンの耐性を増加させて神経形成を促進し，学習能力と記憶を改善させることが示されている。最近の疫学的研究から，認知能力を刺激する生育環境，身体運動や食事制限（低カロリー，低脂肪）がAlzheimer病のリスクを減少させる可能性が示唆されている。

臨床的話題4：発症前介入
アミロイドを軽減する治療的介入（ワクチン療法，Aβ生成酵素阻害薬）の多くは治験第Ⅲ相で頓挫している。その原因の1つとして認知症が出現した段階で神経機能は不可逆的に傷害されていて「手遅れ」ということが考えられる。そのために，認知症を全く発症していない（Alzheimer病家系を含む）被験者を対象とする治療的介入（臨床研究）が2013年から開始された。

中枢神経作用薬

Parkinson病の治療に使われる薬物について，分類，作用機序，副作用について述べよ

模範解答

- 黒質神経細胞の変性からドパミン産生が減少，基底核内の情報伝達が障害され大脳皮質から脊髄への出力は抑制される．神経変性疾患としては頻度が高く，10万人に100人の発症頻度といわれているが，高齢化社会ではさらに頻度が上がる．
- 治療は薬剤治療，運動療法，外科療法がある．薬剤治療の基本はL-dopaとドパミンアゴニストである．ドパミン分解抑制薬併用，ドパミンアゴニストの長時間効用薬が開発されている．ドパミンと関係するものとして他に塩酸アマンタジン，抗てんかん薬のゾニサミド，アポモルヒネなど，ドパミン系以外では抗アセチルコリン薬，アデノシン受容体A_{2A}拮抗薬，ドロキシドーパがある．

■Parkinson病とは

- 中脳黒質の神経細胞が変性し，脳内ドパミン不足により運動障害を生じる．静止時振戦，固縮，寡動などの運動症状が主症状で，頻度は10万人に対し100人である．高齢化に伴い70代10万人では600人と増加し，高齢者では頻度の高い神経変性疾患である．
- 近年，非運動症状として自律神経症状，精神症状が問題となっている．

■Parkinson病の病理

- 中脳黒質や橋の青斑核などメラニン色素を含む神経細胞にLewy（レビー）小体出現，αシヌクレイン蓄積が神経変性の本態である．
- 最近では迷走神経背側核に始まり，橋網様体，青斑核，黒質，大脳皮質へと神経細胞変性が上行することがいわれた．他に嗅球，扁桃体，交感神経節，消化管神経叢の変性も生じる．

■大脳基底核との関係

- 大脳基底核内の連絡，伝達物質を図に示す（図1）．
- ドパミンを伝達物質とする黒質神経細胞から線条体への連絡がある．線条体からは直接経路と間接経路があり，前者ではGABA神経の抑制が，後者ではGABA神経の異常興奮が生じ，最終的には淡蒼球内節，視床を介して大脳皮質が抑制される．

臨床に役立つ豆知識

- 塩酸アマンタジンは古くより存在するParkinson病治療薬であるが，L-dopaの長年使用による不随意運動，ジスキネジアへの治療に有益となることがいわれている．短期間でのL-dopaとの併用効果をみているが，効果はあるが持続が短いといった報告がある．
- ドパミン受容体刺激薬には麦角系と非麦角系があるが，麦角系では，心臓弁の線維化，弁の動きの悪化といった作用が問題となり，心臓超音波検査での経過観察が必要とされた．実際には麦角系使用は減少しつつあるが，非麦角系は心臓弁への影響はないが，眠気，睡眠発作などが注意すべき点として警告されている．運転との関係は要注意である．

図1 大脳基底核の連絡，伝達物質（青：抑制，赤：興奮）

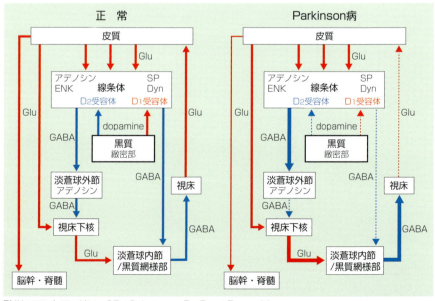

ENK：エンケファリン，SP：Substance P，Dyn：Dynorphin

(Morelli M, et al.: Prog Neurobiol, 83: 293-309, 2007，神田知之，森 明久：日薬理誌 131: 275-280, 2008, Jenner P: Expert Opin Investig Drugs,14: 729-738, 2005より改編)

■Parkinson病で使用される薬剤（図2）（表1～3）

- Parkinson病には便秘，睡眠障害，認知障害など非運動症状もあり，近年特に問題となっている。今回は主として運動症状に対する薬剤を示す。

ドパミン補充について（表1）

- Parkinson病治療はアセチルコリン抑制，単純ドパミン補充といった考えから始まった。
- 経口投与されたレボドパ（L-dopa）は末梢血液から血液脳関門を通過し，脳内にてドパミンになる。L-dopaは末梢血液中でドパ脱炭酸酵素（DDC）によりドパミンに分解されやすく，血液脳関門を通過するL-dopa量が減り脳内ドパミン濃度が上昇しにくい。末梢血中のドパミンによる嘔気などの副作用も生じやすかった。末梢血中でのL-dopaからドパミン分解を抑制する目的でL-dopaとドパ脱炭酸酵素阻害薬（DCI）の合剤が開発された。末梢血中のドパミンによる，嘔気などの副作用が出やすい点，脳内薬剤濃度が上昇しにくいといった問題はDCIにより解決された。末梢血中でL-dopaがDCIと別経路で分解されるのを防ぐカテコール-O-メチル基転位酵素（COMT）阻害薬，脳内ドパミン濃度を維持するためのモノアミン酸化酵素B阻害薬（MAO-B阻害薬）などがある。
- 塩酸アマンタジンは抗インフルエンザ薬として開発されたが，ドパミン放出を促す薬剤として古くから使用されていた。抗てんかん薬のゾニサミドにも脳内ドパミン増加の作用がある。

図2　Parkinson病治療薬の作用部位

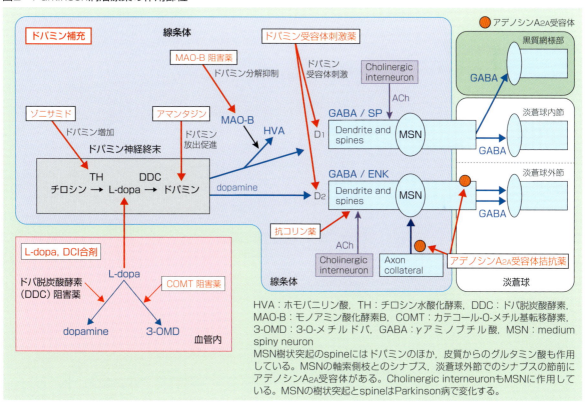

HVA：ホモバニリン酸，TH：チロシン水酸化酵素，DDC：ドパ脱炭酸酵素，MAO-B：モノアミン酸化酵素B，COMT：カテコール-O-メチル基転移酵素，3-OMD：3-O-メチルドパ，GABA：γアミノブチル酸，MSN：medium spiny neuron
MSN樹状突起のspineにはドパミンのほか，皮質からのグルタミン酸も作用している。MSNの軸索側枝とのシナプス，淡蒼球外節でのシナプスの節前にアデノシンA_{2A}受容体がある。Cholinergic interneuronもMSNに作用している。MSNの樹状突起とspineはParkinson病で変化する。

(Day M, et al.: Nat Neurosci, 9: 251-259, 2006, Mori A: Int Rev Neurobiol, 119: 87-116, 2014, Benarroch EE: Neurology, 79: 275-281, 2012 より改編)（花の舎病院：近藤智善先生，国立精神・神経医療センター：村田美穂先生，協和醗酵研究所に助言をいただいた）

表1　Parkinson病で使用される薬剤（ドパミン補充）

L-DOPA+DCI	DCIは末梢血中でのL-DOPAからドパミンへの分解を阻害する
塩酸アマンタジン	ドパミン神経終末よりドパミン放出を促進する
モノアミン酸化酵素B阻害薬（MAO-B阻害薬）	シナプス間隙でドパミンが分解されるのを抑制する
カテコール-O-メチル基転位酵素阻害薬（COMT阻害薬）	末梢血中でのL-DOPAから3-O-メチルドパへの分解を阻害する
ゾニサミド	元来抗てんかん薬。チロシン水酸化酵素活性でドパミン増加。他に視床下核のT型Caチャネル阻害，線条体のオピオイド受容体への作用もいわれている

中枢神経作用薬

ドパミン補充の問題点

- L-dopaは現在でも最も基本で，効果のある薬剤である。ドパミンは常にパルス状に脳内で放出されているが，薬剤として日に3回という形で補充することは非生理的といえる。
- 長年のドパミン補充による受容体の障害も加わり，薬剤血中濃度とともに効果が減弱し服用後数時間しか動けないといったwearing offや血中濃度とは無関係に突然動けなくなるon-offが生じるようになる。
- 血中濃度の上昇，低下に伴い舞踏病様不随意運動や，疼痛を伴うジスキネジアを生じる。
- ドパミン作用時間の長期化目的でMAO-B阻害薬，COMT阻害薬が開発された。ゾニサミドも同様な目的で使用されている。MAO-B阻害薬は単独での初期患者使用も行われている。L-dopaが疾患進行を防ぐという証拠はないが，逆にL-dopaに神経細胞毒性がありL-dopa治療開始を遅らせたほうがよいという証拠もない。
- ドパミン自体に精神症状，眠気，食欲不振，血圧低下などの副作用もある。

表2 ドパミン受容体刺激薬

アゴニスト	受容体特異性 D1　D2	構造	半減期（時間）	代謝部位	副作用	
ブロモクリプチンメシル酸塩	（−）（++）	麦角	6	主として肝	消化器症状，乳汁分泌，間質性肺炎，心臓弁膜症，突発性睡眠	・最も古い歴史をもつ ・初期治療第一選択薬としては勧められない ・単独初期効果うすい ・L-DOPAとの併用は他とかわりなし
ペルゴリドメシル酸塩	（+）（+++）	麦角	15〜27	主として肝	消化器症状，幻覚，起立性低血圧，間質性肺炎，心臓弁膜症	・初期単独選択薬として有効だが第一選択としては勧められない ・抗酸化作用あり ・ジスキネジア発生率低かった ・高用量で重症期も効果あり
カベルゴリン	（+）（+++）	麦角	43〜72	主として肝	消化器症状，精神症状，間質性肺炎，心臓弁膜症	・早期単独で効果はある ・作用時間は長い ・L-dopaとの併用で効果あり ・wearing off改善
タリペキソール塩酸塩	（+）（++）	非麦角	5〜7	?	眠気，起立性低血圧	・初期単独使用結果ブロモクリプチンより良い ・L-dopa併用は有効性高く，wearing off軽減
プラミペキソール塩酸塩　徐放製剤あり	（++）	非麦角	8〜12	尿中排泄	突発性睡眠，傾眠，幻覚，低血圧，衝動性強迫性障害発現	・単独早期有効 ・進行期L-dopaとの併用有効
ロピニロール塩酸塩　徐放製剤あり	（++）D3ドパミン作用	非麦角	6〜8	主として肝　肝代謝後40%が尿中排泄	突発性睡眠，消化器症状，低血圧	・早期単独有効 ・進行期L-dopaとの併用有効 ・ジスキネジア発現予防できる
ロチゴチン　貼付剤	すべて特にD2，D3	非麦角	貼付後2〜4から24	肝	消化器症状，めまい，皮膚症状	・貼付剤，ロピニロールに劣らない単独，併用
アポモルヒネ塩酸塩水和物	（+）（+）	非麦角	皮下注射後0.8〜1	腎87%	突発睡眠，傾眠，幻視，血圧低下	・off時に皮下注をして早期効果を目的とする

ドパミン受容体刺激薬（表2）（ブロモクリプチン，アポモルヒネ）

- ドパミン補充療法の問題点からMAO-B阻害薬，COMT阻害薬の開発とともにドパミン受容体刺激薬が開発された．若い年代での発症者には受容体刺激薬や前述のMAO-B阻害薬が第一選択薬になる場合もある．
- 単独使用の場合，L-dopa単独より効果があることはないが，wearing off，ジスキネジアの減少，病状進行抑制効果などが期待されている．
- 麦角系，非麦角系がありそれぞれの問題点がある．非麦角系では長期効果持続型経口薬，経皮吸収されるパッチ剤が開発され，off時の速い効果を期待してアポモルヒネ塩酸塩注射薬も導入された．

Parkinson病治療薬として使用されているドパミン系以外の薬剤（表3）

- 古くから使用されているAChと関連した抗コリン薬（トリヘキシフェニジル），ノルアドレナリン前駆物質であるドロキシドーパ，間接経路のGABAの異常興奮を抑制する目的で開発されたイストラデフィリンが使用されている．

- MAO-B阻害薬
- COMT阻害薬
- ドパミン受容体刺激薬
- レボドパ（L-dopa）
- 塩酸アマンタジン
- アポモルヒネ
- アデノシン受容体A_{2A}拮抗薬

表3　その他のParkinson病治療薬として使用されている薬剤

		代謝	副作用	
抗コリン薬 トリヘキシフェニジル 塩酸塩	・古くから使用されている ・ドパミンが減るのに対し，AChが相対的に増加という説	腎？	口渇，幻覚，排尿困難 高齢者，認知症患者では投与控えるべき 緑内障，前立腺肥大，重症筋無力症も注意	・早期Parkinson病患者への有効性：アマンタジン塩酸塩，ドパミンアゴニスト，少量L-dopaと同等程度はある ・認知症のある患者でどうか？
イストラデフィリン	・線条体淡蒼球間接経路は過剰興奮 ・GABA調整目的で間接経路に発現するアデノシンA_2受容体拮抗薬	主として肝で代謝	幻視，幻覚，食思不振，傾眠	・L-dopaとの併用でoff時間短縮 ・ジスキネジア，精神症状
ドロキシドーパ	・ノルアドレナリン前駆物質 ・すくみ足改善目的で導入	腎？	幻覚，頭重感，悪心，血圧上昇	・起立性低血圧は改善か？

高血圧治療薬の分類，代表的薬物名，作用機序，副作用を述べよ

模範解答

- 第一に，アンジオテンシン変換酵素阻害薬（ACE阻害薬）としてカプトプリル，エナラプリルがあり，アンジオテンシンIからアンジオテンシンIIへの変換阻害作用およびブラジキニン分解酵素（キニナーゼII）阻害作用をもつ。副作用として空咳が問題である。
- 第二に，アンジオテンシン受容体拮抗薬（ARB）としてロサルタンがあり，アンジオテンシンIIの作用を遮断する。空咳の副作用はない。
- 第三に，カルシウム拮抗薬があり，アムロジピンなどがある。電位依存性L型カルシウムチャネルに結合して，Ca^{2+}の細胞内への流入を阻害する。副作用として休薬後のリバウンド現象がある。
- 以上の3薬は細動脈平滑筋の弛緩により末梢血管抵抗を減少させる。
- 第四に，β受容体遮断薬としてプロプラノロールがあり，腎JG装置からのレニン分泌を抑制する。副作用として気管支収縮，房室伝導抑制がある。
- 第五に，利尿薬がある。
- サイアザイド系は遠位尿細管のNa^+,Cl^-共輸送体を阻害し，副作用として低カリウム血症，高カルシウム血症，低ナトリウム血症，高血糖，高脂血症，高尿酸血症，などがある。
- ループ利尿薬（フロセミド）はヘンレのループの太い上行脚の$Na^+,K^+,2Cl^-$共輸送体を阻害し，副作用として，低カリウム血症，低カルシウム血症がある。
- スピロノラクトンはアルドステロン受容体拮抗薬として作用する。副作用は高カリウム血症があげられる。
- 以上が第一選択薬に相当する高血圧治療薬である。
- その他，α・β受容体遮断，α受容体遮断薬，クロニジン（$α_2$アドレナリン受容体作動薬），αメチルドパ（$α_2$アドレナリン受容体作動薬プロドラッグ），ヒドララジン，レセルピンがある。

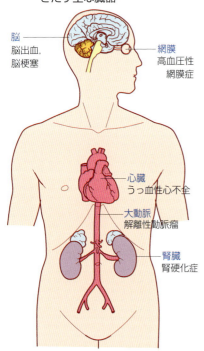

図1 本態性高血圧症の合併症をきたす主な臓器

- 脳：脳出血，脳梗塞
- 網膜：高血圧性網膜症
- 心臓：うっ血性心不全
- 大動脈：解離性動脈瘤
- 腎臓：腎硬化症

■本態性高血圧症

- 高血圧症の90%以上は原因不明であり，これを本態性高血圧症という。原因の明らかな高血圧症を2次性高血圧症とよび，腎血管性高血圧症，高アルドステロン血症，Cushing（クッシング）症候群，褐色細胞腫などがあるが，これらの治療は外科的治療などによって原疾患を治療する。
- ここで扱うのは本態性高血圧症である。高血圧症の診断は収縮期≧140mmHgまたは拡張期≧90mmHgによって行っているが，血圧は日内変動や測定条件によって左右されるため高血圧症の診断は必ずしも容易ではない。医療機関で血圧を測定するときのみに血圧が上昇する白衣高血圧症は治療を要しない。
- 本態性高血圧症は血圧が高いこと以外は自覚症状および他覚症状がないことがほとんどである。それにもかかわらず治療をする理由は，臓器障害（心臓，脳，腎臓，網膜，大動脈）（図1）を防ぐためである。

■治療方針

- 本態性高血圧症は生活習慣病の1つであり，最も重要な治療は生活習慣の改善であり，非薬物療法である。
- 非薬物療法（図2）として，禁煙，節酒，食塩制限，肥満解消，定期的運動が重要である。

■血圧調節のしくみ（図3）

・血圧＝心拍出量 × 末梢血管抵抗（①）
・心拍出量および末梢血管抵抗は交感神経の興奮によって増加する（②）。
・血圧は末梢の圧受容体によってたえずモニターされている（③）。
・圧受容体の情報は延髄の孤束核に入力され，上位中枢神経系の情報と統合して交感神経系への出力を決めている（④）。
・末梢血管抵抗は細小動脈の血管平滑筋収縮によって増加する。血管平滑筋は細胞内Ca^{2+}の増加によって収縮する（図4）。

図2　本態性高血圧症の非薬物療法として改善すべき生活習慣

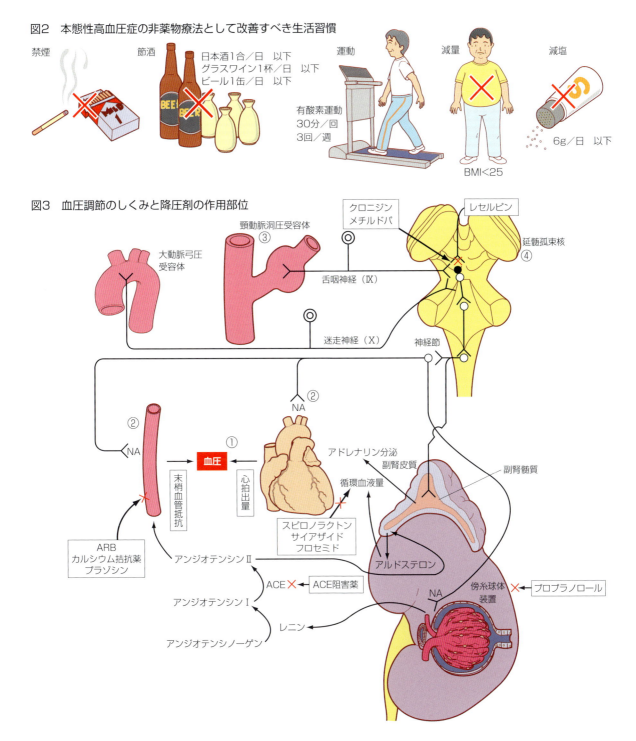

図3　血圧調節のしくみと降圧剤の作用部位

循環器作用薬

高血圧症治療薬の分類
■アンジオテンシン変換酵素阻害薬（ACE阻害薬）

【代表薬】
- カプトプリルが最初のACE阻害薬であるが，その後多くの薬ができた。

【作用機序】（図5）
- アンジオテンシンⅠからアンジオテンシンⅡへの変換を阻害作用する（図6）。すなわち，昇圧物質アンジオテンシンⅡ生成阻害作用がある。
- ブラジキニン分解酵素（キニナーゼⅡ）も阻害する。すなわち，降圧物質（ブラジキニン）分解阻害作用がある。

【長所】
- 腎臓保護作用があり，糖尿病による腎障害を軽減する。
- 高血圧による心肥大を抑制する。
- 降圧するが反射性頻拍はきたさない。
- 糖，尿酸，脂質代謝への影響がない。
- 起立性低血圧をきたさない。
- 他の降圧薬と併用しやすい。

【短所】（表1）
- 空咳（増加したブラジキニンが気管支上皮および平滑筋を刺激する）
- 催奇形性

図4 平滑筋細胞の収縮を抑制する薬

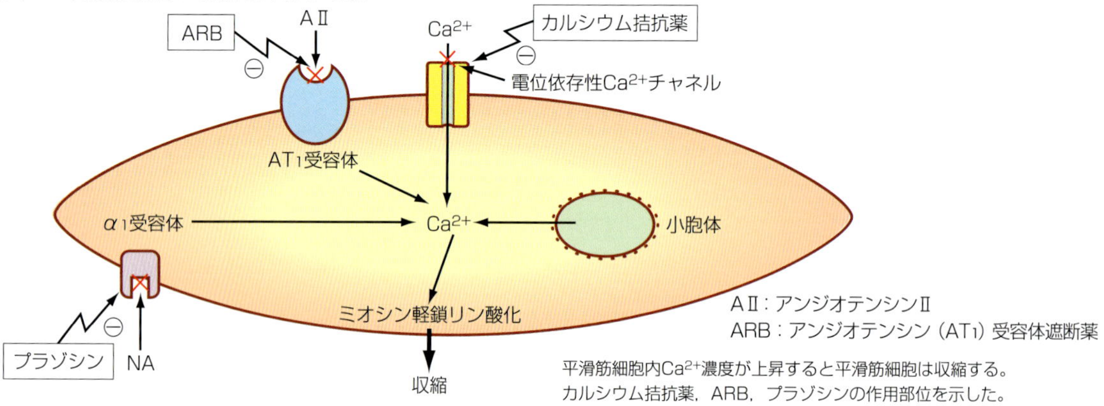

AⅡ：アンジオテンシンⅡ
ARB：アンジオテンシン（AT₁）受容体遮断薬

平滑筋細胞内Ca^{2+}濃度が上昇すると平滑筋細胞は収縮する。カルシウム拮抗薬，ARB，プラゾシンの作用部位を示した。

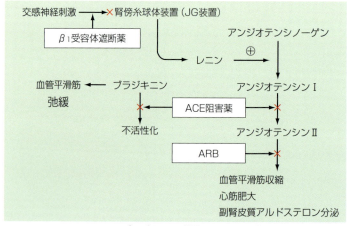

図5 レニン-アンジオテンシン系

ブラジキニンが増加すると空咳が副作用として生じる。

【禁忌】
- ACE阻害薬は輸出細動脈拡張により濾過圧低下をきたす。両側腎動脈狭窄などで輸入動脈血流量が減少していると急性腎不全をきたす危険がある。
- 妊婦全期間を通して禁忌である。

■アンジオテンシン受容体遮断薬（ARB）
【作用機序】
- アンジオテンシン受容体のうち，AT_1受容体の拮抗薬である。

【長所】
- ブラジキニンの作用に無関係であるから空咳の副作用がない。
- その他の性質はACE阻害薬に似ている。

■カルシウム拮抗薬
【代表薬】
- 最初にできたのはニフェジピンであったが，突然死が問題となった。半減期が短いことがその原因と考えられたため，半減期の長いアムロジピンが今では用いられる。ジルチアゼムも用いられる。また心筋の収縮も抑制する。

【作用機序】
- 電位依存性L型Ca^{2+}チャネルに結合して，Ca^{2+}の細胞内への流入を阻害し，血管平滑筋を弛緩させる（図3, 4）。

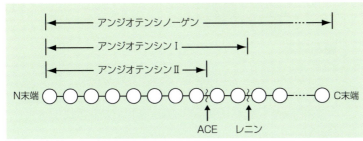

図6　レニン，ACE（アンジオテンシン変換酵素）の作用点

—はペプチド結合を表す。　○は1個のアミノ酸残基を表す。

表1　本態性高血圧治療薬の主な副作用と禁忌

	副作用	禁忌
ACE阻害薬	空咳	妊婦，両側腎動脈狭窄
ARB		妊婦，両側腎動脈狭窄
カルシウム拮抗薬	浮腫（踵部）	
$α_1$アドレナリン受容体遮断薬（プラゾシン）	起立性低血圧	
アテノロール（$β_1$選択的遮断薬）プロプラノロール（$β_1$, $β_2$遮断薬）	徐脈，気管支収縮	気管支喘息
$α_2$アドレナリン受容体作動薬（クロニジン，メチルドパ）	溶血性貧血，インポテンツ	
レセルピン	うつ状態	高齢者
フロセミド	高血糖，高尿酸血症，低K^+血症，低Ca^{2+}血症	
サイアザイド系	高血糖，高尿酸血症，低K^+血症，高Ca^{2+}血症，低Na^+血症	
スピロノラクトン	高K^+血症	高尿酸血症，糖尿病

循環器作用薬

KEYWORDS
- ACE阻害薬
- ARB
- カルシウム拮抗薬
- β_1受容体遮断薬
- 利尿薬
- α_1受容体遮断薬
- α_2受容体作動薬

β_1受容体選択性β遮断薬も，用量が増すとβ_2受容体をも阻害するため，気管支収縮を起こす。

【長所】
- 安静狭心症の合併例でとくに有用である。
- 上室性頻拍の合併例ではとくに有用である。
- 糖，尿酸，脂質代謝に影響しない。
- 他の降圧薬と併用しやすい。

【短所】
- 休薬によるリバウンド現象がある。
- グレープフルーツによるチトクロームP450酵素（CYP）阻害により作用増大し，血圧低下が過度に生じる。

【禁忌】
- 妊娠またはその可能性
- 重篤なうっ血性心不全

■β_1アドレナリン受容体遮断薬

【代表薬】
- アテノロール

【作用機序】
- レニン分泌抑制作用（傍糸球体β_1受容体阻害）（図3）。
- 心筋β_1受容体を阻害して心筋の収縮を抑制。

【副作用および禁忌】
- β_1選択性が甘いため気管支β_2受容体を遮断すると収縮するため気管支喘息発作には禁忌である。
- 房室結節の伝導性を低下させるため房室ブロックには禁忌である。
- インスリン療法中では肝臓のグリコーゲン分解を抑制し低血糖を助長する。
- 長期使用後に投与を突然中止すると突然死などの退薬症状がでるため，徐々に減量する。

■利尿薬

【代表薬】
- サイアザイド系，フロセミド，スピロノラクトン

【作用機序】
- 循環血液量を減少させて心拍出量を減少させる（図3）。

【短所】
- 糖，尿酸，脂質代謝への影響が多い（表1）。

■α_1アドレナリン受容体遮断薬

【代表薬】
- プラゾシン

【作用機序】
- 血管平滑筋のα_1受容体を遮断し，血管平滑筋を弛緩させる（図3）。

【短所】
- 起立性低血圧が生じやすく，高齢者では転倒の危険がある。高齢者が転倒すると骨折率が高く，入院治療後も活動性が低下する。

■α_2アドレナリン受容体作動薬

【代表薬】
- クロニジン
- メチルドパ（神経細胞内でα_2アドレナリン受容体作動薬であるメチルノルアドレナリンに変換される）

【作用機序】
- 孤束核に働き，交感神経系の活動が低下する（図3）。

【短所】
- 口渇，鎮静
- 急に投与を中止するとリバウンド（高血圧クリーゼ）が生じる。

■ヒドララジン
【作用機序】
・血管平滑筋弛緩（機序不明）

【長所】
・妊娠中毒症の高血圧に良い適応

【短所】
・アレルギーによる全身性エリテマトーデス（SLE）様蝶形紅斑症状

■レセルピン
【特徴】
・若年性高血圧のみに使用

【作用機序】
・神経伝達物質であるノルアドレナリンを枯渇させる。

【禁忌】
・ノルアドレナリンに加えてセロトニンも枯渇させるためうつ状態をきたすので老人には禁忌である。

循環器作用薬

抗狭心症薬の種類，代表薬，作用機序，副作用を述べよ

模範解答

- 狭心症治療薬は発作時と発作予防目的に分けられる。
- 発作時にはニトログリセリンが用いられる。ニトログリセリンは細胞内で一酸化窒素を放出してcyclic GMP量を増加させ，平滑筋を拡張する。労作狭心症においては静脈血管の拡張に基づく前負荷の軽減，安静狭心症においては冠動脈の拡張が症状の改善に寄与する。副作用として脳血管拡張による頭痛，一酸化窒素から体液中で生成される亜硝酸イオンがヘモグロビンに結合することによりメトヘモグロビン血症をきたす。
- 発作予防の目的では，労作狭心症においてはβ受容体遮断薬やカルシウム拮抗薬が用いられ，いずれも心筋の酸素需要量の軽減が寄与する。一方，安静狭心症においてはカルシウム拮抗薬が用いられ，冠動脈の直接的な拡張作用が寄与するがβ受容体遮断薬は禁忌である。ニトログリセリンも発作予防に有効だが，初回通過効果が大きいため貼付剤として使用される。

図1 狭心症発作時およびニトログリセリン投与による酸素需給バランス

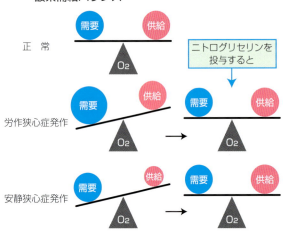

■狭心症について
- 狭心症とは一過性の心筋虚血である。
- 虚血は酸素需要が供給を上回ったときに生じる（図1）。
- 心筋酸素需要は心拍数，収縮性，心筋壁張力（心室内圧，容積，壁厚）で決まる。実際的には心拍数と収縮期圧の積を指標としている。
- 右冠状動脈の血液は収縮期に流れる。
- 左冠状動脈の血液は拡張期に流れる。したがって頻拍では拡張期が短く，供給が低下しやすい。

■狭心症の種類（表1，図2）
- 誘因による分類として運動時に発作が生じる労作狭心症と睡眠時などに生じる安静狭心症がある。
- 労作狭心症の発作時心電図所見としてST下降，安静狭心症のうちST上昇を伴うものを異型狭心症という。

表1 狭心症の種類と特徴

	労作狭心症	安静狭心症
発作	運動時	安静時
動脈硬化症	高度に狭窄	軽度
冠動脈れん縮	なし	高度
発作時治療	ニトログリセリン（舌下）	
再発予防	カルシウム拮抗薬	
	ニコランジル	
	ニトログリセリン（貼付）	
	β受容体遮断薬	✕

各種抗狭心症薬
■硝酸薬および亜硝酸薬
【代表薬】
- 硝酸薬：ニトログリセリン，硝酸イソソルビド
- 亜硝酸薬：亜硝酸アミル

【作用機序】
- 血管平滑筋内で，一酸化窒素（NO）を遊離し，グアニル酸シクラーゼを活性化し，cyclic GMPを増加させる。これにより血管平滑筋が弛緩し血管が拡張する（図3）。
- 労作狭心症の発作に有効である理由は，静脈が拡張することにより心臓への還流量が減り，仕事量を減らす。すなわち前負荷の軽減である。
- 安静（異型）狭心症では冠動脈の拡張作用が重要な作用である。

【薬物動態】
- ニトログリセリンは初回通過効果が大きく経口では無効である。このため発作に対しては舌下錠が用いられる。
- ニトログリセリンを再発予防に用いるときには，貼付剤として皮膚に貼る。
- 貼付剤は脱感作が生じやすい。
- 硝酸イソソルビドは経口剤もある。

【短所】
- メトヘモグロビン血症
- 頭痛

図2 労作狭心症と安静狭心症の冠状動脈

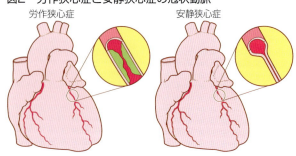

【禁忌】
- cyclic GMP特異的ホスホジエステラーゼの阻害薬であるシルデナフィルと併用すると血管平滑筋内のcyclic GMPが著増して血管平滑筋は著しく弛緩する。このため，持続性勃起による陰茎壊死や著しい血圧低下によるショックが生じる。

■カルシウム拮抗薬
【代表薬】
- ニフェジピンが使われたが，突然死が問題となった。半減期が短いことがその原因と考えられたため半減期の長いアムロジピンが今では用いられる。ジルチアゼムも用いられる。

【作用機序】
- 電位依存性L型Ca^{2+}チャネルに結合して，Ca^{2+}の細胞内への流入を阻害し，冠動脈を弛緩させる。また，徐拍を生じ，心臓の酸素需要も減じる（図4）。

【長所】
- 上室性頻拍の合併例ではとくに有用である。

【短所】
- 休薬によるリバウンド現象がある。
- グレープフルーツによるチトクロームP450酵素阻害により血中濃度が増大し低血圧となる。

【禁忌】
- 妊娠またはその可能性
- 重篤なうっ血性心不全

■β₁アドレナリン受容体遮断薬
【代表薬】
- アテノロール（β₁）
- プロプラノロール（β₁，β₂）

【作用機序】
- 心拍数減少，心筋収縮力低下，降圧により，心筋の酸素需要を減らし，虚血を改善する。

【副作用および禁忌】
- 異型狭心症に使用するとれん縮が増悪するため禁忌である。
- 気管支β₂アドレナリン受容体をも遮断するので気管支喘息発作には禁忌である。
- 房室結節の伝導性を低下させるため房室ブロックには禁忌である。
- インスリン療法中では肝臓のグリコーゲン分解を抑制し低血糖を助長する。さらに，低血糖症状をマスクするので注意。
- 長期使用後に投与を突然中止すると突然死などの退薬症状がでるため，徐々に減量する。

> **KEYWORDs**
> - 硝酸薬
> - カルシウム拮抗薬
> - β遮断薬
> - Kチャネルオープナー
> - 抗血小板薬

> **Kチャネルオープナー：ニコランジル**
> [作用機序]
> - K^+チャネル開口作用による平滑筋弛緩作用。
> - NO放出作用によるニトログリセリンと同様の作用。
>
> [併用禁忌]
> - シルデナフィル

図3　内皮由来一酸化窒素（NO）およびニトログリセリン由来NOの作用機序

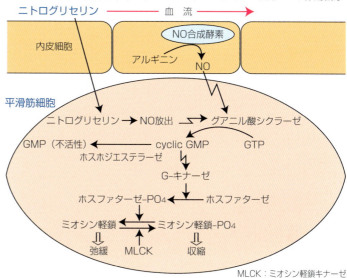

MLCK：ミオシン軽鎖キナーゼ

> **不安定狭心症の予防**
> 心筋梗塞後の不安定狭心症の予防に，低用量アスピリン投与による抗血小板療法が有効である。
> 外科的には冠状動脈バイパス術，経皮的冠状動脈形成術の適応である。

> **一酸化窒素（NO）**
> - 一酸化窒素は生体内でも合成されている。内皮細胞に存在するNO合成酵素によってアルギニンを基質として合成される。
> - 内皮由来のNOは血管平滑筋のトーヌスを変化させることにより血圧を調節している。

図4　前負荷，後負荷と薬物

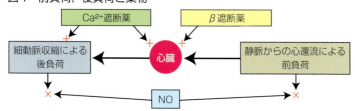

p.64，「うっ血性心不全の治療薬とその作用機序，適応について述べよ」の図2も参照

循環器作用薬

うっ血性心不全の治療薬とその作用機序，適応について述べよ

模範解答

- うっ血性心不全の治療薬として，降圧薬，ジギタリスおよび血栓予防薬がある。
- 降圧薬としては利尿薬，アンジオテンシン変換酵素（ACE）阻害薬，アンジオテンシン受容体拮抗薬（ARB），β受容体遮断薬がある。降圧薬は後負荷を軽減することにより心負荷を減らす。β受容体遮断薬は心拍数減少も心負荷軽減に対して寄与する。
- ジギタリスはNa^+, K^+-ATPase阻害作用を有しており，この結果として心筋収縮力増強および心拍数減少が生じ，うっ血性心不全の改善に寄与する。ジギタリスの副作用として，視覚異常などの中枢神経系症状，心室性不整脈，下痢・嘔吐などの消化器症状が主である。これらはいずれもNa^+, K^+-ATPaseが重要な臓器である。
- 血栓予防薬としてワルファリンが用いられる。うっ血性心不全では血栓を伴っていることが多く，脳塞栓症の予防として使用される。

表1　うっ血性心不全の原疾患

1	心筋梗塞
2	本態性高血圧症
3	肺塞栓症
4	心筋炎
5	不整脈

■心不全について
- 心機能低下により，全身の組織代謝に必要な血液を送ることができない状態をさす。
- 心不全の分類は，急性と慢性，低拍出量型と高拍出量型などがある。
- 高拍出量型心不全の原因疾患には，甲状腺機能亢進症，妊娠，貧血，感染症などがあり，いずれも治療は原因疾患の治療が主である。
- 低拍出量が長期に続くとさまざまな代償機構に基づく症候が出現し，その原疾患（表1）とは無関係に共通の病態生理が形成される。これがうっ血性心不全であり，心不全の最終的な病像である。うっ血性心不全の治療薬をここで扱う。
- 急性心不全の代表的なものに急性心筋梗塞による心拍出量の急速な低下があるが，この治療は急性心筋梗塞の治療に準ずる。

■心負荷について
- 心負荷は前負荷と後負荷に分けることができる（図1）。
- 前負荷は拡張期終末左室容積または静脈還流量と考えてよい。
- 後負荷は動脈圧（血圧）と考えてよい。

■前負荷，後負荷と心拍出量（図2）
- 心機能が正常であれば，前負荷の増大ととも

図1　慢性うっ血性心不全悪化のスパイラル
（心拍出量低下による前負荷および後負荷増大のしくみ）

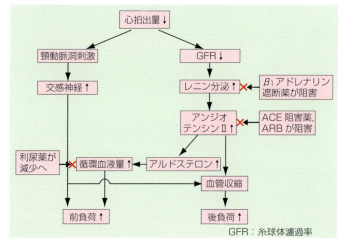

GFR：糸球体濾過率

図2　Frank-Starlingの法則

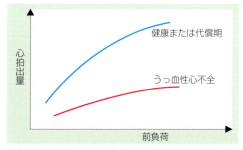

前負荷は拡張期終末左室容積または拡張期終末期左室圧と考えてよい。代償期の心臓は前負荷が増えると心拍出量も増える。うっ血性心不全では前負荷が増えても心拍出量は回復しない。

図3　心拍出量が減少したときの代償期およびうっ血性心不全の概略

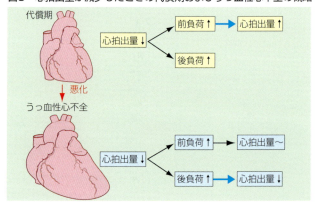

に心拍出量が増加する。この性質をFrank-Starlingの法則という。
・うっ血性心不全の心臓は、前負荷が増大してもそれに応じて心拍出量を増大することができない。
・後負荷が増大すると心機能が正常であっても心拍出量は低下する。

■うっ血性心不全の病態生理（図3）
・心拍出量の減少は前負荷および後負荷の増大をきたす。
・前負荷および後負荷の増大は心拍出量のさらなる減少をまねく。
・以上の悪循環が続く。

■うっ血性心不全の治療方針（図4）
・非薬物療法：運動制限および食塩摂取制限の徹底
・降圧薬：利尿薬、アンジオテンシン変換酵素（ACE）阻害薬、アンジオテンシン受容体遮断薬（ARB）、β受容体遮断薬
・強心薬：ジギタリス製剤
・血栓予防：ワルファリン

KEYWORDS
- 前負荷
- 後負荷
- ジギタリス製剤

変力、変時作用
陽性変力作用：心収縮力増大
陰性変力作用：心収縮力減少
陽性変時作用：心拍数増大
陰性変時作用：心拍数減少

図4 うっ血性心不全の治療薬

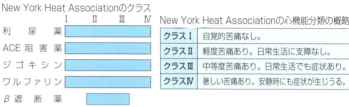

1) ACE阻害薬による空咳が問題になるときはARBを使用する。
2) 心房細動の予防にはジゴキシンおよびワルファリンは必要である。

うっ血性心不全の治療薬
■ジギタリス製剤
【代表薬】
・ジゴキシン（図5）

【作用機序】
・心筋細胞膜においてNa$^+$,K$^+$-ATPaseを阻害し、Na$^+$-Ca^{2+}交換機構により二次的に心筋細胞内のCa^{2+}が増加し、心筋収縮力が増す——陽性変力作用（収縮力増加）（図6）
・迷走神経（副交感神経）興奮による洞房結節抑制、房室伝導抑制——陰性変時作用

【特徴】
・心拍数を増やすことなく収縮力を増す。

【長所】
・陽性変力作用および陰性変時作用を利用してうっ血性心不全に用いる。
・心房細動、発作性上室性頻脈、2:1伝導の心房粗動に用いる。

【短所】
・低カリウム血症（3.5 mEq/L以下）になるとジギタリス中毒をきたしやすくなる。
・房室伝導時間を延長するため房室ブロックを起こしやすい。

【禁忌】
・肥大型閉塞性心筋症は左室流出路が狭くなっておりジギタリスによって流出障害が増悪する。

■利尿薬（p.96，「利尿薬の代表的な薬物名、作用機序、副作用を述べよ」を参照）
【作用機序】
・循環血液量を減少させて心拍出量を減少させる。
【短所】
・糖、尿酸、脂質代謝への影響が多い。

■そのほかの治療薬
・ACE阻害薬、ARB、β受容体遮断薬を用いる。
【作用機序】
・うっ血性心不全の悪化のスパイラル（交感神経の緊張状態）を断ち切ると考えられている。

図5 ジゴキシンの構造式

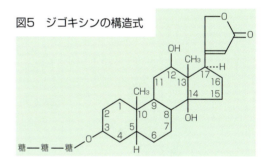

図6 ジギタリス製剤の作用機序

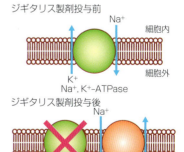

活動電位発生により、細胞内に流入したNa$^+$を汲み出すのはNa$^+$,K$^+$-ATPaseである。ジギタリス製剤はこの酵素（Naポンプ）の阻害薬であるから、Na$^+$は別の経路（Na$^+$,Ca^{2+}交換体）を介して汲み出される。この過程でCa^{2+}が流入し、心筋収縮力が高まる。ジギタリス製剤は、Naポンプのα鎖であるNa$^+$,K$^+$-ATPaseを阻害する。このとき、血液中のK$^+$濃度が低いほどジギタリス阻害効果大となる。ゆえに利尿薬投与時の低カリウム血症時にジギタリス中毒が生じやすい。

ジギタリス中毒について述べよ

模範解答

- ジギタリスはNa+,K+-ATPaseを阻害するためNa+,K+-ATPaseが重要な役割を果たしているさまざまな臓器の機能障害をきたす。このため神経，心筋，消化管上皮などに障害が出やすく，早期症状として視覚異常，消化器症状（悪心，下痢），徐脈がみられる。心電図の異常も認める。
- ジギタリスは細胞外K+濃度が低下した際にはジギタリスと酵素との結合量が増加し，ジギタリスの作用が大きく出るため，中毒をきたしやすい。
- ジギタリスは治療濃度と中毒濃度が近い（治療係数が小さい）ため治療と並行してTDMを行わねばならない。
- 症状から中毒を疑ったならば，心電図をとり血清K+濃度を測定すべきである。
- 低K+血症のときにはTDMの値が治療域内であっても中毒症状をきたしうることに注意しなければならない。
- 低K+血症ならばカリウムを補給し，心室性不整脈に対してはリドカインなどを用いる。

> ジギタリス中毒による不整脈は，有効濃度の2〜3倍の血中濃度で生じる。

■ジギタリス中毒はなぜ問題になるのか

- ジギタリス製剤（ジゴキシン）は治療係数（安全域）が小さい。すなわち，最小有効濃度と最小中毒濃度の差が小さい。このため，治療中に中毒濃度を上回りやすい（図1）。
- ジギタリス製剤など治療係数が小さい薬の治療中はTDM（therapeutic drug monitoring）を行い血中濃度を確認する。
- 低カリウム血症の場合には，ジギタリスの血中濃度は正常であってもジギタリス中毒となる可能性がある（うっ血性心不全の場合，利尿薬併用のため，低カリウム血症がしばしば生じている）。
- 中毒症状が多彩で，とくに心臓の不整脈は心拍出量に影響するため，うっ血性心不全を悪化させてしまう。

■低カリウム血症の場合にはジギタリスの血中濃度が正常であるのになぜ中毒症状が出現するのか

- ジギタリスのNa+,K+-ATPaseへの結合部位と，K+のNa+,K+-ATPaseへの結合部位が近いため（図2），ジギタリスとK+は競合する。低カリウム血症の場合にはジギタリスのNa+,K+-ATPaseへの結合量が増えるた

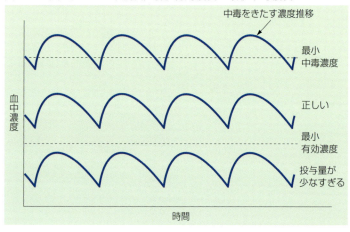

図1 定常状態での血中濃度，最小有効濃度と最小中毒濃度

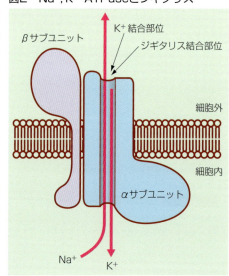

図2 Na+,K+-ATPaseとジギタリス

め，効果が増す．これにより，あたかもジギタリスの投与量を増やしたときと同様の中毒症状が生じる．

KEYWORDS
- ジギタリス中毒
- Na$^+$, K$^+$-ATPase
- 低カリウム血症

■ ジギタリス中毒症状
- 早期症状として，視覚異常や消化器症状（悪心，下痢），徐脈などがある．中枢神経系，消化管上皮細胞，心筋では，Na$^+$, K$^+$-ATPaseが生理的に重要な役割を果たしており有害作用が出やすい．とくに視覚異常は他覚症状として初期に診断できる臨床所見として重要である．視覚異常は色覚，視野などの異常をきたす．
- 心電図の異常（図3）は客観的に診断できる所見として重要である．心電図異常の内容としては徐脈，二段脈，PQ延長，QT短縮，ST盆状下降変化，陰性T波，非発作性房室接合部頻拍，心室性頻拍などあらゆるタイプの不整脈所見がある．
- 女性化乳房

■ ジギタリス中毒に対する処置
- 中毒症状が出現したら投与を中止する．
- 心電図で中毒を確認する．心室性不整脈に対してはリドカインを使用する．
- 血清カリウム値を測定する．低カリウム血症ならばカリウムを補給する．このとき，決して静注してはならない．静注すれば心室細動となり即死する．補給はカリウム錠剤もしくは点滴によって行う．
- 血清カルシウム値を測定する．血清カリウム値およびジギタリス濃度が正常であっても高カルシウム血症があるとジギタリス中毒症状が出現することがある．
- ジギタリス血中濃度測定を行う．血清カリウムが正常であればジギタリスの濃度が中毒域になっている可能性が高い．

■ ジギタリス中毒になりやすい病態
- 肺性心：電解質異常があることが多く，ジギタリス中毒になりやすい．
- 高齢者：糸球体濾過率（GFR）低下（ジゴキシンの場合）のためにジギタリス中毒になりやすい．
- 腎不全：ジゴキシンでは腎からの排泄が重要である．
- 高カルシウム血症：ジギタリス効果が増加する．

図3　ジギタリス中毒の心電図所見

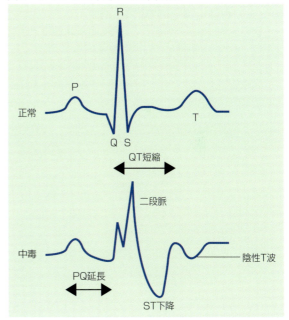

抗不整脈薬の分類と代表的薬物名を述べよ

模範解答

- 抗不整脈薬の分類にはVaughan Williams分類とSicilian Gambit分類がある。前者は伝統的な分類であり，後者は比較的新しい分類である。
- Vaughan Williams分類は4群に分類され，I群はNa^+チャネル阻害薬であり，プロカインアミド，リドカイン，フレカイニドが含まれ，II群はβアドレナリン受容体拮抗薬，III群はK^+チャネル阻害薬でありアミオダロンが含まれ，IV群はCa^{2+}チャネル阻害薬（Ca^{2+}拮抗薬）であり，ベラパミルが含まれる。
- しかし，実際には個々の薬物は複数の性質を有することも明らかになっており，当初考えられたほど峻別できるわけではない。
- Sicilian Gambit分類は，分類法というよりもむしろ個々の薬物についての標的蛋白質のリストともいうべきものである。Vaughan Williams分類にはなかったジギタリス，抗コリン薬，アデノシンも入っている。

■不整脈とは（図1）

- 不整脈は心電図学上の概念であり，心拍の数またはリズムの異常をさす。単にリズムの異常のみを指すのではないことに注意したい。
- 異常が生じている部位と異常の内容を組み合わせて不整脈の病名がつけられている。例えば心房細動とは心房に頻拍の一つの細動が生じていることを示し，あるいは心室性期外収縮とは心室が原因のリズムの乱れがあることを示している。

■心臓の刺激伝導系について（図2）

- 心臓の刺激伝導系を構成しているのは神経線維ではなく，特殊心筋という心筋細胞である。したがって，刺激伝導系にみられる活動電位の特徴は神経細胞とは大きく異なっている。最大の特徴は電位に依存したCa^{2+}チャネルの活性化である。これによって活動電位の持続時間が長くなっている。
- 活動電位を部位別にみると，結節（洞房結節および房室結節）ではNa^+チャネルの活性化を欠いている。したがって結節の0相はNa^+チャネルではなく，Ca^{2+}チャネルの活性化による。また，他の部位とは異なり4相が自発的に

> **不整脈の治療**
> - 不整脈の治療で最も難しい点は，どの薬を選ぶかということより以前に，治療薬を投与すべきかあるいは経過観察でよいかの判断である。その最大の理由は抗不整脈薬には不整脈が生じるという副作用があるからである。
> - 抗不整脈薬は正常に脱分極した細胞には有害にならないが，高濃度の抗不整脈薬は，アシドーシス（遮断からの回復遅延），高カリウム血症，あるいは虚血があると催不整脈作用を呈しやすい。
> - 心臓に基礎疾患がない場合の心室性期外収縮の多くは治療薬を必要とせず経過観察で十分である。

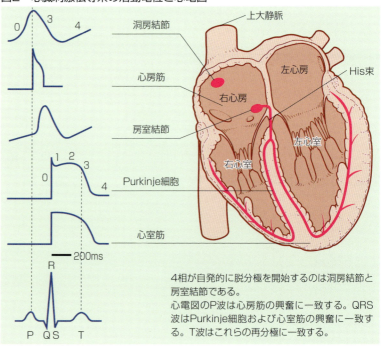

図2　心臓刺激伝導系の活動電位と心電図

4相が自発的に脱分極を開始するのは洞房結節と房室結節である。
心電図のP波は心房筋の興奮に一致する。QRS波はPurkinje細胞および心室筋の興奮に一致する。T波はこれらの再分極に一致する。

図1　不整脈とは

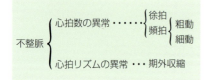

脱分極する。これは主に交感神経刺激によるβ1受容体活性化→細胞内環状アデノシンーリン酸（cyclic AMP）→Aキナーゼ活性化→電位依存性Ca^{2+}チャネルのリン酸化→同チャネル開口によるCa^{2+}の細胞内への流入（脱分極）によると考えられている。

■抗不整脈薬の分類（表1）

- 伝統的にVaughan Williamsによる作用機序に基づいた分類が用いられている。しかし，それぞれの抗不整脈薬の性質は特異性に欠ける場合がほとんどであり，この分類は整理して理解するための便宜的なものと考えたほうがよい。また，臨床でよく使用される不整脈治療薬のうち，抗コリン薬やジギタリスがこの分類には含まれていないことも問題である。
- これらをふまえて，最近では各治療薬を網羅し，それぞれの性質を表で示す分類方法も用いられる（Sicilian Cambit分類）。治療薬の大まかな使用目的（表2）を頭に入れておくことが大切である。

■抗不整脈薬の作用機序

- 心筋の活動電位はNa^+チャネル，K^+チャネル，あるいはCa^{2+}チャネルから構成されており（図3），抗不整脈薬はこれらが標的である。また，β1アドレナリン受容体も標的となっている。
- 活性化されたチャネルに高親和性を示し，静止状態のチャネルには低親和性をもつものや，両者同等に作用するものがある。また不応期を延長したり，伝導速度を遅くすることにより頻拍を抑制する。あるいは，Ca^{2+}チャネルやβ1アドレナリン受容体を遮断することにより刺激発生を抑制する。

表1 抗不整脈薬の分類（Vaughan Williams）

I群	Na^+チャネル阻害	プロカインアミド リドカイン キニジン
II群	β受容体遮断	プロプラノロール
III群	K^+チャネル阻害	アミオダロン
IV群	Ca^{2+}拮抗薬	ベラパミル

表2 不整脈の種類と治療薬のあらまし

上室性不整脈のみに使用する	Ca^{2+}拮抗薬 ジギタリス製剤 抗コリン薬
心室性不整脈のみに使用する	リドカイン
両方に使用する	プロカインアミド キニジン アミオダロン プロプラノロール

各種の抗不整脈薬

■プロカインアミド

【作用機序】
- 脱分極第0相での最大立ち上がり速度をおさえる。
- K^+チャネルの抑制による第2-3相を延長し，不応期を延長する。

図3 心筋Purkinje細胞の活動電位とイオン透過性の変化

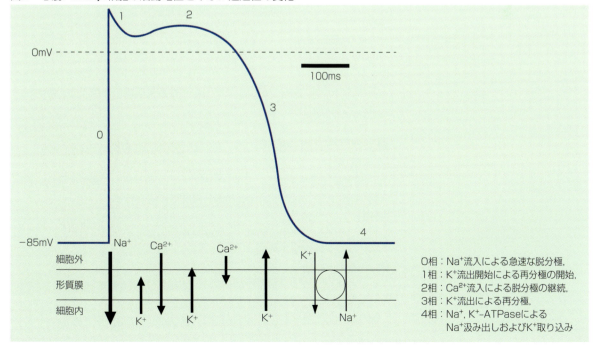

0相：Na^+流入による急速な脱分極，
1相：K^+流出開始による再分極の開始，
2相：Ca^{2+}流入による脱分極の継続，
3相：K^+流出による再分極
4相：Na^+, K^+-ATPaseによる
　　　Na^+汲み出しおよびK^+取り込み

循環器作用薬

> **WPW症候群**
> 心房と心室を電気的に接合するのは房室結節である。これ以外にも側副路を有することがあり，上室性頻拍の原因となる。WPW症候群では側副路としてKent束が有名である。

> **torsade de pointes**
> ECG上の振幅と軸が連続的に変化し，QT延長症候群に伴う心室頻拍。

【長所】
- 上室性不整脈に使用し，とくにWolff-Parkinson-White（WPW）症候群に伴う頻拍の第一選択薬である。
- 心室性期外収縮では第一選択薬，心室性頻拍では，リドカインに次ぐ第二選択薬である。

【短所・副作用】
- 活動電位持続時間延長によるQT延長，torsade de pointesが生じやすい。
- 全身性エリテマトーデス（SLE）様蝶形紅斑などのアレルギーが生じやすい。

【禁忌】
- 刺激伝導障害
- 重篤なうっ血性心不全

■キニジン

【特徴】
- プロカインアミドに類似している。

【副作用】
- 抗コリン作用による頻脈によりキニジン失神を起こす。
- ジギタリスとアルブミン結合を競合しジギタリスの血中濃度を増加する。

■リドカイン

【特徴】
- Purkinje（プルキンエ）線維以外の心筋に対してほとんど影響を与えず，血圧，心拍出量に著明な変化は起こらない。正常時には影響をもたず，虚血による不活性化Na^+チャネルに働く。

【作用機序】
- 不活性化しているNa^+チャネル阻害により頻拍を抑制する。

【長所】
- 急性心筋梗塞の急性期においては，心室細動や心室頻拍は致命的になるので，その予防目的に使用する。
- ジギタリス中毒による心室性不整脈の治療に使用する。

【副作用】
- 中枢神経系（めまい，吐き気，異常知覚など）の副作用には要注意であり，けいれんが起きたら投与を中止し，ジアゼパムの静注で回復を待つ。

【禁忌】
- 洞房ブロック，房室ブロックに伴う心室性期外収縮に使用すると著明な徐拍になる危険性がある。

■プロプラノロール

【作用機序】
- β_1受容体を遮断することにより相対的に副交感神経系が優位となり，洞房結節の不応期が延長することが最も重要な作用である。

【特徴】
- カテコラミンの作用に拮抗し，洞房結節の自動能を抑制するため，洞性頻脈には第一選択薬である。

【副作用および禁忌】
- 気管支β_2受容体を遮断して同平滑筋が収縮するため気管支喘息発作には禁忌である。
- 房室結節の伝導性を低下させるため房室ブロックには禁忌である。
- 肝臓のグリコーゲン分解を抑制しインスリン療法中の低血糖を助長する。

- 長期使用後に投与を突然中止すると突然死などの退薬症状がでるため，徐々に減量する。

■アミオダロン
【作用機序】
- 主としてK$^+$チャネル遮断によりPurkinje線維と心室筋の活動電位持続時間および不応期を延長する。

【作用の特徴】
- Ca^{2+}チャネル遮断作用があるためQTが延長するにもかかわらず，torsade de pointesが生じない。

【薬物動態の特徴】
- 半減期は25～60日と長いため，本薬を中止しても血漿濃度は残存することに注意する。

【長所】
- 上室性，心室性頻拍のいずれも有効である。
- 他の抗不整脈薬が無効な場合に使用する。

【短所】
- 肺線維症，光過敏性をきたす。
- 甲状腺機能異常（抑制または亢進）をきたす。

■ベラパミル
【作用機序】
- 房室結節および洞房結節の電位依存性L型Ca^{2+}チャネルを阻害する。

【長所】
- 上室性頻拍に使用する。

【短所】
- 徐脈，血圧低下，房室ブロックをきたす。

【禁忌】
- 重篤なうっ血性心不全（陰性変力作用があるので）
- 妊娠またはその可能性

■ジギタリス製剤
【作用機序】
- 迷走神経（副交感神経）を刺激し洞房結節，房室結節を抑制する。

【長所】
- 心房粗動，心房細動に使用する。

【短所】
- 治療係数が小さく，中毒を起こしやすい。

■抗コリン薬
【作用機序】
- ムスカリン受容体を遮断し，洞房結節，房室結節を促進し，心拍数を増加する。

【長所】
- 洞不全症候群に使用する。

【短所】
- 眼圧を上昇する。
- 排尿障害をきたしやすい。

KEYWORDS
- Vaughan Williams分類
- 上室性不整脈
- 心室性不整脈

抗不整脈薬としてのβ$_1$受容体作動薬イソプロテレノール（別名イソプレナリン）は徐拍の治療に使用される。この薬はβ$_2$受容体も刺激する。一般的にα受容体関連薬に比べてβ受容体作動薬や遮断薬は選択性が甘い。

関節リウマチ治療薬の作用機序，副作用，適応を述べよ

模範解答

- 関節リウマチにはリンパ球と好中球の抑制作用をもつメトトレキサートなどの抗リウマチ薬を早期に投与して，関節破壊を防止する。
- メトトレキサート投与中は肝障害，間質性肺炎と骨髄抑制に注意する。
- 難治例にはTNFαなどの炎症性サイトカインを阻害する生物学的製剤も，感染症に注意しながら投与される。
- 関節炎の対症療法には，抗炎症作用のある非ステロイド性抗炎症薬（NSAIDs）や副腎皮質ステロイドが使用される。

KEYWORDS

- 抗リウマチ薬の早期投与
- メトトレキサート
- TNFα
- IL-6

■関節リウマチ

- 原因不明の自己免疫性関節滑膜炎。
- 典型的には，腫脹を伴う対称性多関節炎であるが，関節外症状（間質性肺炎，リウマチ結節，強膜炎など）を伴うこともある。
- 関節の滑膜細胞，マクロファージ，T・Bリンパ球，好中球が，関節腔内でTNFα，IL-1，IL-6などの炎症性サイトカインにより刺激され，組織破壊を起こす（図1）。
- 診断に有用な自己抗体としてリウマトイド因子（IgGのFc部分に対する自己抗体）が測定されてきたが，最近では，感度，特異度でこれを上回るものとして，抗CCP抗体（環状シトルリン化ペプチドへの抗体）が測定され，リウマトイド因子とともに血清学的診断に使用される。
- DMARD（疾患修飾性抗リウマチ薬；disease-modifying anti-rheumatic drug）の早期使用により関節破壊を防止することが治療の基本である。

■メトトレキサート

- 抗リウマチ薬の第一選択薬。他の抗リウマチ薬を表1に示す。

【作用機序】

- 葉酸を活性型にするジヒドロ葉酸還元酵素を阻害する。
- 活性型葉酸がないとプリン塩基であるアデニン，グアニンとピリミジン塩基チミジンの合成ができないのでDNA複製・細胞増殖が止まる。活性化リンパ球は，DNA塩基の新規合成への依存度が高いので，その影響を受けやすい。
- 葉酸代謝とは別の機構で細胞外アデノシンを増加させ，好中球機能を抑制する。

【副作用】

- 骨髄抑制。
- 肝機能障害。
- 間質性肺炎。まれだが，出現したら投与中止。

【禁忌】

- 妊婦，授乳中の婦人。

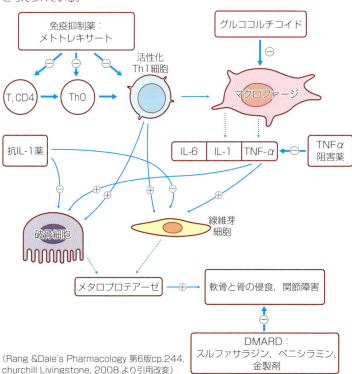

図1 関節リウマチの炎症機序
リウマチ性関節障害の病因に関与するメディエータと細胞のシェーマ。B細胞からは，リウマチ因子と抗CCP（環状シトルリンペプチド）抗体が放出され，病態に関与すると考えられている。

(Rang &Dale's Pharmacology 第6版 cp.244, churchill Livingstone, 2008.より引用改変)

- アルコール中毒。
- 肝障害。

■生物学的製剤
- 炎症に関与するサイトカインやその受容体などを標的として特異的に阻害する薬物。抗リウマチ薬が無効あるいは、使用できない場合、こちらを投与する。
- 第一選択はTNFα阻害薬である。これが無効である場合、抗IL-6受容体モノクローナル抗体（トシリツマブ）か、リンパ球活性に重要な共刺激経路に関与するCTLA4（cytotoxic T-lymphocyte antigen 4）とヒトIgGのFc部分の融合蛋白で、この経路を阻害するアバタセプトが投与される場合が多い。

■TNFα阻害薬
- TNFαは、マクロファージや活性化T細胞などから分泌され、炎症反応を活性化するのに中心的役割を担っているサイトカインである。
- 関節リウマチでも、TNFαにより、マクロファージや血管内皮細胞、滑膜細胞などが活性化されて、Tリンパ球や好中球の接着・浸潤と活性化を引き起こしていると考えられる。
- IL-6やCTLA4はこの後半の過程に関与する。

【作用機序】（図2）
- 可溶性TNFα受容体（エタネルセプト）か、抗TNFαモノクローナル抗体（インフリキシマブ、アダリムマブ）を投与してTNFαの機能阻害をする。

【特徴】
- 蛋白質製剤なので注射投与する。
- 薬価が高い。
- 生物学的製剤の二剤併用は、効果は頭打ちで副作用のみ強く出るので行わない。

【副作用】
- 易感染性。特に結核の再発には注意が必要。他の生物学的製剤も同様。
- アレルギー反応。蛋白製剤に対する生体の過敏反応が起こることがある。

■NSAIDs, 副腎皮質ステロイド
- 抗リウマチ薬が効果を発揮するまでの症状のコントロールに使われる。
- 関節の破壊を止めることはできない。

表1 抗リウマチ薬

	作用機序	特徴・副作用など
レフルノミド	リンパ球抑制（ピリミジン合成阻害）	肝障害、骨髄抑制、下痢
タクロリムス	リンパ球抑制（サイトカイン調節）	腎障害、感染症
スルファサラジン	不明	炎症性腸疾患に使用
SH基製剤（ペニシラミン、ブシラミン）	不明（免疫調節？）	皮疹、蛋白尿、骨髄抑制
金製剤	抗サイトカイン（IL-1）作用？	皮疹、蛋白尿、骨髄抑制

> **生物学的製剤の語尾**
> 生物学的製剤は舌を噛むような名前で覚えにくいが、語尾に注目すると製剤の性質がわかる。モノクローナル抗体であれば、マブ（mab; monoclonal antibody）がつく。可溶性蛋白製剤だと、セプト（cept）。リガンドが本来の受容体に結合するのを、偽受容体でインターセプトしているのである。

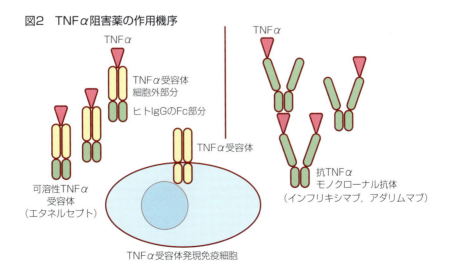

図2 TNFα阻害薬の作用機序

痛風・高尿酸血症治療薬の作用機序, 副作用, 適応を述べよ

模範解答

- 痛風関節炎発作には, 尿酸結晶を貪食した単球の活性化や好中球の遊走を抑制する**コルヒチン**や, 急性炎症抑制のためにアスピリン以外の**非ステロイド性抗炎症薬(NSAIDs)**が使用される。
- 炎症が高度であれば, 副腎皮質ステロイドも適応となる。
- **コルヒチン**は下痢や骨髄抑制の副作用がある。
- 尿酸産生過剰型高尿酸血症には, キサンチンオキシダーゼ阻害薬**アロプリノール**, 尿酸排泄低下型高尿酸血症には, 腎臓の尿酸再吸収トランスポーターの阻害薬**プロベネシド**や**ベンズブロマロン**を投与する。
- **アロプリノール**には, 皮疹を特徴とする過敏反応や造血障害, 肝障害, **ベンズブロマロン**には肝障害の副作用がある。
- NSAIDsと副腎皮質ステロイドについてはp76参照。

■痛風
- 高尿酸血症をベースとして発症する炎症性関節炎。
- 尿酸結晶が単球に貪食され, 自然免疫反応が惹起される(図1)。
- 関節炎の急性期は炎症反応の抑制が治療の基本であり, 尿酸降下療法は関節炎の悪化を招くので急性期には行わない。

●痛風による急性関節炎の薬物療法
- 急性炎症抑制効果のあるNSAIDsや副腎皮質ステロイドと, 本疾患特異的な治療薬であるコルヒチンとが使用される。

■コルヒチン
【作用機序】
- チュブリンに結合してその重合を阻害し, 微小管形成を抑制する。
- 微小管形成に依存する単球の活性化を阻害し, 同じく微小管の関与する好中球の関節への遊走を抑制する(図1)。

【特徴】
- 関節炎発作の予防に低用量投与することがある。
- 関節炎発作の起こりそうなときに服用すると発作を防ぐことができる。
- 発作早期であればあるほど有効である。

【副作用】
- 微小管を阻害するので, 早く分裂する細胞(造血細胞, 腸粘膜上皮)が影響され, 骨髄抑制や下痢として現れる。

> **微小管**
> チュブリンが重合してできる細胞内骨格。細胞分裂のときにDNAに付着する紡錘糸もこれである。したがって増殖(細胞分裂)に重要である。それ以外にも, モーター蛋白であるダイニンやキネシンを誘導する線路として, 細胞内物質輸送に重要な役割を果たしている。微小管の阻害薬として, コルヒチンのほかに, 抗腫瘍薬のビンクリスチン, ビンブラスチン, タキサンがある。

図1 痛風の自然免疫反応
単球に貪食された尿酸結晶は自然免疫系の炎症反応を引き起こし, 放出されたサイトカイン(IL-1β, IL-8)により好中球が関節腔内へ動員される。

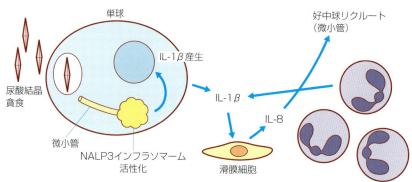

■非ステロイド性抗炎症薬（NSAIDs）
- 急性発作の第一選択薬である。インドメタシンがよく使用される。
- 腎障害，過敏症などで，NSAIDsやコルヒチンが使用できない場合，副腎皮質ステロイドが使用される。

【禁忌】
- アスピリンの使用は禁忌である。なぜなら，少量のアスピリンは血清尿酸値をやや上昇させ，大量（鎮痛と抗炎症作用を狙って投与する場合）では血清尿酸値を低下させる。これはアスピリンと後述する腎臓尿細管の尿酸トランスポーターとの相互作用によるものと考えられる。前述したように，発作急性期での血清尿酸値の変動は，関節炎の悪化を招くからアスピリンは使えない。

●高尿酸血症治療薬
- 痛風のベースとなる高尿酸血症は，尿酸産生亢進型と尿酸排泄低下型に分けられ，その病態に応じた薬物を使用する。

■アロプリノール
- 尿酸産生を抑制する薬物。非プリン構造のフェブキソスタットも同じ作用機序をもつ。

【作用機序】
- プリン塩基は，キサンチンを経てキサンチンオキシダーゼにより尿酸に代謝されるが，その酵素の阻害薬である。

【特徴】
- プリン誘導体の薬物（メルカプトプリン，アザチオプリン）との併用で，これらの薬物の代謝が遅延するので注意（減量）する。

【副作用】
- 皮疹を特徴とする過敏反応，肝障害，造血障害。

■プロベネシドとベンズブロマロン
- 尿酸排泄促進薬である。

【作用機序】
- 尿酸再吸収に働くトランスポーター URAT1とSLC2A9を阻害し，尿中への尿酸排泄を増加させる（図2）。

【特徴】
- 腎機能低下があると効きにくい。
- 尿酸結石の防止のため，患者に飲水を勧め，クエン酸塩や重炭酸の併用により，尿をアルカリ化する。
- プロベネシド併用時には有機アニオントランスポーター（OAT）により分泌されて尿に出るペニシリンなどの酸性薬物の排泄が遅れることがある（図2）。

【副作用】
- ベンズブロマロンの肝障害（このためアメリカでは未認可）。

KEYWORDS
- 急性発作
- インドメタシン
- コルヒチン
- アロプリノール
- ベンズブロマロン
- プロベネシド

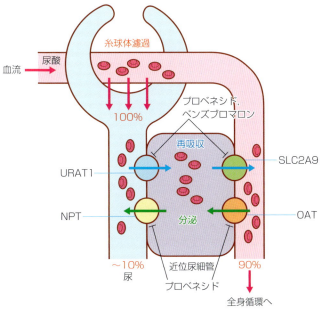

図2　プロベネシド，ベンズブロマロンの作用機序

非ステロイド性抗炎症薬の作用機序，副作用，適応を述べよ

模範解答

- 非ステロイド性抗炎症薬は酸性，中性，そして塩基性に分けられ，抗炎症作用のほかに解熱作用と鎮痛作用をもつ。さらに**アスピリン**は優れた血小板凝集抑制作用も有する。
- 軽度から中程度の炎症，ならびに内臓痛，体性痛などの疼痛に有効である（ただし，心筋梗塞など**オピオイド鎮痛薬**を必要とする内臓痛には無効）。
- 酸性型はシクロオキシゲナーゼを阻害し，炎症反応において主要な役割を担うプロスタグランジン産生を抑え，作用を発揮する。
- 副作用として，胃腸障害，腎障害，喘息，肝障害，インフルエンザ脳症の憎悪などがある。
- 抗炎症作用をもたない解熱性鎮痛薬についても述べる。

> **内臓痛**
> 主として消化管平滑筋の収縮，拡張，伸展，臓器の索引などで生じる。非限局的。鈍痛または仙痛発作，胃炎，胃十二指腸潰瘍，胆石，尿路結石などで生じる。
> **体性痛**
> 皮膚や粘膜の痛みの体表痛と筋，関節，骨膜の痛みの深部痛がある。前者は刺すような痛み。後者はうずくような痛み。
> **関連痛**
> 内臓痛が皮膚，筋肉に投影した放散痛。

> 胃粘膜で合成されたプロスタグランジンは，酸分泌抑制，粘液と重炭酸塩の分泌増加，粘膜の血流増加をもたらすので，COX-1を阻害することは胃腸障害などを誘発する原因となる。副作用の少ないCOX-2選択的阻害薬も用いられる。

■炎症（図1, 2）

- 有害な刺激を受けた微小血管循環の分布している組織が局所組織・細胞の変性，循環障害，増殖を起こす警告・防御反応である。
- 発赤，疼痛，発熱，腫脹の4症状を呈し，悪化すると，生体に苦痛を与えるばかりでなく，有害な症状，機能障害を発生する。
- 炎症反応には，さまざまな炎症性細胞やケミカルメディエーター（表1）が関与する。そのなかでプロスタグランジン類（PGs）は起炎物質としての作用は弱いが，他のケミカルメディエーターの作用を強く増強する。

■非ステロイド性抗炎症薬（nonsteroidal anti-inflammatory drugs；NSAIDs）（表2）

- NSAIDsは化学的性質により，酸性，中性および塩基性に分類される。

【作用機序】（図2）

- NSAIDsの多くは酸性で，シクロオキシゲナーゼ（COX）活性を阻害し，PGs産生を抑え，抗炎症・鎮痛・解熱作用をあらわす。
- 塩基性NSAIDsの作用機序は不明である。
- COXには，COX-1とCOX-2のアイソザイムが存在する。
    - COX-1：多数の正常細胞，ならびに組織に定常的に発現し，主に生理反応に関与するPGs産生にかかわる。
    - COX-2：炎症性ケミカルメディエーターにより誘導され，炎症反応に関与するPGs産生にかかわる。

表1　炎症反応に関するケミカルメディエーター

ブラジキニン，ヒスタミン，セロトニン， **プロスタグランジン（PG）類**，ロイコトリエン類， サイトカイン，接着分子，成長因子，血小板凝固因子，補体　など

赤字：薬物の作用機序に関連するケミカルメディエーター
青字：副作用に関連するケミカルメディエーター

【副作用】

- 一般に高齢者ほど重度の副作用を起こす確率が高くなるので，低用量から治療を開始する。
- 胃腸障害（胃十二指腸潰瘍増悪）：PGE_2生成量の減少；過敏症；腎障害：PGE_2やPGI_2生成量の減少；血液障害（出血傾向）：血小板でのTXA_2の生成阻害；また肝障害などがある。
- COX-2阻害薬は心筋梗塞や脳卒中の危険性：血管のCOX-2阻害によるPGI_2合成低下，一方で血小板でのTXA_2合成が優位。
- アスピリン喘息：酸性型NSAIDsにより誘発される。COX阻害の結果，ロイコトリエン産生増加による（図2）。
- 小児のインフルエンザ脳症を誘発する危険性が高い。解熱，鎮痛の目的にはアセトアミノフェンを使用する。

図1　炎症過程

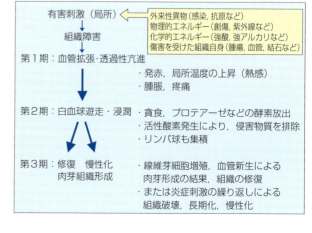

【禁忌】
妊娠後期の妊婦への投与

各種のNSAIDs
■酸性NSAIDs（表2）
①サリチル酸系：アセチルサリチル酸（アスピリン）
【特徴】
- 安価である。
- 低用量のアスピリンは血小板のCOX-1（TXA$_2$を生成）を選択的に阻害するので抗血小板薬（川崎病による心血管後遺症を含む）として用いられる。

【短所】
- 喘息発作が悪化することがある（アスピリン喘息）。
- ライ症候群との関連性が報告されているので、小児のウイルス性疾患への投与を回避する。

②アリール酢酸系：インドメタシン
【特徴】
- 強力な解熱、鎮痛、抗炎症作用を有する。

③プロピオン酸系：イブプロフェン，ロキソプロフェン
【特徴】
- 第一選択薬である。

④オキシカム系：ピロキシカム，メロキシカム
【特徴】
- COX-2に対する阻害作用が強い。

■中性NSAIDs
コキシブ系：セレコキシブ
【特徴】
- COX-2を選択的に阻害する。
- 胃腸障害，腎障害，血液障害などの副作用が少ない。
- 心筋梗塞や脳卒中の危険性がある。

■塩基性NSAIDs
- 抗炎症・鎮痛作用は緩徐である。
- 作用機序は不明である。

■解熱性鎮痛薬
①ピリン系：スルピリン
【特徴】
- 解熱作用は強いが、鎮痛作用、抗炎症作用は非常に弱い。
- 胃腸障害，頭痛，腎障害，過敏症が起こる。

②非ピリン系：アセトアミノフェノン
【特徴】
- アスピリンに匹敵する解熱作用、鎮痛作用を有するが、抗炎症作用は非常に弱い。
- 高齢者・小児の解熱鎮痛の第一選択薬。胃を刺激しない。
- 副作用は少ない（大量で肝障害）。

■神経障害性疼痛治療薬
プレガバリン
【特徴】
- 中枢神経系における電位感受性Ca^{2+}チャネルのα$_2$δサブユニットに結合し、Ca^{2+}流入を抑制する。その結果、興奮性シナプスからのグルタミン酸などの遊離を抑制して痛みを緩和する。
- 神経障害性疼痛や線維筋痛症に伴う疼痛に適応。

図2　炎症反応

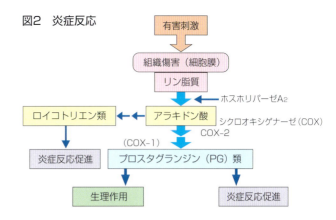

表2　非ステロイド性抗炎症薬，解熱性鎮痛薬ならびに神経障害性疼痛薬

非ステロイド性抗炎症薬（NSAIDs）	B. 中性NSAIDs
A. 酸性NSAIDs	コキシブ系（COX-2選択的）
①サリチル酸系	セレコキシブ
アスピリン（アセチルサリチル酸）	C. 塩基性NSAIDs
サリチル酸ナトリウム	エピリゾール
②アリール酢酸系	チアラミド
ジクロフェナク	エモルファゾン
インドメタシン	
スリンダク	解熱性鎮痛薬
エトドラク	①ピリン系（ピラゾロン系）
ナブメトン	スルピリン
③プロピオン酸系	②非ピリン系（アニリン系）
イブプロフェン	アセトアミノフェン
ケトプロフェン	
ナプロキセン	神経障害性疼痛治療薬
ロキソプロフェン	プレガバリン
④フェナム酸系（アントラニル酸系）	
メフェナム酸	
⑤オキシカム薬	
ピロキシカム	
メロキシカム	

ライ症候群
小児にみられる急性脳症

- NSAIDs
- COX-2選択的阻害薬
- シクロオキシゲナーゼ（COX）
- プロスタグランジン
- アスピリン
- インドメタシン
- セレコキシブ
- アセトアミノフェン
- プレガバリン

抗炎症薬

副腎皮質ステロイドの作用機序，副作用，適応を述べよ

模範解答

- 副腎皮質には，生理作用の異なる3種のステロイドホルモン（コルチコステロイド）が存在する。それらは糖質コルチコイド，鉱質（電解質）コルチコイドならびに男性ホルモンである。
- コルチコステロイドはリガンドとして細胞質受容体に結合し，ステロイド-受容体複合体となり核内に移動して標的遺伝子のコルチコイド応答配列に結合する。その結果，遺伝子発現量を制御し，生理機能を変化させる。
- 糖質コルチコイドは糖代謝を基本とする物質代謝に関与するほか，薬用量を用いることにより，抗炎症作用や抗免疫作用をあらわす。そのため，副腎皮質機能不全の補充療法に用いられるばかりでなく，さまざまな炎症性や自己免疫性疾患の治療に用いられる極めて重要な薬物である。その反面，感染症の増悪，消化性潰瘍，骨粗鬆症など多くの重篤な副作用を有する。

■コルチコステロイドの作用
- 副腎皮質で，糖質コルチコイド，電解質コルチコイドならびに男性ホルモンが合成・分泌される。

鉱質コルチコイド
- アルドステロンが最も強い生理活性を示す。
- 腎集合管などに作用して，Na^+の再吸収とK^+の排出を促進し，同時に水を再吸収する。
- 合成鉱質コルチコイドのフルドロコルチゾンが塩喪失型先天性副腎皮質過形成症，塩喪失型慢性副腎皮質機能不全（Addison病）に用いられる。

糖質コルチコイド
- コルチゾルとコルチゾンが主なものである。物質代謝に関与し，多種多様な生理活性を有する生命維持に必須のホルモンである（表1）。
- 抗炎症作用ならびに抗免疫作用を疾病の治療に，また補充療法として，副腎皮質機能不全に用いる。

■副腎皮質ステロイドの作用機序（図1）
- 副腎皮質ステロイドは細胞質受容体に結合し，複合体となり，遺伝子調節因子として標的遺伝子の転写を増加，または抑制して遺伝子発現を調節する。その結果，合成される蛋白質の量が変化する。
- この機序のため，作用発現は速効性ではなく数時間かかる。

■糖質コルチコイドの分泌（図2）
- 糖質コルチコイドの合成・分泌は視床下部-下垂体部-副腎皮質（H-P-A）系によって，調節されている。
- 視床下部神経から遊離された副腎皮質刺激ホルモン放出ホルモン（CRH）が下垂体前葉から副腎皮質刺激ホルモン（ACTH）を分泌させる。次にACTHは副腎皮質束状層を刺激し，コルチゾルを合成・分泌させる。
- 分泌されたコルチゾルはH-P系に負のフィードバックをかける。

■糖質コルチコイドの抗炎症作用と抗免疫作用
- 糖質コルチコイドは種々の細胞に影響を及ぼし，炎症反応を惹起する主要因子の産生を抑制する（図1）。総合的な効果として，浮腫，毛細血管拡張，フィブリン沈着，好中球遊走，食作用，線維芽細胞増殖，肉芽形成など，すべての炎症過程（p.66，「非ステロイド性抗炎症薬の作用機序，副作用，適応を述べよ」の図1，2参照）が抑えられる。
- 細胞性免疫，ならびに，液性免疫も抑えられ，抗免疫作用を発揮する。

各種糖質コルチコイド（表2）
【特徴】
- 生体内では主にコルチゾル（ヒドロコルチゾン）が産生され，生理機能を担っている。生理作用も有害作用もコルチコステロイドの基本となる。弱い鉱質コルチコイド作用をもっており，薬用量では電解質異常や高血圧症といった副作用の原因となる。
- このため，電解質作用を弱め，または除き，抗炎症作

KEYWORDS
- コルチコステロイド
- コルチゾル
- プレドニゾロン
- デキサメタゾン

表1 糖質コルチコイドの作用とそれに関連する副作用

生理・薬理作用	副作用
糖新生の方向 　糖代謝 　脂質代謝 　　脂肪分解と合成 　蛋白質代謝 　　異化作用	糖尿病 満月様顔貌・野牛肩 体幹肥満・胃潰瘍・ 筋萎縮・にきび
電解質代謝（腎尿細管） 　Na^+の再吸収とK^+の排泄促進	浮腫・高血圧・電解質異常
骨・Ca代謝 　ビタミンDと拮抗 　　腸からのCa^{2+}吸収抑制 　　腎尿細管からのCa^{2+}再吸収抑制	骨粗鬆症・骨壊死
中枢神経作用 　認知機能や情動を調節	精神変調 （不眠・多幸症・抑うつ）
抗炎症作用 抗免疫作用	感染症
許容作用 　ホルモンや生理活性物質の活性を 　十分に発揮させる作用	
視床下部-下垂体系への作用	副腎皮質機能不全
その他	多毛・緑内障・白内障・血栓症

副腎皮質ホルモンと同様の作用を有する合成ステロイドホルモンを含めて，コルチコイドと総称する。

用を強めた合成糖質コルチコイドが治療に用いられる。
- 作用持続時間の違いにより、短時間型、中間型、長時間型および抗炎症作用の効力の違いにより、表2のように分類され、病態に合わせて薬物が選択される。

【適応】
- さまざまな疾病に伴う軽度から重度までの炎症、また免疫異常が原因の疾患、臓器移植における拒絶反応に使用される。さらに副腎機能不全、先天性副腎過形成の補充療法に用いられる。
- 多くの重篤な副作用が出現するので、治療の危険性と治療すべき疾患の重症度を熟慮し、使用が決定されるべきである。

【副作用】（表1、図3）
- 投与量が生理的濃度よりも大量、あるいは作用が強力であるため、過剰な生体反応が生じる。これが副作用となってあらわれる。
- 糖尿病、消化性潰瘍、骨粗鬆症、無菌性骨壊死、感染症の誘発、中枢神経障害、高血圧、白内障、緑内障などはmajor side effectといわれ、糖質コルチコイド薬の減量または中止の適応となる。
- 副腎皮質機能不全を起こす。長期投与後、急に中止すると反跳現象や離脱症候群を起こすことがある。投与を中止する際には徐々に減量していく。

【外用薬】
外用薬としてもさまざまな皮膚疾患に用いられる。作用が最も強力なものから弱いものまで、5段階に分類され、症状にあわせて選択する。

> **反跳現象**
> 薬物中止後、使用前の症状が再燃または悪化することをいう。

> **離脱症候群（退薬症候）**
> 常用していた薬物を中止または減量した際に特異的な症状がみられることをいう。糖質コルチコイド薬の場合には、血圧低下、ショックなどを起こす場合がある。

図1 糖質コルチコイドの作用機序

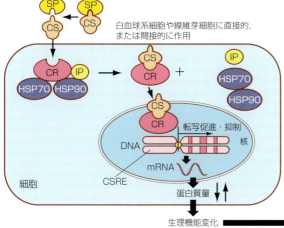

図2 視床下部-下垂体-副腎皮質系

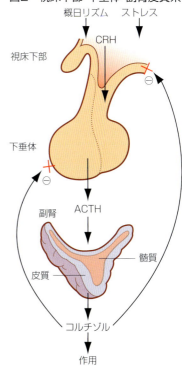

図3 副腎皮質ステロイドの主な副作用

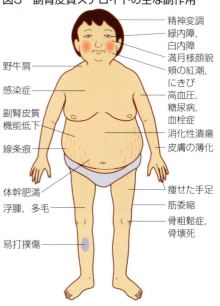

表2 代表的な副腎皮質ステロイドの作用比較

作用時間 (h)	コルチコステロイド	抗炎症作用（糖質代謝作用）	電解質作用	血中半減期 (h)
短時間型 (8〜12)	コルチゾル（ヒドロコルチゾン）	1	1	1.2〜1.5
	コルチゾン	0.8	0.8	1.2〜1.5
中間型 (12〜36)	プレドニゾロン	4	0.8	2.5〜3.3
	メチルプレドニゾロン	5	0.5	2.5〜3.3
	トリアムシノロン	5	0	2.5〜3.3
長時間型 (36〜54)	デキサメタゾン	25	0	3.5〜5.0
	ベタメタゾン	25	0	3.5〜5.0
―	アルドステロン	0.3	3,000	0.5
	フルドロコルチゾン	10	125	7.0

コルチゾルの作用を1とした場合の相対比

免疫抑制薬の作用機序，副作用，適応を述べよ

> **模範解答**
> - 免疫は生体防御機構として必須で有益な反応である。しかしアレルギーや自己免疫疾患など障害性に働くこともある。また臓器移植の際の拒絶反応の原因ともなる。
> - 免疫抑制薬は副腎皮質ステロイド，免疫系細胞に特異的に作用する薬物（特異的免疫抑制薬），細胞に毒性を発揮する薬物（細胞毒性薬）ならびに生物学的製剤（分子標的薬）に分類される。
> - 特異的免疫抑制薬はT細胞内の特定の情報伝達系を抑制，細胞毒性薬は直接細胞に毒性を発揮して免疫系を抑制する。一方生物学的製剤はサイトカインやその受容体抗体またはその受容体自身である。
> - 共通した副作用は易感染症である。

■免疫とは
- 生体が"自己"と"非自己"を識別し，"非自己"を異物として排除するために行う細胞性と体液性の反応である。
- 自然免疫と獲得（適応）免疫がある。

■獲得免疫のしくみ（図1）
- 体内に異物が侵入すると抗原提示細胞の樹状細胞やマクロファージが異物をペプチドに分解し，主要組織適合性抗原（MHC）クラスⅡにペプチドを結合して細胞膜上に提示する。
- そのMHCクラスⅡ複合体を識別できるCD4$^+$ヘルパーT細胞が刺激され，感作ヘルパーT細胞となる。
- このT細胞はさまざまなサイトカインを産生・分泌し，免疫系機能を活性化する。CD8$^+$T細胞を細胞傷害性（キラー）T細胞へ分化させる一方，B細胞を形質細胞へ分化させ，大量に抗体を産生させる。
- さらに一部のT細胞とB細胞はメモリー細胞となり，再度の異物侵入の際，迅速に対応し，生体防御を行う。

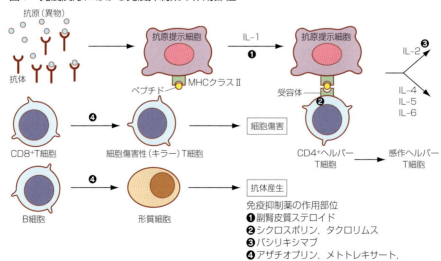

図1　免疫反応における免疫抑制薬の作用部位

各種の免疫抑制薬（表1）

- 特異的免疫抑制薬，副腎皮質ステロイド，細胞毒性薬および分子標的薬に分類される。

■特異的免疫抑制薬（図1, 2）

【作用機序】
シクロスポリンとタクロリムスはカルシニューリン活性の阻害によって，T細胞の活性化を特異的に抑制する。

①シクロスポリン

【適応】
臓器移植後の拒絶反応，自己免疫疾患（Behçet病，ネフローゼなど），アレルギー疾患など

【副作用】
ショック，腎障害，肝障害，中枢神経障害，易感染

②タクロリムス（FK506）

- シクロスポリンの約100倍の免疫抑制活性をもつ。

③エベロリムス

【適応】
心臓移植と腎移植後の拒絶反応の抑制に用いられる。

【作用機序】
エベロリムスがFKBPに結合し，その複合体がmTOR（mammalian target of rapamycin）を選択的に阻害すると考えられている。

④グスペリムス

【適応】
腎移植後の拒絶反応に用いられる。

【作用機序】
細胞傷害性Tリンパ球の前駆細胞から細胞傷害性Tリンパ球への成熟および細胞傷害性Tリンパ球の増殖を抑制する。また活性化Bリンパ球の増殖または分化を抑制することによって抗体産生を抑える。

KEYWORDS
- 特異的免疫抑制薬
- 細胞毒性薬
- 分子標的薬
- 副腎皮質ステロイド

mTOR
セリン・スレオニンキナーゼであり細胞の増殖，運動，生存および蛋白質合成に関与。

表1 免疫抑制薬

分類	薬物名	適応症
細胞毒性薬		
アルキル化薬	シクロホスファミド	重症型全身エリテマトーデス，全身性血管炎
代謝拮抗薬	アザチオプリン	臓器移植後の拒絶反応
	メトトレキサート	関節リウマチ
	ミゾリビン	腎移植後の拒絶反応，ループス腎炎，ネフローゼ症候群，関節リウマチ
	ミコフェノール酸モフェチル	臓器移植後の拒絶反応
副腎皮質ステロイド	プレドニゾロン デキサメタゾン	臓器移植後の拒絶反応，自己免疫疾患，アレルギー疾患
特異的免疫抑制薬	シクロスポリン タクロリムス	臓器移植後の拒絶反応，自己免疫疾患，アレルギー疾患など
	エベロリムス	心臓移植，腎移植後の拒絶反応
	グスペリムス	腎移植後の拒絶反応
生物学的製剤（分子標的薬）	バシリキシマブ 抗IL-2受容体抗体	腎移植後の拒絶反応
	トシリズマブ 抗IL-6受容体抗体	関節リウマチ，Castleman病
	インフリキシマブ 抗TNF-α抗体	関節リウマチ，Crohn病，潰瘍性大腸炎，Behçet病による難治性網膜ぶどう膜炎など
	アダリムマブ 抗TNF-α抗体	関節リウマチ，Crohn病，潰瘍性大腸炎，若年性特発性関節炎
	エタネルセプト 可溶性TNFα受容体	関節リウマチ

抗炎症薬

■副腎皮質ステロイド
（p.78,「副腎皮質ステロイドの作用機序, 副作用, 適応を述べよ」も参照）
- 合成糖質コルチコイドのプレドニゾロンやデキサメタゾンなどが用いられる。

【作用機序】（図1）
- 大量の糖質コルチコイドの投与は速い一過性の末梢血リンパ球減少を生じ, 骨髄への分布を増やす。
- マクロファージの貪食作用や抗原提示機能を低下させる。
- $CD8^+$T細胞やB細胞の分化・増殖を抑制する。

【適応】臓器移植, 自己免疫疾患, 各種アレルギー疾患
【副作用】易感染症, 消化性潰瘍, 糖尿病, 精神障害, 骨粗鬆症など

■細胞毒性薬
（p.150,「抗腫瘍薬を分類し, それぞれの代表的な薬物の作用機序, 副作用, 適応を述べよ」も参照）
- 抗悪性腫瘍薬のなかで, アルキル化薬と代謝拮抗薬が使用される。
- 分化・増殖の盛んな細胞に影響する特徴（遺伝子合成抑制）を利用したものである。

代謝拮抗薬
①アザチオプリン
【適応】
臓器移植後の拒絶反応, ステロイド依存性のCrohn病の寛解など
【副作用】
骨髄機能抑制, ショック様症状, 易感染, 肝機能障害, 悪性新生物, 消化管障害など

②メトトレキサート
【適応】
関節リウマチ
【副作用】
ショック（アナフィラキシー）, 骨髄障害, 易感染, 肝障害, 腎障害, 間質性肺炎など

③ミゾリビン
【適応】
腎移植後の拒絶反応, ループス腎炎, ネフローゼ症候群, 関節リウマチ
【副作用】
骨髄機能抑制, 易感染, 間質性肺炎, 急性腎不全など

図2　シクロスポリンとタクロリムスの作用機序

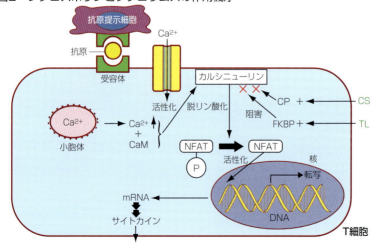

CS：シクロスポリン
TL：タクロリムス
CP：シクロフィリン
FKBP：FK（タクロリムス）結合蛋白質
NFAT：活性化T細胞核因子
CaM：カルモジュリン
P：リン酸

抗原刺激でT細胞内のCa^{2+}濃度が上昇し, カルモジュリン（CaM）と結合する。Ca^{2+}/CaMはカルシニューリン（蛋白質脱リン酸化酵素）を活性化する。その結果, 遺伝子転写調節因子のNFATが脱リン酸化されて核内へ移行する。NFATはサイトカイン産生遺伝子を活性化し, 転写が促進される。シクロスポリンとタクロリムスはそれぞれシクロフィリンとFK結合蛋白質に結合してカルシニューリンの作用を阻害し, その結果, サイトカイン産生を抑制する。

④ミコフェノール酸モフェチル
【作用機序】
イノシンーリン酸脱水素酵素を不競合的，可逆的かつ特異的に阻害することにより，GTP，デオキシGTPを枯渇させ，DNA合成を抑制する。
【適応】
臓器移植後の拒絶反応
【副作用】
易感染，進行性多巣性白質脳症，BKウイルス腎症など

アルキル化薬
【作用機序】（図1）
・DNAをアルキル化し，DNA複製を抑制する。
① シクロホスファミド
【適応】
重症型全身エリテマトーデス，全身性血管炎
【副作用】
ショック（アナフィラキシー），骨髄機能抑制，出血性膀胱炎，易感染，消化管障害，間質性肺炎など

■分子標的薬
・リンパ球やサイトカインに対するモノクローナル抗体，サイトカイン受容体などである。
① バシリキシマブ
【作用機序】（図1）
・ヒト/マウスキメラ型抗IL-2受容体モノクローナル抗体。
【適応】
腎移植後の拒絶反応
【副作用】
アナフィラキシー反応，易感染症など
② トシリズマブ
・抗ヒトIL-6受容体モノクローナル抗体
【適応】
関節リウマチ，Castleman病
③ インフリキシマブ
・抗ヒトTNF-α抗体
【適応】
関節リウマチ，Crohn病，潰瘍性大腸炎，Behçet病による難治性網膜ぶどう膜炎など
④ アダリムマブ
・抗ヒトTNF-αモノクローナル抗体
【適応】
関節リウマチ，Crohn病，潰瘍性大腸炎，若年性特発性関節炎
⑤ エタネルセプト
・ヒト型可溶性TNF-α受容体
【適応】
関節リウマチ

呼吸器作用薬

気管支喘息，慢性閉塞性肺疾患（chronic obstructive pulmonary disease；COPD）に用いる薬物について代表的な薬物名，作用機序，有害作用を述べよ

模範解答

- 気管支喘息は，気道の慢性炎症により気道リモデリング・狭窄と気道過敏性が進行し，アレルゲン曝露などにより急性増悪（喘鳴・呼吸困難）をきたす疾患である（図1）。
- 抗炎症治療の中心は，吸入副腎皮質ステロイド（糖質コルチコイド）である（表1, 2, 図2）。気管支拡張作用を示す長時間作用性β_2-アドレナリン受容体アゴニスト（吸入薬，貼付薬，経口薬），経口ロイコトリエン受容体アンタゴニストや経口徐放性テオフィリンも併用される（表1，図3）。急性増悪期には，吸入短時間作用性β_2-アドレナリン受容体アゴニスト，経口副腎皮質ステロイドの短期間の間欠的全身投与が用いられる（表2）。
- COPDは，炎症の誘因，肺病理像，薬物に対する反応，呼吸困難の誘発因子の点で気管支喘息とは異なる疾患であり，治療では吸入長時間作用性ムスカリン受容体アンタゴニストが第一選択薬である。

■気管支喘息について

気管支喘息の病態概念と治療方針の変遷

- 喘息は，従来の概念では，気道の可逆性閉塞症候群であり，治療も急性増悪期の呼吸困難寛解が目的であった。1990年代以降，気道生検や気管支肺胞洗浄の所見により，喘息が中枢気道（重症では末梢気道も）の好酸球を主体とした慢性炎症性疾患であることが明らかにされ，現在では，抗炎症薬を主軸として気管支拡張薬を併用する治療方針が採用されている。
- 喘息治療として，病因アレルゲンの同定・回避，減感作療法，抗アレルギー薬，抗IgE抗体がある。

アトピー性喘息・非アトピー性喘息と発作誘発の機序（図1）

- アトピー性喘息（I型アレルギーで生じる。IgEが関与。アレルゲンは同定可能。乳〜小児期に発症）と非アトピー性喘息（I型アレルギーで生じる。IgEは関与しない。アレルゲンは同定困難。40歳以降に発症）のいずれにおいても，気道炎症が存在し，アセ

表1　代表的な喘息長期管理薬

1. 副腎皮質ステロイド（糖質コルチコイド）
a. 吸入ステロイド薬（inhaled corticosteroid；ICS）
プロピオン酸ベクロメタゾン　プロピオン酸フルチカゾン
ブデソニド　シクレソニド　モメタゾン
b. 経口ステロイド
2. 長時間作用性β_2-アドレナリン受容体アゴニスト
(long-acting β_2-agonist；LABA)
a. 吸入薬
キシナホ酸サルメテロール
b. 貼付薬
ツロブテロール
c. 経口薬
塩酸プロカテロール　塩酸クレンブテロール
フマル酸ホルモテロール　塩酸ツロブテロール
塩酸マブテロール
3. 吸入ステロイドと吸入長時間作用性β_2-アドレナリン受容体アゴニストの配合薬
プロピオン酸フルチカゾン/キシナホ酸サルメテロール
ブデソニド/フマル酸ホルモテロール
4. ロイコトリエン受容体アンタゴニスト
プランルカスト水和物　ザフィルルカスト
モンテルカスト
5. 徐放性テオフィリン
6. 抗IgE抗体オマリズマブ
7. メディエーター遊離抑制薬
8. ヒスタミンH_1-受容体アンタゴニスト
9. トロンボキサンA_2合成阻害薬
トロンボキサンA_2-受容体アンタゴニスト
10. Th2（T-helper type 2）サイトカイン合成阻害薬

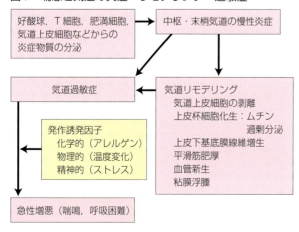

図1　喘息と気道の炎症・リモデリング・過敏症

チルコリン，ヒスタミンに対して気道は過敏に収縮する。この気道過敏性が喘息の特徴的な病態である。
- アトピー性喘息の治療として，病因アレルゲンの同定・回避，減感作療法，抗アレルギー薬，抗IgE抗体がある。
- 発作誘発因子としては，アレルゲンによる感作, ウイルス感染, 大気汚染, 体動, 温度・湿度変化, 食物・添加物, 飲酒, 激しい感情変動（喜び，怒り，不安，悲しみ），ストレスなどがある。

気道リモデリング（図1）
- 喘息の気道炎症では，好酸球，T細胞，肥満細胞と気道構築細胞（気道上皮細胞，気道平滑筋細胞など）から，炎症性サイトカインやオータコイドが分泌され，気道上皮細胞の剥離，気道上皮杯細胞への化生，気道上皮下の基底膜肥厚，平滑筋肥厚，血管新生，粘膜浮腫などの気道リモデリングが進行し，気道狭窄の可逆性を損なう。COPDと異なり，肺胞構造の破壊や気腫化は伴わない。

禁忌：循環器疾患を合併する場合
- 気管支喘息患者には，原則として，β-アドレナリン受容体アンタゴニスト（高血圧・不整脈治療や狭心症予防に頻用される）の投与は禁忌である。

気管支喘息の治療薬（表1，2）
■吸入副腎皮質ステロイド（糖質コルチコイド）
【作用機序】
- グルコ（糖質）コルチコイド・レスポンシブ・エレメントに結合し，炎症メディエーター［シクロオキシゲネース2（COX2），インターロイキンファミリーなど］の遺伝子転写を抑制する。
- リポコルチン（アネキシンI）合成促進を介してホスホライペースA_2を阻害し，細胞膜からのアラキドン酸遊離・エイコサノイド産生を抑制する。

【特徴】
- ステロイドの全身的有害作用を最小限に抑えるため，吸入副腎皮質ステロイドが第一選択薬である。吸入ステロイドにより喘息発作入院や喘息死が予防されるので，喘息発症早期からの投与が推奨されている（表2）。加圧式ガスによる定量噴霧吸入器や自己の吸気によるドライパウダー吸入器を用いて吸入する。
- 吸入ステロイドの粒子や溶解液の違いにより肺内到達率は異なるが，10〜40%である（図2）。粒子径の小さい薬物は，高い肺内・末梢気道到達率を示し，末梢気道炎症抑制に有効である。
- 口腔内に沈着したステロイドが，嚥下されると消化管よ

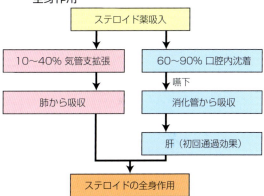

図2　吸入ステロイドの運命：気管支拡張作用と全身作用

表2　喘息治療のステップ（JGL2012：Japanese Guidelines for Prevention and Management of Asthma 2012年による）

		治療ステップ 1	治療ステップ 2	治療ステップ 3	治療ステップ 4
長期管理薬	基本治療	吸入ステロイド（低用量）	吸入ステロイド（低〜中用量）	吸入ステロイド（中〜高用量）	吸入ステロイド（高用量）
		上記が使用できない場合は以下のいずれかを用いる LTRA テオフィリン徐放製剤 ※症状がまれならば必要なし	上記で不十分な場合に以下のいずれか1剤を併用 LABA LTRA テオフィリン徐放製剤	上記に下記のいずれか1剤，あるいは複数を併用 LABA LTRA テオフィリン徐放製剤	上記に下記の複数を併用 LABA LTRA テオフィリン徐放製剤 上記のすべてでも管理不良の場合は下記のいずれかあるいは両方を追加 抗IgE抗体[2] 経口ステロイド[3]
	追加治療	LTRA 以外の抗アレルギー薬[1]	LTRA 以外の抗アレルギー薬[1]	LTRA 以外の抗アレルギー薬[1]	LTRA 以外の抗アレルギー薬[1]
発作治療[4]		吸入 SABA	吸入 SABA	吸入 SABA	吸入 SABA

LTRA：ロイコトリエン受容体アンタゴニスト，LABA：長時間作用性β_2-アドレナリン受容体アゴニスト，SABA：短時間作用性β_2-アドレナリン受容体アゴニスト
1）抗アレルギー薬は，メディエーター遊離抑制薬，ヒスタミンH_1-受容体アンタゴニスト，トロンボキサンA_2合成阻害薬，トロンボキサンA_2-受容体アンタゴニスト，Th2サイトカイン合成阻害薬を指す。
2）通年性吸入抗原に対して陽性かつ血清総IgE値が30〜700IU/mLの場合に適用となる。
3）経口ステロイドは短期間の間欠的投与を原則とする。他の薬剤で治療内容を強化し，かつ短期間の間欠投与でもコントロールが得られない場合は，必要最少量を維持量とする。
4）軽度の発作までの対応を示す。

呼吸器作用薬

り吸収される（図2）。ステロイドが，消化管から吸収されにくく，肝での初回通過効果により迅速に不活性化されることは，副作用の発現を低下させる。

- シクレソニド（不活性型プロドラッグ）(表1)は，肺エステラーゼにより脱イソブチリル・シクレソニド（活性型ドラッグ，糖質コルチコイド受容体に結合する）に変換され薬物作用を発現する。脱イソブチリル・シクレソニドは，可逆的に脂肪酸と抱合体を形成し肺内に貯留するので，作用持続が長い（1日1回投与）。
- 経口薬・貼付薬と比較して，吸入薬に対する患者の服薬コンプライアンスは低い。吸入ステロイドと吸入長時間作用性β2-アドレナリン受容体アゴニストの合剤は（表1），両薬物の同時吸入を可能にし，喘息患者の吸入薬コンプライアンスを改善した。

【有害作用】
- 吸入ステロイドの局所での有害作用は，口腔・咽頭カンジダ症（常在菌カンジダの増殖），嗄声（喉頭筋・声帯の運動障害）などであり，吸入後のうがいにより予防する。
- 全身の有害作用として，ステロイド白内障（機序不詳），ステロイド緑内障（眼房水排出低下），皮膚（菲薄化），骨粗鬆症，視床下部・下垂体・副腎皮質系の抑制が，まれに出現する。

■ 長時間作用性β2-アドレナリン受容体アゴニスト
【作用機序】（図3）
- 気管支平滑筋細胞β2-アドレナリン受容体-Gs-AC-cAMP-PKA系を活性化し，平滑筋を弛緩させる。

【特徴】
- 単独療法ではなく，吸入ステロイドと併用する。
- 長時間作用性β2-アドレナリン受容体アゴニストは，脂溶性が高く，細胞膜での貯留時間・作用持続（8～12時間）が長い。

【β2-アドレナリン受容体のdown-regulation】
- β2-アドレナリン受容体アゴニストの長期投与により，細胞膜β2-アドレナリン受容体の数が減少（down-regulation）し，作用が減弱することがある。
- 好酸球，肥満細胞において，β2-アドレナリン受容体活性化は炎症性メディエーター分泌を抑制する。しかし，β2-アドレナリン受容体アゴニストによりβ2-アドレナリン受容体がdown-regulationされると，β2-アドレナリン受容体アゴニストの炎症性メディエーター分泌抑制作用は低下する。

図3 β2-アドレナリン受容体アゴニスト，テオフィリン（アミノフィリン），ロイコトリエン受容体アンタゴニストの気管支平滑筋弛緩機序

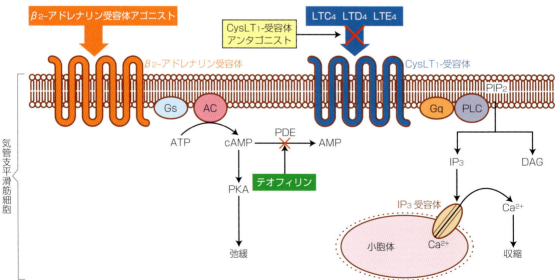

Gs：Gs蛋白質，AC：アデニレート・サイクレース，cAMP：サイクリックAMP，PDE：ホスホジエステラーゼ，PKA：cAMP依存性プロテイン・カイネース，CysLT₁：システイニル・ロイコトリエンLT1，LTD₄：ロイコトリエンD4（C4，E4），Gq：Gq蛋白質，PIP₂：ホスファチジルイノシトール二リン酸，PLC：ホスホライペースC，IP₃：イノシトール三リン酸，DAG：ジアシルグリセロール
ムスカリン受容体アンタゴニストのCOPDにおける気管支平滑筋弛緩機序については，「COPDの治療薬」（p.87）参照。

【有害作用】
- 骨格筋β2-アドレナリン受容体刺激により振戦が起こることがある。
- 基礎疾患として冠血管不全や不整脈のある場合には，β1-アドレナリン受容体刺激作用により，それらが増悪することがある。

■ロイコトリエン受容体アンタゴニスト
【作用機序】（図3）
- CysLT1（システイニル・ロイコトリエン1）受容体とLT（ロイコトリエン）D4（LTC4，LTE4）との結合を競合的に阻害する。

【特徴】
- LTD4（LTC4，LTE4）による気管支平滑筋収縮，血管透過性亢進を阻害し，気道炎症を抑制する。
- 治療効果には個人差がある（レスポンダーとノンレスポンダーの両群がある）。

■徐放性テオフィリン
【作用機序】（図3）
- ホスホジエステラーゼを阻害し，cAMP増加，気管支平滑筋を弛緩させる。

【特徴，有害作用】
- 治療濃度と中毒濃度（血中濃度〜25μg/mL：嘔気・嘔吐，頻脈，30〜40μg/mL：不整脈，不安，40〜60μg/mL：けいれん，せん妄）が近く，血中テオフィリン濃度を測定することが望ましい。

■慢性閉塞性肺疾患（chronic obstructive pulmonary disease；COPD）について
COPDと気管支喘息
- COPDは，以下の点で気管支喘息と異なり，両者は異なる疾患である。炎症の誘因が喫煙などの有害物質への曝露，体動時の呼吸困難，好中球主体の炎症，肺病理像（肺胞構造の破壊・気腫化など）であり，治療薬に対する反応性（下記COPDの治療薬参照）も異なる。
- しかし，臨床症状に類似点も多く，また，両疾患が合併していることも多い。とりわけ，喫煙歴のある高齢者喘息では，合併（〜30％）が多い。

●COPDの治療薬 （図3）
■吸入長時間作用性ムスカリン受容体アンタゴニスト
【作用機序】
- COPDの治療では，気管支喘息とは異なり，吸入長時間作用性ムスカリンM3受容体アンタゴニスト（チオトロピウム）が，第一選択薬として単独で有効である。チオトロピウムは，M3受容体-Gq-PLC-IP3-小胞体からのCa^{2+}遊離のシグナル伝達を阻害し，気管支平滑筋を弛緩させる（図3）。

【有害作用】
- ムスカリン受容体アンタゴニストであるので，緑内障の眼圧上昇，前立腺肥大症の排尿困難を起こすことがある。

【特徴】
- 吸入長時間作用性β2-アドレナリン受容体アゴニスト，吸入ステロイド，それらの両者の配合薬は，ムスカリンM3受容体アンタゴニストに追加して併用される。
- 配合薬である吸入ムスカリンM3受容体アンタゴニスト（グリコピロニウム）／吸入長時間作用性β2-アドレナリン受容体アゴニスト（マレイン酸インダカテロール）も利用できる。

【禁忌】
- インダカテロールは，気管支喘息治療を目的とした薬物ではなく，喘息の治療には使用できない。気管支喘息を合併したCOPDに投与する場合には，気管支喘息の管理を十分行うこと。

KEYWORDs
- 吸入ステロイド
- 長時間作用性β2-アドレナリン受容体アンタゴニスト
- ロイコトリエン受容体アンタゴニスト
- テオフィリン
- 吸入長時間作用性ムスカリン受容体アンタゴニスト

喘息重積発作など重症の発作
【特徴】
- β2-アドレナリン受容体アゴニストの反復吸入，静脈投与用ステロイドの点滴静注，アドレナリン皮下注，テオフィリン点滴静注が用いられる。
- アドレナリンは，β2-アドレナリン受容体による気管支平滑筋弛緩作用とα1-アドレナリン受容体による気道粘膜浮腫軽減作用を示し，呼吸困難を軽減する。

【禁忌】
- 静脈投与用ステロイドは，水溶性にするため側鎖にコハク酸，あるいは，リン酸の結合したエステル構造をとり，また，防腐剤が添加されている。静脈投与用ステロイドを，急速に静脈投与すると激しい喘息発作を引き起こす可能性がある。

アスピリン喘息（種々の非ステロイド性抗炎症薬に対する過敏反応による喘息）
アスピリンなど非ステロイド性抗炎症薬投与によるシクロオキシゲナーゼ1（COX1）阻害が，システイニル・ロイコトリエン産生の過剰を招き，喘息（非アレルギー性喘息）を引き起こす。発症原因は不明である。

消化器作用薬

消化性潰瘍治療薬の代表的な薬物名，作用機序，副作用を述べよ

模範解答

- 消化性潰瘍の主要因は，*H. pylori*感染と非ステロイド性抗炎症薬であり，胃酸は潰瘍形成において増強因子と位置付けられている。
- プロトンポンプ阻害薬は最も強力な胃酸分泌抑制作用をもつ。
- *H. pylori*陽性潰瘍では3剤併用による除菌療法が必要である。

■消化性潰瘍の成因（図1）

- 壁細胞より分泌される酸が上部消化管粘膜に対して絶対的な攻撃因子と位置付けられ，粘膜側の防御因子とのバランスが崩れ，防御因子に比べて攻撃因子が強くなり，潰瘍が形成されるというbalance theoryが唱えられていた。
- 近年，*Helicobacter pylori* (*H. pylori*)菌が発見され，攻撃因子として*H. pylori*感染，非ステロイド性抗炎症薬が潰瘍形成の主要因であり，胃酸は増悪因子と考えられている。

図1（A） 消化性潰瘍の成因

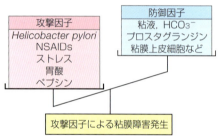

以前よりbalance theoryにおいて胃酸は潰瘍発生に必須の因子とされていたが，近年になり*H. pylori*，NSAIDsが主要な攻撃因子であり，胃酸は増強因子として働いている。

図1（B） 現在考えられている消化性潰瘍の成因

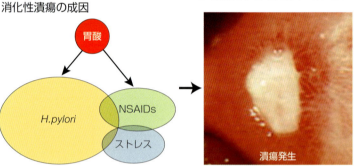

図2 壁細胞による胃酸分泌機序と酸分泌抑制薬の作用機序

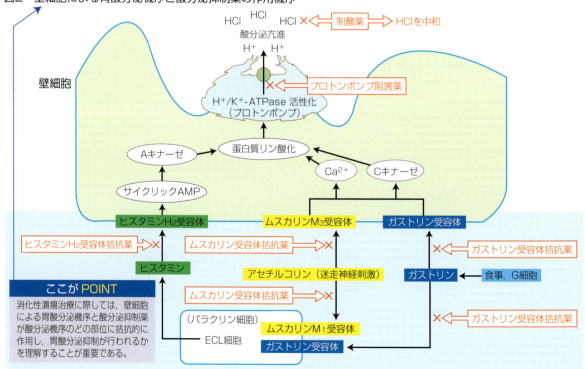

ここがPOINT

消化性潰瘍治療に際しては，壁細胞による胃酸分泌機序と酸分泌抑制薬が酸分泌機序のどの部位に拮抗的に作用し，胃酸分泌抑制が行われるかを理解することが重要である。

■胃酸分泌機構（図2）

- 壁細胞の細胞膜上にはヒスタミンH_2受容体，ムスカリンM_3受容体，ガストリン受容体が存在する。
- ヒスタミンはヒスタミンH_2受容体，アセチルコリン（ACh）はムスカリンM_3受容体，ガストリンはガストリン受容体にそれぞれ結合し，細胞内伝達機構によりプロトンポンプ（H^+/K^+-ATPase）に伝達され，Cl^-とともに胃酸を分泌する。
- Achやガストリンはガストリン細胞enterochromaffin-like cell（ECL細胞）にもその受容体が存在し，ECL細胞からのヒスタミンの分泌も促進し，壁細胞からの酸分泌を刺激する。

■粘膜防御機構（図3）

- 胃粘膜細胞は種々の粘膜防御機構をもつ。粘液・重炭酸イオン（HCO_3^-）・リン脂質バリアー，粘膜上皮細胞による損傷修復作用，内因性プロスタグランジンによる細胞保護作用などにより損傷の予防，修復を行っている。

■消化性潰瘍治療の基本（図4）

- 胃酸は絶対的な攻撃因子ではないが，治療においては酸分泌の抑制が重要である。

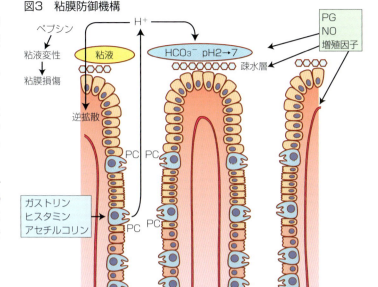

図3　粘膜防御機構

胃底腺の壁細胞（PC）からの酸分泌は，ガストリン，ヒスタミン，アセチルコリンにより刺激される。粘膜防御機構は，主に酸・ペプシンに対する粘膜保護に働き，管腔側より前上皮（粘液/重炭酸），上皮（細胞構築，細胞回転），上皮下（血流・微小循環）に分類される。プロスタグランジン（PG），一酸化窒素（NO），増殖因子などの多彩な因子により粘膜抵抗性が維持される。

（EBMに基づく胃潰瘍診療ガイドライン，第2版，じほう，2007. より引用）

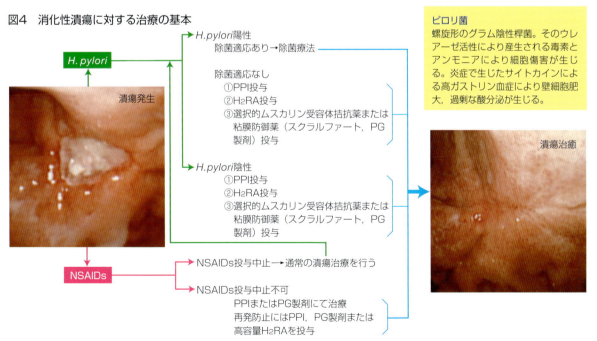

図4　消化性潰瘍に対する治療の基本

ピロリ菌
螺旋形のグラム陰性桿菌。そのウレアーゼ活性により産生される毒素とアンモニアにより細胞傷害が生じる。炎症で生じたサイトカインによる高ガストリン血症により壁細胞肥大，過剰な酸分泌が生じる。

NSAIDs：非ステロイド性抗炎症薬，PPI：プロトンポンプ阻害薬，H₂RA：ヒスタミンH_2受容体拮抗薬，PG製剤：プロスタグランジン製剤
（EBMに基づく胃潰瘍診療ガイドライン，第2版，じほう，2007. より引用）

消化器作用薬

> **プロトンポンプ阻害薬**
> H^+/K^+-ATPase（プロトンポンプ）のSH基と反応し不可逆的に阻害する。H^+/K^+-ATPaseが新たに合成されるまで酸分泌は回復しない。

消化性潰瘍治療薬の種類（表1）

■胃酸分泌抑制薬（図2）

①プロトンポンプ阻害薬（PPI）（オメプラゾールなど）

【作用機序】
- 壁細胞による胃酸分泌機構の最終段階であるH^+/K^+-ATPase（プロトンポンプ）を阻害し，胃酸分泌を強力かつ持続的に抑制する。
- ヒスタミン，アセチルコリン，ガストリンなどによるすべての胃酸分泌刺激に対して抑制する。
- 胃酸分泌抑制薬のなかで一番抑制作用が強力である。

【副作用】
- ショック，アナフィラキシー様症状，発疹，肝機能障害，じんま疹，便秘，下痢など。
- 長期投与にてガストリン値の上昇。

【適応】
- 胃十二指腸潰瘍，Zollinger-Ellison症候群（膵島細胞のガストリン分泌腫瘍が原因），逆流性食道炎。

②ヒスタミンH_2受容体拮抗薬（ファモチジン）

【作用機序】
- ヒスタミンが壁細胞のヒスタミンH_2受容体の結合を競合的に阻害し胃酸分泌を抑制する。
- ヒスタミンは迷走神経刺激や幽門粘膜のG細胞から分泌されるガストリン刺激でも放出されるため，これらの刺激による胃酸分泌も抑制する。

【副作用】
- ショック，アナフィラキシー様症状，発疹，肝機能障害，白血球増多，好酸球増多，便秘など。

【適応】
- 胃十二指腸潰瘍，Zollinger-Ellison症候群（膵島細胞のガストリン分泌腫瘍が原因），逆流性食道炎。

③選択的ムスカリン受容体拮抗薬（ピレンゼピンなど）

【作用機序】
- アセチルコリン受容体のM_1は迷走神経刺激による酸およびペプシンの分泌，M_2は消化管運動の亢進，M_3は壁細胞による胃酸分泌に関与している。
- 選択的M_1アセチルコリン受容体拮抗薬は主にM_1受容体を阻害するが，M_3受容体をも阻害し胃酸を分泌抑制する。

【副作用】
- ショック，アナフィラキシー様症状，無顆粒球，口渇，便秘，下痢など。

④抗コリン薬（ブチルスコポラミン）

【作用機序】
- 壁細胞のムスカリンM_3受容体において，迷走神経より遊離されるAChと競合し胃酸分泌と胃運動機能を抑制する。

【副作用】
- ショック，アナフィラキシー様症状，視調節障害，口渇，便秘，心悸亢進，排尿困難など。

【投与禁忌】
- 緑内障，前立腺肥大症による排尿障害，出血性大腸炎，麻痺性イレウス，重篤な心疾患。

⑤ガストリン受容体拮抗薬（プログルミド）

【作用機序】
- 壁細胞のガストリン受容体にて，主に食事による胃壁伸展や胃内pHの上昇により分泌されたガストリンと競合し，胃酸分泌を抑制する。しかし，酸抑制作用は非常に弱い。

表1 消化性潰瘍治療薬の種類

酸分泌抑制薬	粘膜防御因子増強薬	*Helicobacter pylori* 除菌薬
プロトンポンプ阻害薬 ヒスタミンH_2受容体拮抗薬 選択的ムスカリン受容体拮抗薬 抗コリン薬 抗ガストリン薬 制酸薬	スクラルファート プロスタグランジン製剤 粘液産生分泌促進薬 粘膜微小循環改善薬	3剤併用療法として， クラリスロマイシン，アモキシリン，プロトンポンプ阻害薬 （またはメトロニダゾール，アモキシリン，プロトンポンプ阻害薬）

【副作用】
- 口渇，便秘，嘔吐，嘔気，発疹など。

⑥制酸薬（炭酸水素ナトリウム）
【作用機序】
- 胃酸を中和し，胃粘膜の被覆により胃酸刺激を緩和する。
- アルミニウム製剤は制酸作用が弱いが，粘膜保護作用とペプシン不活化作用がある。

【副作用】
- 炭酸水素ナトリウム製剤ではアルカローシス，マグネシウム製剤では下痢，高マグネシウム血症，カルシウム製剤では高カルシウム血症，アルミニウム製剤では便秘，アルミニウム脳症，アルミニウム骨症，テトラサイクリンと複合体形成。

【禁忌】
- 透析療法患者。

■防御因子増強薬（図5）
- 単剤で複数の作用機序をもつ。潰瘍治療では胃酸分泌抑制薬との併用投与。

①スクラルファート
【作用機序】
- 損傷部の蛋白と結合して防御被膜を形成し，物理的に損傷部を被覆し，攻撃因子による侵襲から保護し，潰瘍治癒を促進する。また，直接作用してペプシン活性を阻害する。

【副作用】
- 便秘，発疹，じんま疹。

【禁忌】
- 透析療法患者（長期投与によりアルミニウム脳症，アルミニウム骨症が現れることがある）。

②プロスタグランジン製剤（PGE$_1$，PGE$_2$）
【作用機序】
- 壁細胞のプロスタグランジンE受容体を刺激して胃酸分泌を抑制する。
- 胃粘液およびHCO_3^-産生を亢進し，胃粘膜血流を増加し，粘膜保護作用を示す。

【副作用】
- ショック，アナフィラキシー様症状，下痢，腹痛，発疹，肝機能障害。

【禁忌】
- 妊婦または妊娠の可能性のある患者。

■Helicobacter pylori除菌薬
- プロトンポンプ阻害薬（PPI）＋アモキシリン＋クラリスロマイシンの3剤併用療法。
- 一次除菌不能の場合はPPI＋アモキシリン＋メトロニダゾールで再除菌。

【作用機序】
- アモキシリン：細菌の細胞膜合成を阻害し，細菌を死滅させる。
- クラリスロマイシン：細菌の蛋白質合成を阻害し細菌の増殖を抑える。
- PPI：胃内のpHを中性に保ち，2つの抗菌活性を最大限にする。ウレアーゼ活性を低下させる。

【3剤併用療法の副作用】
- 下痢，軟便，味覚異常，口内炎，発疹など。

KEYWORDS
- 消化性潰瘍
- *Helicobacter pylori*菌
- プロトンポンプ阻害薬
- 酸分泌抑制薬
- 粘膜防御因子増強薬
- *Helicobacter pylori*除菌薬

マグネシウムの緩下作用，アルミニウムの便秘作用を調整するため両方を混合して用いる。

メトクロプラミド
制吐薬。D_2-ドパミン受容体を阻害し，胃の蠕動運動を促進する。

図5 粘膜防御因子増強薬の作用機序

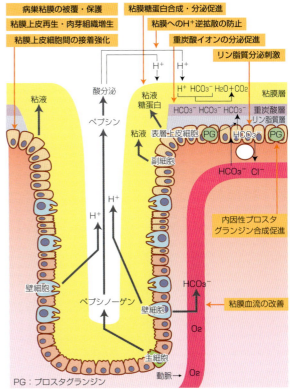

（EBMに基づく胃潰瘍診療ガイドライン，第2版，じほう，2007．より引用）

消化器作用薬

下剤と止瀉薬の代表的な薬物名，作用機序，副作用，禁忌を述べよ

模範解答

- 日常よく遭遇する便秘は機能性便秘であり，とくに弛緩性便秘，けいれん性便秘，直腸性便秘が重要であり，それぞれの便秘の機序を理解し，適切な下剤を使用する。
- 器質性便秘では原因疾患を見逃さない（下剤の使用は禁忌）。
- 下痢の診療はまず原因疾患の診断と治療が重要である。
- 安易に止瀉薬の投与はしてはいけない。

■便秘の原因
- 表1に示す。

下剤の種類（表2，図1）
■機械的下剤
①塩類下剤（酸化マグネシウムなど）
【作用機序】
- 腸管内の浸透圧を上昇させ，腸管内に水分移行を促進させ，腸内容物が軟化し軟便，水様便を排出。
- 内容物の膨張にて腸管を刺激する。

【副作用】
- 腹痛，下痢，高マグネシウム血症

【慎重投与】
- 腎障害，心機能障害，下痢，高マグネシウム血症

②膨張性下剤（セルロースなど）
【作用機序】
- 腸管内で粘性のコロイドとなり腸内容物に浸透して容積を増大させ，それにより腸管を物理的に刺激し，蠕動を亢進させ排便を促す。

【副作用】
- 悪心，嘔吐，腹部膨満など

【禁忌】
- 急性腹症が疑われる患者，重症な硬結便のある患者，妊婦または妊娠の可能性のある患者

表1　便秘の原因

急性便秘
機能性便秘：一過性単純便秘（食物，生活環境変化による）
器質性便秘：機械的イレウス，腸軸捻転
慢性便秘
機能性便秘
弛緩性便秘：腸管の緊張低下，運動低下により便秘
けいれん性便秘：腸管の緊張亢進による便秘。兎糞状の便が排出
直腸性便秘：排便反射の低下による便秘
器質性便秘
腸疾患：イレウス（腫瘍，炎症，腸管癒着など）
全身性疾患：代謝性疾患，内分泌性疾患，神経性疾患など
薬物性便秘：抗コリン薬，モルヒネ製剤，抗うつ薬，抗Parkinson薬など

表2　下剤の種類

機械的下剤
浸透圧性下剤
塩類下剤（酸化マグネシウム）
糖類下剤（ラクツロース）
膨張性下剤（セルロース）
浸潤性下剤（流動性パラフィン）
刺激性下剤
小腸刺激性下剤（ヒマシ油）
大腸刺激性下剤
（アントラキノン系）
（ジフェノール誘導体）
その他
腸液分泌増加（ルビプロストン）

③浸潤性下剤（流動性パラフィン）
【作用機序】
- 界面活性作用により便の表面張力を低下させ，硬結便に水分を浸透させ，柔らかい便として排便を促進させる。

【副作用】
- 口渇，悪心，腹痛，腹部膨満など

【禁忌】
- 急性腹症が疑われる患者，重症な硬結便のある患者，けいれん性便秘の患者

④糖類下剤（ラクツロース）
【作用機序】
- 大腸内で浸透圧作用で腸管内に水と電解質が保持され，腸内細菌によって分解され，生成した有機酸により腸管の蠕動亢進が起こり，排便が促される。

【副作用】
- 下痢，悪心，嘔吐，腹痛，鼓腸など

【禁忌】
- ガラクトース血症

■刺激性下剤
①大腸刺激性下剤（ジフェノール誘導体）
【作用機序】
- 腸管内で分解され，その分解産物の腸粘膜直接刺激および，知覚神経終末刺激による壁内神経叢反射亢進により腸管の蠕動亢進を起こし，排便を促す。

【副作用】
- 腹痛，腹鳴，悪心，嘔吐

【禁忌】
- 急性腹症が疑われる患者，重症の硬結便がある患者

②小腸刺激性下剤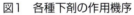（ヒマシ油）
【作用機序】
- 十二指腸でリパーゼによりリシノール酸とグリセリンに分解され，リシノール酸は蠕動運動亢進，グリセリンは粘滑作用を示す。

【副作用】
- サントニンなどの駆虫薬と併用すると，中毒を起こす。

【禁忌】
- 骨盤内充血を起こすので，妊婦への使用は禁忌。

■その他
腸液分泌増加（ルビプロストン）
【作用機序】
- 腸管内への腸液の分泌を増加させ，便を柔軟化，排便を促進させる。

【副作用】
- 頭痛，動悸，下痢，悪心，腹部不快感，嘔吐，胸部不快感

【禁忌】
- 腸閉塞，妊婦

消化管運動促進薬（制吐薬，下剤として）

①ドパミン受容体拮抗薬（メトクロプラミド）
・作用機序は，ドパミン（D2）受容体への拮抗作用によりアセチルコリンを遊離し，消化管運動を亢進させ排便を誘導する。

②選択的セロトニン（5-HT4）作動薬（テガセロド）
・作用機序は，消化管のコリン作動性神経上のセロトニン（5-HT4）受容体を刺激して，アセチルコリンを遊離し，消化管運動を亢進させ排便を誘導する。

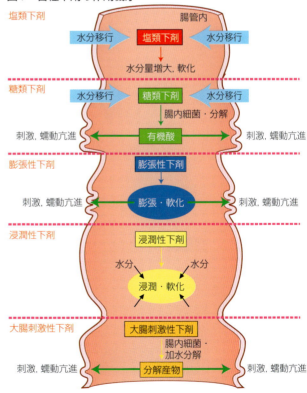

図1　各種下剤の作用機序

日比紀文，吉岡政洋編：便秘の薬物療法．協和企画，2007．より引用，一部改変

消化器作用薬

■止瀉薬投与の原則
- 下痢の原因検索とそれに対する治療を行う。
- 下痢は有害物質を排除する自己防衛であるので，むやみに止めない。
- 下痢が強く脱水症状がある場合や遷延している場合に投与する。

止瀉薬の種類（表3，図2）
■腸管運動抑制薬（軽～中等症の急性下痢症に用いる）
①抗コリン薬（ムスカリン受容体拮抗薬）
【作用機序】
- ムスカリンアセチルコリン受容体を阻害し，消化管運動抑制，消化管分泌抑制することで下痢を抑える。

【副作用】
- 視調節障害，心悸亢進，動悸，口渇，腹部膨満，排尿障害など

【禁忌】
- 緑内障，前立腺肥大による排尿障害，腸閉塞

②オピオイド（リン酸コデイン，塩酸ロペラミド）
【作用機序】
- 腸管のAuerbach神経叢神経細胞μオピオイド受容体を活性化し，腸管の運動を抑制して腸内容の停滞を起こす。また腸管分泌機能も抑制する。

表3　止瀉薬の種類

腸管運動抑制薬
抗コリン薬（ムスカリン受容体拮抗薬）
フェノキシレート系製剤
オピオイド（塩酸ロペラミド，リン酸コデイン）
収斂薬（タンニン酸アルブミン）
吸着薬（天然ケイ酸アルミニウム）
整腸薬（乳酸菌製剤など）

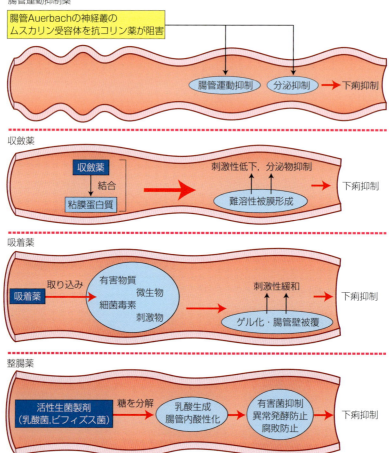

図2　止瀉薬の作用機序

【副作用】
- 悪心，嘔吐，便秘，呼吸抑制など

■収斂薬（タンニン酸アルブミンなど）
【作用機序】
- 腸粘膜表面の蛋白質と結合し難溶性沈殿膜を形成して腸粘膜を覆い，その部位よりの分泌を抑制して収斂，被膜，消炎作用を示し，下痢を抑制する。

■吸着薬（天然ケイ酸アルミニウムなど）
【作用機序】
- 腸管内で発生した細菌によって産生された有害物質（アンモニア，硫化水素など）や異常発酵による刺激物（酪酸，酢酸など），微生物，細菌毒素などを吸着し，腸管壁の刺激を緩和して下痢を抑制する。

【禁忌】
- 腸閉塞，透析療法を受けている患者

■整腸薬（乳酸菌製剤など）
【作用機序】
- 乳酸菌製剤は腸内で糖を分解して乳酸を産生し，腸内を酸性に保ち，有害菌の発育抑制（腸内細菌叢異常の改善），異常発酵，腐敗を防止し，毒性アミンやアンモニアなどの有害物質の産生を抑制し便通を整える。

- 機械的下剤
- 刺激性下剤
- 腸管運動促進薬
- 腸管運動抑制薬
- 収斂薬
- 吸着薬
- 整腸薬

下痢を起こす多くの細菌感染症にキノロン系抗菌薬がよく使用される。

スモン（SMON）病
1950年頃に，原因不明の激しい腹痛，下痢を初発症状として，足先から上行性に指先へとしびれなどの感覚障害や痛み，麻痺が出現し，やがて歩行困難に移行し，時に視力障害や失明に至る原因不明の疾患の発生が報告された。後の調査にてこの疾患は整腸剤であるクリオクノール（キノホルム）によるものと原因判明された。クリオクノールの発売中止後，この疾患の発生は終焉となった。スモン病は亜急性脊髄視神経末梢神経症（subacute-myelo-optico-neuropathy：SMON）が正式な疾患名である。

～消化器作用薬　もっと深く学ぼう！～

■炎症性腸疾患治療薬
潰瘍性大腸炎やCrohn病などの炎症性腸疾患に対しては，抗炎症・抗免疫作用をもつサラゾスルファピリジンや副腎皮質ステロイドが用いられる。特に，サラゾスルファピリジンは，内服後，腸内細菌によりアセチルサリチル酸とスルファピリジンに分解されるため，抗炎症・抗免疫作用に加え抗菌作用も併せもつ。

■胆石溶解に用いる薬物
ウルソデオキシコール酸は，クマの胆汁の主成分で，脂肪分解作用を有し，胆石表面のコレステロールを溶解する。ほかに，胆石表面のコレステロールをミセル化して溶解するケノデオキシコール酸もある。これらの胆汁酸は，肝細胞からの胆汁分泌も促進するので，胆汁うっ滞の治療にも用いる。

■肝性脳症治療薬
肝不全に伴う肝性脳症では，腸管におけるアンモニア吸収を抑制する目的でラクツロースあるいはラクチトールを投与する。これらは，緩下作用の他に，腸内を酸性化し，非イオン型アンモニアを減少させ，アンモニアの吸収を抑制する。また，特殊アミノ酸製剤（アミノレバン）は，分枝鎖アミノ酸を多く含む一方で，肝不全時に血中で増加する芳香族アミノ酸，トリプトファン，メチオニンを少なく配合しており，血中および脳内の遊離アミノ酸組成や脳内アンモニア代謝を改善するため，肝性脳症の治療に用いられる。

■嫌酒薬
大酒家（日本酒換算5合/日以上）では，脂肪肝，肝硬変，アルコール性肝炎などの肝障害がみられ，断酒が唯一有効な治療法である。ジスルフィラムは，アルデヒド脱水素酵素阻害薬であり，本薬物を服用後にエタノールを摂取するとアセトアルデヒドが分解されず，顔面紅潮，頭痛，悪心などの二日酔いに似た症状を呈する。このため，断酒に有効ではないかとされたが，作用・副作用が強い点や患者の服用が前提である点が問題である。

利尿薬の代表的な薬物名，作用機序，副作用を述べよ

模範解答

- 利尿薬は，腎尿細管のNa$^+$再吸収機構（図1）を阻害することにより，H$_2$O再吸収を抑制し，Na$^+$利尿をもたらす。
- 主に，Henle係蹄の太い上行脚に作用するループ利尿薬，遠位曲尿細管から接合尿細管に作用するチアジド系利尿薬，集合尿細管に作用するアルドステロン拮抗薬が使用される（図2）。
- 体液バランスの乱れを生じやすく，とくにK$^+$の喪失・蓄積は危険である。

浸透圧利尿薬
D-マンニトールなど，再吸収されず尿の浸透圧を高く保ち利尿作用をもたらす。脳浮腫などの治療に用いられる。

■概念

- 尿生成は糸球体濾過，尿細管再吸収，尿細管分泌の過程を経て行われる。Na$^+$はネフロン全体を通して再吸収を受けるが，尿細管の部位により再吸収率は異なっている（表1）。尿細管腔Na$^+$は，各種の再吸収機構により，電気・濃度勾配に従い受動的に，尿細管細胞内に入る。基底膜のNa$^+$, K$^+$-ATPaseは，Na$^+$を能動的に細胞外へ汲み出す（図1）。
  - 利尿薬は腎尿細管の種々の部位でNa$^+$輸送機構を阻害することでNa$^+$の再吸収を抑制し，Na$^+$利尿をもたらす。主に，心不全，肝不全，腎不全などによる体液量増加や浮腫を呈する際，循環血液量増加を伴った乏尿〜無尿の際に用いられる。

主な利尿薬：薬理作用からみた分類と作用部位（図2, 3）

■ループ利尿薬
【作用機序】（図2a）
- Henle係蹄の太い上行脚に存在するNa$^+$, K$^+$-2Cl$^-$共輸送体に作用する。
- Ca^{2+}, Mg^{2+}の再吸収も抑制する。

【特徴】
- 糸球体濾過量の25%ものNa$^+$再吸収を阻害し，利尿薬のなかで最も高い効力を有する（表1）。作用の発現が早く，効果の持続が短い。

【副作用】
- 電解質異常（低K$^+$血症，低Ca^{2+}血症，低Mg^{2+}血症，低Cl$^-$性アルカローシス），代謝異常（高尿酸血症，耐糖能低下），聴力障害，顆粒球減少など。

■チアジド系利尿薬（サイアザイド系ともよぶ）
【作用機序】（図2b）
- 遠位曲尿細管から接合尿細管（遠位曲尿細管と集合管の間に存在）に

図1 尿細管におけるNa$^+$の再吸収様式

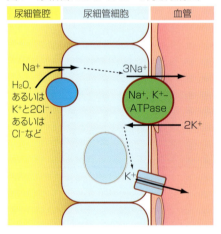

図2 主な利尿薬の作用機序（→阻害部位）
a. ループ利尿薬　　b. チアジド系利尿薬　　c. アルドステロン拮抗薬

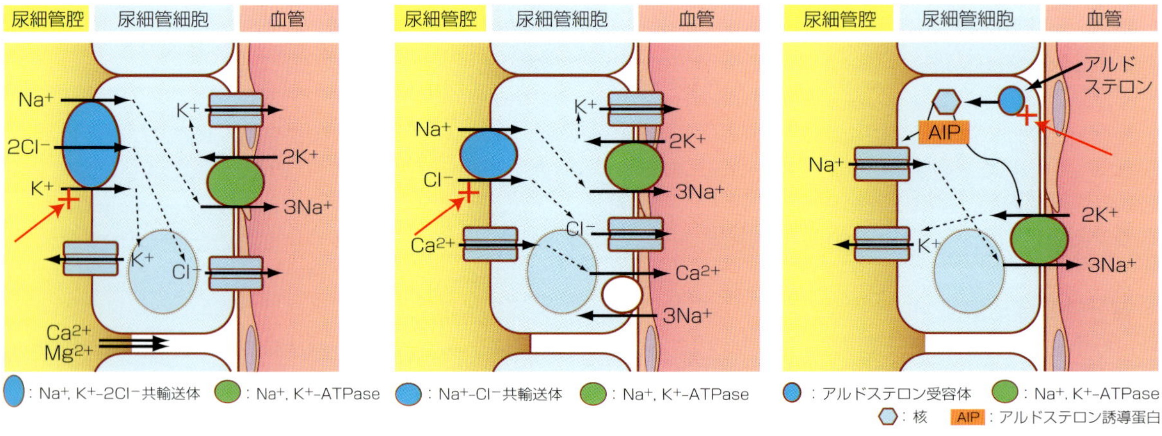

存在するNa$^+$-Cl$^-$共輸送体に作用し，Na$^+$とCl$^-$の再吸収を抑制する。

【特徴】
- 糸球体濾過量の7％前後のNa$^+$再吸収を阻害する（表1）。尿中へのCa^{2+}排泄を減少させる作用を併せもつ。

【副作用】
- 電解質異常（低Na$^+$血症，低K$^+$血症，低Mg^{2+}血症，低Cl$^-$性アルカローシス，高Ca^{2+}血症），代謝異常（高尿酸血症，耐糖能低下）など。

■アルドステロン拮抗薬

【作用機序】（図2c）
- アルドステロンは，集合尿細管細胞の細胞質に存在するアルドステロン受容体と結合し，その複合体が核内に入り，アルドステロン誘導蛋白（aldosterone-induced protein；AIP）の合成を亢進する。
- AIPは管腔側膜のNa$^+$チャネルを増加させるとともに，血管側膜にあるNa$^+$, K$^+$-ATPase の活性を上昇させる。これに伴いK$^+$チャネルを介するK$^+$分泌は増加する。
- アルドステロン拮抗薬は，アルドステロン受容体に競合的に結合することにより，Na$^+$再吸収の低下とK$^+$分泌の抑制をもたらす。

【特徴】
- 糸球体濾過量の3％前後のみのNa$^+$再吸収を阻害する（表1）。
- 利尿効果そのものは弱いが，K$^+$保持作用がある。

【副作用】
- 電解質異常（低Na$^+$血症，高K$^+$性アシドーシス），ステロイドホルモン様作用（女性化乳房，月経不順，陰萎，多毛），皮膚発疹など。

■臨床応用（表2）

利尿薬使用時の注意点
- 各薬剤の特徴により，各病態にあった適応と禁忌がある。
- 過度の，あるいは，急激な水分除去により組織灌流量低下が起こる。血中尿素窒素／クレアチニン比は，腎血流量低下の指標となる。
- 体液量管理の基本は減塩であり，利尿薬は減塩の補助手段である。

薬剤併用の利点と副作用の増強
- 作用部位の異なる利尿薬の併用は，副作用を打ち消し合うばかりでなく，利尿薬としての効力も高める。
- 利尿薬との併用に注意を要する薬剤がある。

KEYWORDS
- ループ利尿薬
- チアジド系利尿薬
- アルドステロン拮抗薬

中枢性尿崩症
下垂体後葉ホルモンであるバソプレシンは集合管の水チャネル量を増加させる。このバソプレシンの不足，作用障害により大量の低張尿，口渇，多飲が生じる。

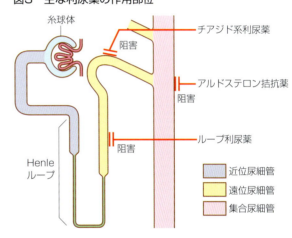

図3　主な利尿薬の作用部位

表1　各尿細管部位におけるNa$^+$再吸収率と輸送機構

各尿細管部位	Na$^+$再吸収率	Na$^+$輸送機構
近位尿細管	65％	Na$^+$-H$^+$交換輸送体
Henle上行脚	25％	Na$^+$, K$^+$-2Cl$^-$共輸送体
遠位尿細管	7％	Na$^+$-Cl$^-$共輸送体
集合尿細管	3％	Na$^+$チャネル

表2　主な利尿薬の臨床応用

種類（代表的薬剤）	利尿効果	よい適応	禁忌	注意併用薬	併用時副作用
ループ利尿薬（フロセミド）	強	急性左心不全（静注で） 腎不全を伴う体液量増加* 高Ca^{2+}血症 （生理食塩水とともに静注で）	—	ジギタリス製剤 アミノ配糖体抗生物質 セファロスポリン系抗生物質 非ステロイド性抗炎症薬	ジギタリス中毒 聴覚障害・腎毒性 腎毒性 利尿作用減弱
チアジド系利尿薬（トリクロルメチアジド）	中等度	慢性心不全 高血圧（利尿降圧薬として）	腎機能障害 耐糖能異常	ジギタリス製剤 キニジン	ジギタリス中毒 不整脈
アルドステロン拮抗薬（スピロノラクトン）	弱	二次性アルドステロン症（腹水を伴う肝硬変，ネフローゼ症候群など）	高K$^+$血症 腎機能障害	RAA系抑制薬**	高K$^+$血症

* 腎灌流圧（腎血流量）低下や尿路系閉塞がある場合は除く。** レニン・アンジオテンシン・アルドステロン系抑制薬。
併用薬使用時に起こる副作用の発現機序
①ジギタリス中毒：血清K$^+$の低下により心臓に対する作用が増強（不整脈の誘発など）。②腎毒性：近位尿細管での薬物濃度上昇による尿細管細胞障害。③聴覚障害：アミノ配糖体の内耳外有毛細胞内濃度上昇（特に利尿薬大量静注で）。④高K$^+$血症：アルドステロン産生阻害による尿中K$^+$排泄低下に伴う血清K$^+$濃度のさらなる上昇。

内分泌作用薬

甲状腺疾患に用いる代表的な薬物名，作用機序，副作用を述べよ

模範解答

- Basedow病は自己免疫機序によるホルモン過剰だが，治療にはホルモン合成阻害を主作用とするチオウレア薬（チアマゾール，プロピルチオウラシル）が用いられる。状況により，ホルモン分泌を阻害する無機ヨウ素や，対症療法薬が併用される。
- チオウレア薬には特有の副作用がよく知られる。まれだが重篤な，無顆粒球症・肝機能障害・ANCA関連血管炎，等では，即刻の休薬が必要である。皮膚掻痒症は必ずしも休薬は必要ないが，治療開始初期に頻度が高く悩まされる。
- 甲状腺機能低下症では不足分の甲状腺ホルモン補充療法が行われる。適切な用量さえ守れれば副作用はない。

図1　甲状腺ホルモンの生合成

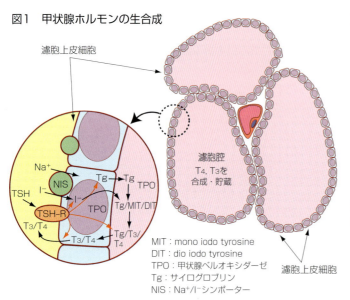

MIT : mono iodo tyrosine
DIT : dio iodo tyrosine
TPO : 甲状腺ペルオキシダーゼ
Tg : サイログロブリン
NIS : Na⁺/I⁻シンポーター

■甲状腺の病態生理

- 甲状腺は生命維持に必須の甲状腺ホルモンを分泌し全身の代謝を調節し胎児発育にもあずかる。薬物療法が重要な甲状腺疾患としては，Basedow病を代表とする甲状腺ホルモン過剰症と，甲状腺機能低下症がある。薬物療法として甲状腺機能低下症に対する甲状腺ホルモン補充療法がある。そのほか，副腎皮質ホルモンやβ遮断薬も随所で重要な役割を果たしている。

■甲状腺の生理的意義とその調節
甲状腺ホルモンの合成・分泌・運搬（図1）

- 甲状腺はヨウ素（ヨード）とチロシンを原料に，濾胞腔内で甲状腺ホルモンを合成・蓄積する（図1）。甲状腺刺激ホルモン（TSH）は食事で摂取されたヨウ化物イオン（I⁻）を濾胞上皮細胞に取り込み濃縮する。ペルオキシダーゼにて反応性が高くなったヨウ素は，サイログロブリンに存在するチロシン残基と反応し，T_4とT_3が生成される。チオウレア系薬剤はこの合成の各ステップを阻害する。過剰のヨウ素はホルモン分泌を抑制する（Wolff-Chaikoff効果）。抗甲状腺薬はTg上でチロシン残基のヨウ素化と縮合反応を阻害することで作用を発揮する。甲状腺内ではT_4とT_3の2種が合成され，濾胞腔内で貯蔵され，TSHの刺激の下に分泌される（図3）。

甲状腺ホルモンの作用（図2）

- 標的細胞内で実際に活性があるのはT_3である。T_4はプロホルモンで，作用のためには肝や標的細胞内でのT_3への転換が必要である（この転換反応は糖質コルチコイド・β遮断薬・プロピルチオウラシル（PTU）などで抑制される）。
- 細胞内でT_3はT_3受容体と結合，retinoid X receptor（RXR）受容体とヘテロ複合体を形

図2　甲状腺ホルモンの作用機序

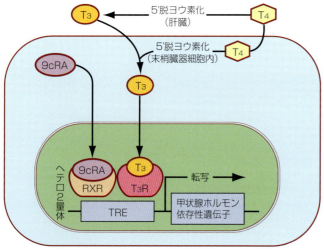

9cRA : 9-cis retinotic acid, RXR : retinoid X receptor,
TRE : thyroid hormone response element, T_3 : triiodo thyronine, T_4 : thyroxine

成し特異的遺伝子の転写→蛋白合成を促進し作用を発揮する。これらのすべてを通じて甲状腺ホルモンの存在は生命維持に必須である。

下垂体−甲状腺系の制御（図3）

- 甲状腺ホルモン（T4/T3）分泌は脳下垂体からのTSH分泌によって，TSH分泌はさらに視床下部からの甲状腺刺激ホルモン放出ホルモン（TRH）分泌によって制御されている（図3）。一方，分泌された甲状腺ホルモンは視床下部・下垂体にネガティブフィードバックをかけて過剰作用を抑えている。したがって甲状腺中毒症（＝ホルモン過剰状態）ではTSH分泌は抑制され（TSH産生腫瘍と受容体異常症は除く），逆に原発性甲状腺機能低下症ではTSH分泌は亢進している。

各種の甲状腺疾患治療薬

- 甲状腺疾患は発症機序と，甲状腺ホルモンの多寡の両面からの理解が重要である。前者として成人では自己免疫と腫瘍・過形成がほとんどで，後者はホルモン過剰症（≒機能亢進症）と機能低下症に大別される（経過中に多様に変化する場合もある）。甲状腺疾患の薬物治療においては，ホルモンの多寡是正の観点と，発症機序を鑑みた治療を考える観点が必要である。

■Basedow病治療薬

①チオウレア薬（抗甲状腺薬）

【概要】
- 合成過多による甲状腺ホルモン過剰症（ほとんどがBasedow病，ごく一部がプランマ病）の治療に用いられる。わが国では第一選択の治療法だが，欧米では放射線療法のほうが多い。緊急を要する場合や甲状腺腫が大きい場合，手術も考慮される。
- わが国では，チアマゾールとプロピルチオウラシルの2種のチオウレア系薬剤のみが使用可能である。

【作用機序】
- 作用点は甲状腺ホルモン合成（図1）の各ステップの阻害。すでに合成され濾胞貯蔵されているホルモンは減らせないので臨床効果発現までに1〜2週間程度の時間がかかる。
- まず一方の薬物で治療開始，問題なければその後も継続する（図4）。治療期間は平均2年程度だが，中止後の再発も少なくない。難航する場合や副作用出現時は他の治療法に変更する。

【短所】：以下の3点があげられる。
- 手術や放射線内照射に比較して治療に長期間を要する。
- 手術に比較して治療効果発現が遅い。
- 特徴的な副作用がある。多くは用量依存性なので必要最少量を使う心がけが重要である。

【副作用】
- 無顆粒球症：0.1％程度の症例に投与開始1〜3カ月に好発する。急速に発症する高熱・咽頭痛が特徴である。入院のうえ，即刻薬剤を中止し，抗菌薬・顆粒球コロニー刺激因子（G-CSF）などを投与しないと致死的である。また，これが起きたら薬物治療は断念すべきである。
- その他の重篤な副作用：数％の頻度で肝障害・間質性肺炎・抗好中球細胞質抗体（ANCA）関連腎炎が起きる。いずれでも薬物治療は断念する。
- 10〜数10％の頻度で皮膚掻痒・皮疹が起きる。これは軽度であれば自然消失することも多い。

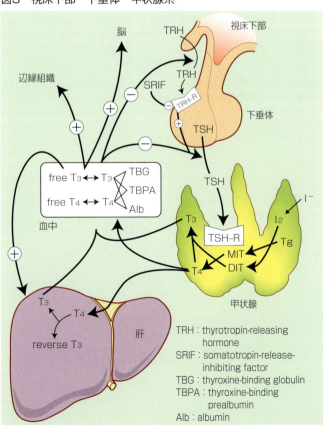

図3 視床下部・下垂体・甲状腺系

TRH : thyrotropin-releasing hormone
SRIF : somatotropin-release-inhibiting factor
TBG : thyroxine-binding globulin
TBPA : thyroxine-binding prealbumin
Alb : albumin

内分泌作用薬

- 特にプロピルチオウラシルについては劇症肝炎が有意に多いということで、米国発で使用が大いに控えられる傾向にある。
- 一方、チアマゾールは器官形成期に母体がこれを服用していると、胎児に（プロピルチオウラシルに比較して）頭皮欠損や臍腸管瘻などの小奇形の発生が多いことが問題になっている（MMI胎芽病）。

②無機ヨウ素薬
【概要・作用機序】
- Wolff-Chaikoff効果（図1）を利用した方法である。即効性があるので甲状腺クリーゼ（後述）の治療には重用される。また、ホルモン分泌抑制だけでなく、甲状腺内血流低下作用もあるため、術前処置としても投与される。
- ただ、ヨウ素は甲状腺ホルモンの原料でもあり、「（発火温度の低い）油をかけて火を消す」ような方法ともいえるので、一時的治療法として位置づけられていることが多く、Basedow病の継続的治療としてはあまり一般的ではない。

■Basedow病クリーゼ治療薬
【概要】
- Basedow病クリーゼは甲状腺ホルモン過剰による代謝亢進を主要臓器が代償できなくなった状態で、通常のホルモン過剰症状に加え、著しい高熱・嘔吐／嘔気などの上部消化管症状・著しい頻脈・心不全・焦燥感／不眠→意識障害などがみられる。Basedow病の経過中に、抗甲状腺薬中断・手術・分娩・感染などが契機となる。即刻集中管理を開始しないと致死的である。
- 治療は、下記薬物に加え、体温低下・脱水改善・心不全・頻脈管理・精神安静・誘因除去など多岐にわたる。緊急甲状腺亜全摘術を行う場合もある。
  - 抗甲状腺薬の経静脈的投与（必須）：チアマゾールのみ静注製剤がある。
  - 糖質コルチコイド（必須）：相対的副腎不全に対する対処、T4→T3転換抑制（図2, 3）、自己免疫抑制の3つの意味がある。
  - β遮断薬投与（必須）：心拍コントロール＋T4→T3転換抑制（図2, 3）
  - 無機ヨウ素ブロック（Wolff-Chaikoff効果、図1）：ホルモン分泌低下＋腺内血流低下

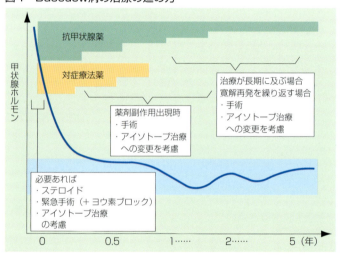

図4　Basedow病の治療の進め方

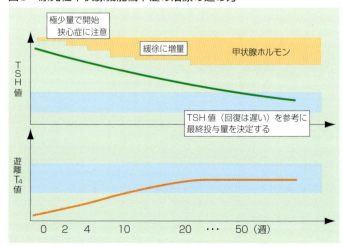

図5　原発性甲状腺機能低下症の治療の進め方

■甲状腺機能低下症治療薬
①甲状腺ホルモン薬
【概要・作用機序】
- 不足したホルモンを補償する治療薬で，作用機序は図2と同様である。
- 甲状腺機能低下状態ではホルモン情報伝達系のup-regulationが起きているので投与は通常少量から開始し，緩徐に生理量まで漸増する（図5）。とくに長期に低下症にあった場合はこれが重要で，用量過剰や拙速な増量は狭心症を誘発したりする。
- 最終的投与量はTSH値をみながら決定する（原発性甲状腺機能低下症の場合）。
- T4製剤とT3製剤があるが，T4のほうが半減期が長くて安定，T4→T3転換という生体内ステップに最終調整を委ねられる，などの理由で，通常はT4製剤が用いられる。

【短所・副作用】
- 過量投与さえしなければ副作用はないと考えてよく，万一，本薬でアレルギー反応などが起きた場合，基剤によるものである。

【その他】
- 妊娠中はチロキシン結合グロブリン（TBG）増加を介した胎児への甲状腺ホルモン供給により胎児神経系発達が促進される。したがって，ホルモン補充療法施行中の甲状腺機能低下症患者が妊娠した場合は，補充用量を増量しないと胎児神経系発育遅延をきたす。

■その他の甲状腺疾患治療薬
①副腎皮質ステロイド（糖質コルチコイド薬）
- 甲状腺クリーゼに対する使用：上述
- 亜急性甲状腺炎に対する使用：ウイルス感染症による破壊性甲状腺炎で，特徴的な持続する頸部疼痛に対して副腎皮質ホルモン薬が著効するため，重用される。

②βアドレナリン受容体遮断薬
- 甲状腺ホルモン過剰症状の多く（頻脈・振戦・発汗過多など）は，甲状腺ホルモン過剰時のβアドレナリン受容体過剰発現を介するため，対症療法として使用される。
- またT4→T3への変換抑制作用もあり（図2，3），クリーゼの際はこの作用も期待される。

③精神安定薬
- Basedow病でみられやすい不安・焦燥感・不眠に対し，対症的に用いられる。

KEYWORDS
- Basedow病治療薬
- Basedow病クリーゼ治療薬
- 甲状腺ホルモン薬

up-regulation
受容体数や共役因子動員が増加する等して，少ないホルモン量で情報伝達系の機能が維持される現象。除神経処置をすると，その標的臓器細胞の受容体数が増加する。逆に，刺激過剰であるとdown regulation（受容体数の減少）が生じることがある。

糖尿病治療の基本を述べ，代表的な薬物名をあげ，作用機序，副作用を述べよ

模範解答

- 糖尿病には1型と2型があり，わが国では生活習慣を背景に発症する2型が多い。
- 1型はインスリンの補給，2型は生活習慣の改善が治療の根幹である。
- 2型の治療では，生活習慣の改善で不足する部分を薬物で補う。

■糖尿病について

- 糖尿病とはインスリン作用不足に基づく高血糖を主徴とする症候群で，病因と病態から1型と2型に分類される（表1）。
- 1型と2型は，病態生理も治療理念もまったく異なる疾患だが，長期に放置したり不十分な治療の結果もたらされる特徴的合併症（細小血管障害・大血管障害）の面では共通点も多い。糖尿病の治療は，これらの病因・病態分類に基づいた薬理学的観点を基本に計画される。

■1型／インスリン依存性糖尿病（IDDM）の治療

- 膵β細胞破壊による1型はインスリン枯渇に至る，より重篤な病態で生命維持にインスリン治療が必須であるが，頻度は5％程度にとどまる。
- 治療の根幹はなにはさておきインスリンの補給であり診断後直ちに開始する。血糖は不安定になりやすく，高血糖～ケトアシドーシスを起こしやすい。

■2型／インスリン非依存性糖尿病（NIDDM）の治療（図1）

- 多因子素因を背景に悪しき生活習慣が重層して生じる2型が約9割と圧倒的に多い。現在わが国で700万人の罹病者（＋倍の予備軍），さらに患者数は増加の一途とされるが，これはインスリン分泌低下 and/or インスリン抵抗性を主病態とするこの2型がほとんどである。

表1 糖尿病の分類

成因	
1型 膵β細胞破壊 生活習慣病：NO	劇症型（ウイルス感染？）
	劇症型（亜）急性型（自己免疫性）
	緩徐進行性（自己免疫性）
2型 分泌↓＋抵抗性↑ 生活習慣病：YES	インスリン分泌低下＋インスリン抵抗性
妊娠糖尿病 妊娠中のみ顕性化。将来の2型予備軍。	
その他の型 雑多な集団	・膵疾患続発型 ・内分泌疾患続発型 ・単一遺伝子異常 ・その他

図1 2型糖尿病の治療：病態から見た薬物治療計画（インスリン作用の需給バランス・空間的・時間的分布に留意した決定）

主病態は抵抗性か分泌不全か？（需給バランスと空間的分布），栄養吸収相：インスリン作用相の同期化（時間的分布）
①抵抗性の病態には抵抗性改善を第一義的に!!　②分泌不全の病態にはインスリン濃度（可能な限り門脈内）を高める
③抵抗性と分泌不全が共存する場合は，併用療法がきわめて効果的

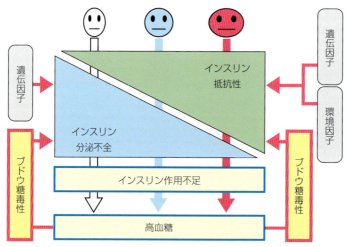

・種々のアナログインスリンやαグルコシダーゼ阻害薬やグリニド薬によるPHASEの同期

- 治療の根幹は悪化因子除去（食事／運動療法）であり，不足分を病態にあった薬物療法で補う。
- インスリン抵抗性が主病態の患者へは抵抗性改善薬を，抵抗性と分泌不全の共存するタイプには両者に適した薬物を選択する。

各種の糖尿病治療薬（表2，図2）
■インスリン分泌刺激薬
①スルホニル尿素（SU）薬
【作用機序】
- インスリン分泌刺激が主作用
- 膜SU受容体サブユニットSUR1（140kDa）に結合，共役ATP依存性Kチャンネルを閉じ，膜を脱分極させ電位依存性Ca^{2+}チャネルが開き，細胞内へCa^{2+}流入が増大，インスリン分泌が刺激される。一般に長時間作用する。

【長所・特徴】
- 初期にはよく効く。
- 少量の範囲で良好な用量反応性がみられる。

【短所】
- 長期になると徐々に効かなくなることが多い（二次無効）。

【副作用】
- 低血糖を起こしうる（ときに遷延性，高齢者に注意）。
- 高インスリン血症による肥満の助長をきたす。

②グリニド（GN）薬
【作用機序】
- インスリン分泌刺激が主。SU骨格をもたないにもかかわらずSU受容体に作用する。

表2　各種糖尿病治療薬

経口血糖効果薬（広義）
インスリン分泌刺激薬
①スルホニル尿素薬
②グリニド薬
③インクレチン関連薬
インスリン抵抗性改善薬
①チアゾリジンジオン薬
②ビグアナイド薬
多糖類分解酵素阻害薬
①αグルコシダーゼ阻害薬

インスリン製剤
ヒトインスリン
・速効型
・中間型
・混合型
インスリンアナログ
・超速効型
・中間型（NPL）
・混合型
・可溶型超持続型

表3　主な糖尿病治療薬

一般名	商品名
トルブタミド	グリベンクラミド・グリクラジド・グリメピリド
ナテグリニド	ナテグリニド・ミチグリニド・レパグリニド
アカルボース	アカルボース・ボグリボース

図2　グルコースによるインスリン分泌とSU受容体

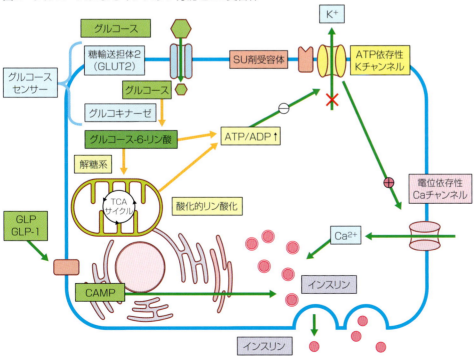

内分泌作用薬

・服薬直後から奏効し短時間のみ作用するので速効短時間作用インスリン分泌促進薬とも呼称される。

【長所・特徴】
・食後過血糖の抑制に効果的。

【短所】
・血糖降下作用は非常に弱い。
・用量は比較的大量が必要で，頻回の服用が必要。

【副作用】
・低血糖を起こしうる（SU薬よりは少ない）。

③インクレチン関連薬（DPP-4阻害薬，GLP-1アナログ）
【作用機序】
・DPP-4阻害薬は，小腸の内分泌細胞であるL細胞から分泌される消化管ホルモンGLP-1（glucagon-like peptide-1）の分解酵素ジペプチジルペプチダーゼ4（DPP-4）を阻害することにより，内因性GLP-1の血中濃度を高め，血糖依存性のインスリン分泌促進作用をもつ。

【長所・特徴】
・血糖値が高いときのみインスリン分泌を促進するため，単独投与では低血糖を生じる可能性が低い。

【短所】
・スルホニル尿素（SU）薬との併用（特に，DPP-4阻害薬）で，低血糖による意識障害を起こす症例が報告され，併用に際して，SU薬の減量が推奨されている。

【副作用】
・便秘，悪心などの消化器症状，急性膵炎，肝機能障害などがある。

■インスリン抵抗性改善薬
①ビグアナイド（BG）薬
【作用機序】
・肝臓のAMPキナーゼに作用しブドウ糖放出抑制作用などの膵外作用を発揮する。インスリン分泌刺激作用はない。
・AMPキナーゼは細胞内の酸素量やエネルギー状態を反映するAMP/ATP比を感知する「代謝センサー」で，筋に存在する同酵素は運動時の筋への糖取り込みを仲介している。

【長所・特徴】
・膵内分泌β細胞への負担を増やさない。
・（血糖改善時の）体重増加が少ない。
・単独では低血糖は起こさない。

【短所】
・腎障害患者・アルコール多飲者では副作用（特に乳酸アシドーシス）の危険が高いと言われ，やや使いにくい。

【副作用】
・消化器症状（嘔気・軟便〜下痢）が出やすい。
・乳酸アシドーシス（大量使用する欧米では問題）。

②チアゾリジンジオン（TZD）薬
【作用機序】
・インスリン感受性増強作用（BG薬とは異なる機序）。
・インスリン分泌刺激作用はない。

【長所・特徴】
・膵β細胞機能への負担を増やさない。
・単独では低血糖は起こさない。

- BG薬との併用で相加相乗効果。
- 効果発現にかなり緩徐な第2相がある。
- 心血管イベント抑制が大規模試験で示されたが，長期連用の安全性は不明。

【短所】
- 劇症肝炎発症による死亡例のため，販売中止になった薬物もある。

【副作用】
- 浮腫・高血圧・血糖改善時の体重増加・心不全誘発・貧血がある。

■多糖類分解酵素阻害薬

①αグルコシダーゼ阻害薬

【作用機序】
- 小腸絨毛内で二糖類を単糖に分解するαグルコシダーゼ類を阻害しブドウ糖の吸収遅延を図る。
- インスリン分泌刺激作用はない。

【長所・特徴】
- 腸管吸収されず管腔内で作用。
- 内分泌β細胞機能への負担を増やさない。
- 単独では低血糖は起こさないが，本剤使用時に多薬による低血糖が出現した際は単糖である「ブドウ糖」投与処置が必須。

【短所】
- 「軽症糖尿病に安易に使用できる薬」ではない。

【副作用】
- 放屁増加・鼓腸・腹満・便通異常など，マイナーだが患者の社会生活上苦痛な副作用がある。

■インスリン製剤・インスリンアナログ製剤

【作用機序】
- 内因性インスリンの作用（図3）を代替する。皮下注射投与する。
- ヒト型インスリンは極めて生理的な物質であるが，皮下で六量体沈殿を形成し吸収が遅くなる。
- インスリンと，亜鉛またはプロタミンとの複合体にして吸収を遅らせる製剤もある。
- ヒト型インスリンに，あえてアミノ酸変異を加え六量体形成を阻害（超速効型），あるいは促進（超持続型）させる，などといったアナログインスリンも開発され，速効型（2〜4時間），中間および長時間（16〜35時間）作用型インスリンがある。今後の主力と考えられている。

【長所・特徴】
- 物質そのものとしては最も生理的。
- 基本的に必ず効く。
- 1型／IDDMには生命維持のうえで必須。

【短所】
- 非経口的投与（＝注射）が必要。
- 血糖値と無関係に供給されている。
- 門脈：末梢血中濃度比を考えるとかなり非生理的。
- 動脈硬化促進作用が看過できない。

【副作用】
- 低血糖が起きやすい。
- 血糖改善時に浮腫（インスリン浮腫）が出ることがある。

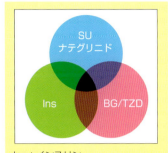

KEYWORDS
- 1型糖尿病
- 2型糖尿病
- インスリン分泌刺激薬
- インスリン抵抗性改善薬
- 多糖類分解酵素阻害薬
- インスリン製剤

Ins：インスリン
BG：ビグアナイド薬
TZD：チアゾリジン
SU：スルホニル尿素薬

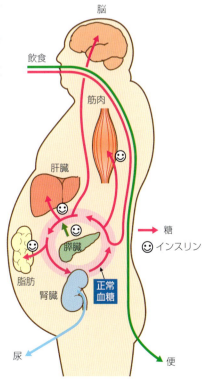

図3　インスリンの作用点

内分泌作用薬

脂質低下薬の代表的な薬物名，作用機序，副作用を述べよ

模範解答

- 脂質異常症は動脈硬化性疾患（特に冠動脈疾患）の重要な危険因子である。
- 脂質異常症の診断基準は，高LDLコレステロール（LDL-C）血症（140mg/dL以上），境界域高LDL-C血症（120～139mg/dL），低HDLコレステロール（HDL-C）血症（40mg/dL未満），高トリグセライド（TG）血症（150mg/dL以上）である。
- 高LDL-C血症に対する治療薬としては，スタチン（HMG-CoA還元酵素阻害薬）が推奨される。
- 高リスクの高LDL-C血症に対しては，スタチンに加え，小腸コレステロールトランスポーター阻害薬（エゼチミブ）やイコサペント酸エチル（EPA）の投与を考慮する。
- 低HDL-C血症を伴う高TG血症に対しては，リスクの重みに応じてフィブラート系薬剤やニコチン酸誘導体の投与を考慮する。

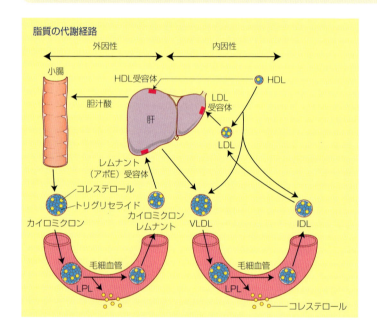

■脂質異常症の診断基準（表1）

- 脂質異常症の診断基準は，高LDL-C血症（140mg/dL以上），境界域高LDL-C血症（120～139mg/dL），低HDL-C血症（40mg/dL未満），高TG血症（150mg/dL以上）である。

■脂質異常症の管理目標

- 図1，表2を用いて個々の患者ごとのリスクに応じた管理目標を設定し，脂質管理（治療）を進める。
- non HDL C：non HDL Cは総コレステロール（TC）からHDL-Cを減じた簡便な指標であるが，心筋梗塞発症の予測能はLDL-Cと同等とされている。高TG血症時，特にTG 400mg/dL以上のときは有用であり，LDL-Cの管理目標値＋30mg/dL未満を目標にする。

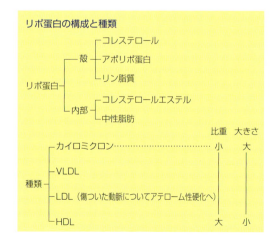

■脂質異常症の分類（WHO分類）

- 表3に示す。

■脂質異常症治療薬の薬効による分類

- 治療薬の薬効別分類と代表的薬剤を表4に示す。

■薬理作用

- 図2に脂質異常症治療薬の作用機序を示す。

各種薬剤の特徴

■スタチン（HMG-CoA還元酵素阻害薬）

【作用機序】
- コレステロール合成の律速酵素であるHMG-CoA還元酵素を拮抗的に阻害し，コレステロール合成を抑制し，LDL受容体の合成を促進し，血中におけるLDL-Cの減少

をもたらす．
- 肝臓でのコレステロール合成分泌の抑制は，TGの低下をもたらす．

【適応疾患】
- LDL-Cの高い脂質異常症が適応となる．

【副作用】
- 肝障害，CK上昇や筋脱力などのミオパシー様症状や，横紋筋融解症が極めてまれながら報告されている．

【特徴】
- LDL-C低下効果は20～50％と強力．
- TGの低下効果は10～20％程度である．

【禁忌】
- 妊娠初期および妊娠を希望する女性には用いない．

■陰イオン交換樹脂（レジン）

【作用機序】
- 腸管内で胆汁酸を吸着し，胆汁酸の再吸収による腸肝循環を阻害することによりコレステロールから胆汁酸への異化を促進する．このため体内のコ

KEYWORDS
- HMG-CoA還元酵素阻害薬
- 陰イオン交換樹脂
- フィブラート系薬剤
- ニコチン酸誘導体
- 小腸コレステロールトランスポーター阻害薬

表1　脂質異常症：スクリーニングのための診断基準（空腹時採血*）

LDLコレステロール	140mg/dL以上	高LDLコレステロール血症
	120～139mg/dL	境界域高LDLコレステロール血症**
HDLコレステロール	40mg/dL未満	低HDLコレステロール血症
トリグセライド	150mg/dL以上	高トリグセライド血症

- LDLコレステロールはFriedewald（TC－HDL-C－TG/5）の式で計算する（TGが400mg/dL未満の場合）．
- TGが400mg/dL以上や食後採血の場合にはnon HDL-C（TC－HDL-C）を使用し，その基準はLDL-C＋30mg/dLとする．
*10～12時間以上の絶食を「空腹時」とする．ただし，水やお茶などカロリーのない水分の摂取は可とする．
**スクリーニングで境界域高LDLコレステロール血症を示した場合は，高リスク病態がないか検討し，治療の必要性を考慮する．
（日本動脈硬化学会：動脈硬化性疾患予防ガイドライン2012より引用）

図1　LDLコレステロール管理目標設定のためのフローチャート

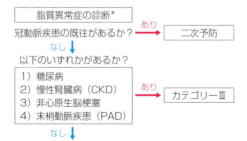

冠動脈疾患の一次予防のための絶対リスクに基づく管理区分（絶対リスクは図2参照）

NIPPONN DATA80による10年間の冠動脈疾患による死亡確率（絶対リスク）	追加リスクの有無	
	追加リスクなし	以下のうちいずれかあり 1）低HDL-C血症（HDL-C＜40mg/dL） 2）早発性冠動脈疾患家族歴 　（第1度近親者　かつ 　男性55歳未満，女性65歳未満） 3）耐糖能異常
0.5％未満	カテゴリーⅠ	カテゴリーⅡ
0.5以上2.0％未満	カテゴリーⅡ	カテゴリーⅢ
2.0％以上	カテゴリーⅢ	カテゴリーⅢ

*家族性高コレステロール血症（FH）については本フローチャートを使用しない．
（日本動脈硬化学会：動脈硬化性疾患予防ガイドライン2012より引用）

内分泌作用薬

表2 リスク区分別脂質管理目標値

治療方針の原則	管理区分	脂質管理目標値（mg/dL）			
		LDL-C	HDL-C	TG	non HDL-C
一次予防 まず生活習慣の改善を行った後，薬物療法の適用を考慮する	カテゴリーⅠ	<160	≧40	<150	<190
	カテゴリーⅡ	<140			<170
	カテゴリーⅢ	<120			<150
二次予防 生活習慣の是正とともに薬物治療を考慮する	冠動脈疾患の既往	<100			<130

- これらの値はあくまでも到達努力目標値である。
- LDL-Cは20〜30％の低下を目標とすることも考慮する。
- non HDL-Cの管理目標は，高TG血症の場合にLDL-Cの管理目標を達成したのちの二次目標である。TGが400mg/dL以上および食後採血の場合は，non HDL-Cを用いる。
- いずれのカテゴリーにおいても管理目標達成の基本はあくまでも生活習慣の改善である。
- カテゴリーⅡにおける薬物療法の適用を考慮するLDL-Cの基準は180mg/dL以上とする。

（日本動脈硬化学会：動脈硬化性疾患予防ガイドライン2012より引用）

図2 脂質異常症治療薬の作用機序

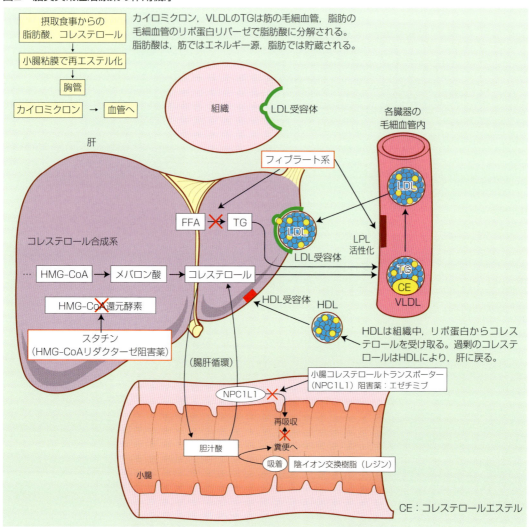

レステロールプールの減少と肝臓におけるLDL受容体の合成が亢進し，LDL-Cの低下をもたらす。

【適応疾患】
- LDL-Cの高い脂質異常症が適応となる。
- 第一選択はスタチンであるが，副作用や妊娠などでスタチンが使用できない場合は第一選択となりうる。

【副作用】
- 便秘，腹部膨満感などの消化器症状が主であるが，重篤なものはない。

【特徴】
- 肝臓におけるHMG-CoA還元酵素の活性化をもたらすことがありスタチンとの併用が合理的である。

【禁忌】
- 併用薬剤の吸着が指摘されており，併用薬との服薬間隔をあけることが必要なことがある。
- 胆道閉塞，腸閉塞患者。

■小腸コレステロールトランスポーター阻害薬

【作用機序】
- 小腸粘膜に存在するNPC1L1（小腸コレステロールトランスポーター）を阻害し，小腸における食事および胆汁由来のコレステロール吸収を抑制することにより，血清コレステロール低下作用を示す。

【適応疾患】
- LDL-Cの高い脂質異常症が適応となる。

【副作用】
- 消化器症状やスタチン同様，CK上昇や筋脱力などのミオパシー様症状が報告されているが，スタチンとの併用が副作用を増強するとの報告はない。

【特徴】
- LDL-C低下効果は18％であるが，通常用量のスタチンとの併用で35～50％の低下効果を発揮する。
- TGの低下効果は20～30％，HDL-Cは8～9％増加する。

表3　高脂血症の分類と鑑別症状（FriedricksenやWHOの分類）

		正常	高脂血症	内因性高脂血症			混合型高脂血症	外因性高脂血症
型			Ⅱa	Ⅱb	Ⅲ	Ⅳ	Ⅴ	Ⅰ
血清外観		透明	透明	透明～白濁	白濁	白濁	クリーム層／白濁	クリーム層／透明
リポ蛋白異常増加			LDL	LDLとVLDL	IDL (broad βバンド)	VLDL	カイロミクロンとVLDL	カイロミクロン
脂質	TC	120～220mg/dL	↑↑↑	↑↑	↑↑	→	↑	→
	TG	50～150mg/dL	→	↑↑	↑↑	↑↑↑	↑↑↑	↑↑↑

■ フィブラート系薬剤

【作用機序】
- 核内受容体であるPPAR-α（peroxisome proliferator-activated receptor-α）のリガンドとなり、PPAR-αを活性化する。その結果、リポ蛋白リパーゼ（LPL：lipoprotein lipase）増加、末梢臓器毛細血管内でLPL活性の亢進によるTG分解が促進する。HDLは増加する。

【適応疾患】
- 高TG血症に対して最も効果的。特にⅢ型高脂血症には著効する。

【副作用】
- 腎機能障害患者に使用すると横紋筋融解を引き起こしやすく、スタチンとの併用で発現頻度が高まる。

【特徴】
- TGの低下効果は30〜40%、HDL-C上昇効果は35〜45%。

【禁忌】
- 重篤な腎障害患者。

■ ニコチン酸誘導体

【作用機序】
- ホルモン感受性リパーゼの活性化を抑制することにより、末梢脂肪組織での脂肪分解を抑制し、遊離脂肪酸の肝臓への流入を減少させる結果、肝臓でのリポ蛋白合成を抑制し作用を発揮する。

【適応疾患】
- 高LDL-C血症、高TG血症。

【副作用】
- 主な副作用として、掻痒感と末梢血管拡張による顔面紅潮がある。

【特徴】
- TGの低下効果は26%、Lp（a）低下効果もある。

【禁忌】
- インスリン抵抗性を悪化させる可能性があり、糖尿病患者への投与は注意が必要。

表4 脂質異常症治療薬の薬効による分類

分類	LDL-C	TG	HDL-C	non HDL-C	主な一般名
スタチン	↓↓↓	↓	↑	↓↓↓	プラバスタチン*、シンバスタチン*、フルバスタチン、アトルバスタチン、ピタバスタチン、ロスバスタチン
陰イオン交換樹脂	↓↓	−	↑	↓↓	コレスチミド、コレスチラミン
小腸コレステロールトランスポーター阻害薬	↓↓	↓	↑	↓↓	エゼチミブ
フィブラート系薬剤	↓	↓↓↓	↑↑	↓	ベザフィブラート*、フェノフィブラート、クリノフィブラート*、クロフィブラート*
ニコチン酸誘導体	↓	↓↓	↑	↓	ニセリトロール、ニコモール*、ニコチン酸トコフェロール*
プロブコール	↓	−	↓↓	↓	プロブコール*
EPA	−	↓	−	−	イコサペント酸エチル*

↓↓↓：≦−25%　↓↓：−20〜25%　↓：−10〜20%　↑：10〜20%　↑↑：20〜30%　↑↑↑：≧30%　−：−10〜10%　*ジェネリックあり

（日本動脈硬化学会：動脈硬化性疾患予防ガイドライン2012より引用）

■プロブコール
【作用機序】
- LDLの異化亢進，特に胆汁へのコレステロール排泄促進が考えられている。

【適応疾患】
- LDL-Cが高い脂質異常患者（Ⅱa型）。

【副作用】
- 心電図上でQT延長やtorsade de pointesを認めることがある。

【特徴】
- 黄色腫の退縮効果がある。
- 大規模臨床試験が行われていないためその位置づけは限られている。

【禁忌】
- 重篤な心室性不整脈。

■EPA
【作用機序】
- 肝でのVLDL合成を抑制し，TGを低下させる一方，わずかながらHDL-C上昇効果も有する。

【適応疾患】
- TGが上昇する脂質異常症，特にⅡb型高脂血症やⅣ型高脂血症が適応。

【副作用】
- 下痢などの消化管症状以外に出血傾向に注意。

【特徴】
- 魚油，n-3系多価不飽和脂肪酸の摂取は心血管イベント予防効果があることは以前より明らかであった。スタチンに加えてEPAを追加投与することで冠動脈イベントが抑制され，EPAの有効性が確認されている。

【禁忌】
- 出血。

内分泌作用薬

排卵誘発薬，性ホルモン薬，子宮収縮薬，子宮収縮抑制薬について，代表的な薬物名，作用機序，副作用を述べよ

模範解答

- 卵巣に働いてその機能を調整するゴナドトロピン（性腺刺激ホルモン）には，FSH（卵胞刺激ホルモン）とLH（黄体化ホルモン）がある。
- FSHは卵巣に働いて卵を成熟させ，LHは排卵を促がす。
- 卵巣から分泌されるエストロゲン（卵胞ホルモン）とプロゲステロン（黄体ホルモン）は，子宮内膜に作用して月経を起こす。
- エストロゲンは，ネガティブフィードバックによりゴナドトロピンの分泌を抑制して排卵を抑制する（避妊）。
- クロミフェンは，視床下部のエストロゲン受容体をブロックすることによりゴナドトロピン分泌を促進し排卵を誘発する。
- エストロゲンは，更年期症状を抑えるためにも使用される（ホルモン補充療法）。
- エストロゲン単独使用では子宮内膜癌の発症リスクが高くなるためプロゲスチン（プロゲステロン作用のある物質）が併用される。
- オキシトシンやプロスタグランジン製剤は，陣痛（分娩のための周期的な子宮収縮）を強める。
- 麦角アルカロイドは，児娩出後に子宮の持続的な収縮を促すために用いられる。
- リトドリンや硫酸マグネシウムは子宮収縮を抑制する。

図1　ゴナドトロピン，性ホルモンの調節機構

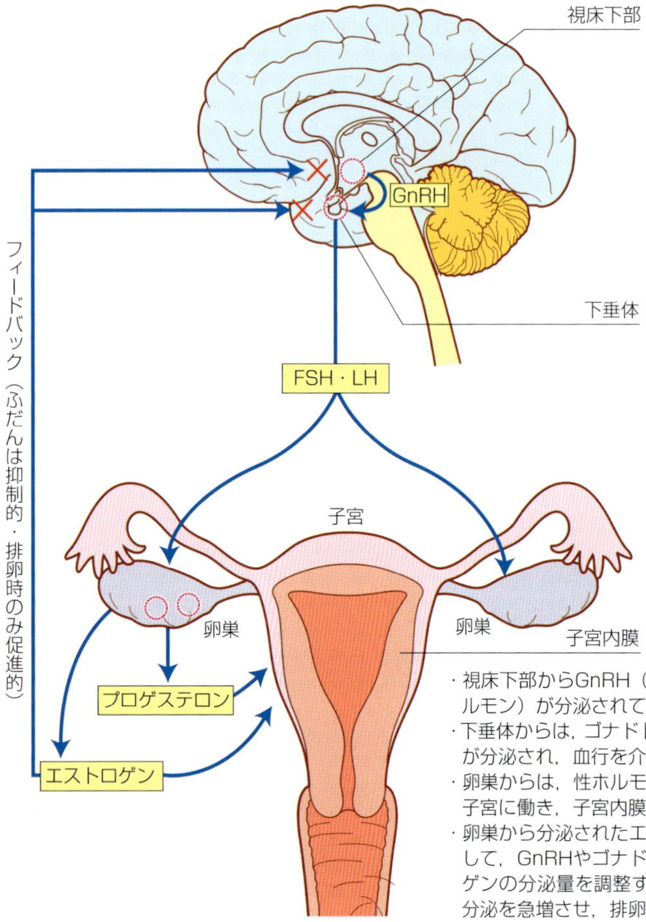

■排卵誘発薬
【作用機序】

- 主として卵巣から分泌される女性ホルモンとよばれるエストロゲンとプロゲステロンは月経や妊娠に重要な役割を担うが，下垂体からのゴナドトロピン（性腺刺激ホルモン）によって分泌量がコントロールされている。逆にゴナドトロピンの分泌量は，性ホルモンによってコントロールされている（図1）。
- FSHは卵巣に働いて卵を成熟させ，LHは排卵を促がす。
- ゴナドトロピンであるFSHまたはFSH作用を有するHMG（ヒト閉経期ゴナドトロピン）を連日投与することによって卵巣を刺激して卵の成熟を促し，卵が十分成熟したころにLH作用を有するhCG（ヒト絨毛性ゴナドトロピン）を投与することによって排卵を起こさせることができる（排卵誘発）。

- 視床下部からGnRH（gonadotropin-releasing hormone：ゴナドトロピン放出ホルモン）が分泌されて，血行を介して下垂体に働く。
- 下垂体からは，ゴナドトロピンであるFSH（卵胞刺激ホルモン）とLH（黄体化ホルモン）が分泌され，血行を介して卵巣に働く。
- 卵巣からは，性ホルモンであるエストロゲンとプロゲステロンが分泌され，主として子宮に働き，子宮内膜を増殖させたり月経を起こしたりする。
- 卵巣から分泌されたエストロゲンは，視床下部や下垂体にネガティブフィードバックして，GnRHやゴナドトロピンの分泌を抑制することによって，卵巣からのエストロゲンの分泌量を調整する。ただし，排卵時のみ，ポジティブフィードバックしてLH分泌を急増させ，排卵を起こさせる（LHサージ）。

- クロミフェンは視床下部のエストロゲン受容体と結合してエストロゲンが結合するのを妨げ，下垂体からのゴナドトロピンの分泌量を増加させることができるため，排卵誘発薬として用いられる。

【適応疾患】
- 排卵障害による不妊症。
- 体外受精のための採卵を必要とする不妊症。

【副作用】
- 排卵誘発薬を用いると複数の卵が排卵して多胎妊娠になることがある。多胎妊娠は早産のリスクが高く，妊娠高血圧症候群や妊娠糖尿病などの発症が高まるなど，妊娠中，分娩時に問題を起こす危険性が高まる。
- ゴナドトロピンによって卵巣が過剰に刺激されて，卵巣が腫大したり，腹水，胸水が出現したりすることがある。これを卵巣過剰刺激症候群とよぶ。

【特徴】
- FSHやHMGは，卵が成熟するまで連日注射が必要だが，効果は高い。
- クロミフェンは，5日間の経口だけでよいが，FSHやHMGよりは効果は低い。

【禁忌】
- エストロゲン依存性悪性腫瘍，妊婦など。

■性ホルモン薬

【作用機序】
- エストロゲンを投与すると，ゴナドトロピンの分泌が抑制されるため（図1），卵巣での卵の成熟と排卵を抑制することができる（避妊）。
- エストロゲンは子宮内膜を増殖させる。増殖した子宮内膜にプロゲステロンが働くと増殖が止まって分泌活動が盛んになる。この状態でエストロゲンとプロゲステロンが減少すると，子宮内膜は子宮から剥がれ月経となる（図2）。
- エストロゲンとプロゲスチン（プロゲステロン作用を有する物質）を組み合わせて投与することにより，人工的に月経（正確には消退出血とよぶ）を起こさせたり，月経の時期をずらしたりすることができる（図2）。

> **排卵誘発薬使用前の注意**
> 重症高血圧や未治療の重症糖尿病など，妊娠が好ましくない症例に不妊治療を行うことがないように，治療開始前に重篤な合併症がないかのチェックが必要。

> **性ホルモン薬の適応：避妊，骨粗鬆症**
> 性ホルモンの排卵抑制効果を利用したのが，経口避妊薬（いわゆるピル：エストロゲンとプロゲスチンを配合）であるが，避妊目的での使用や旅行などために月経時期をずらす目的での使用は，疾患ではないので自費診療になる。
> 更年期障害に対してエストロゲンを使用する場合，子宮内膜癌発生のリスクを減らすためプロゲスチンを併用するが，子宮摘出術後であればエストロゲン単独でよい。

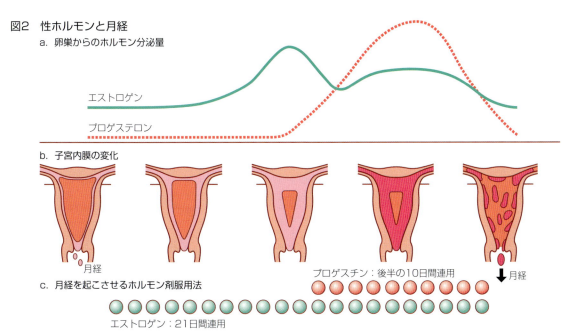

図2　性ホルモンと月経
  a. 卵巣からのホルモン分泌量
  b. 子宮内膜の変化
  c. 月経を起こさせるホルモン剤服用法

a, b：卵巣からのエストロゲンにより子宮内膜は分裂して厚くなる。プロゲステロンが加わることによって子宮内膜は分泌活動を活発化する。エストロゲンとプロゲステロンが減少すると，子宮内膜は子宮から剥がれて月経が起こる。
c：この自然のホルモンの変動と同じように，エストロゲンとプロゲスチン（プロゲステロン作用のある物質）を服用することにより，人工的に月経（正確には消退出血とよばれる）を起こすことができる（無月経に対する治療）。月経開始予定日の数日前からエストロゲンとプロゲスチンを服用し続けると，その間月経開始を遅らせることができる（月経時期の調整）。

内分泌作用薬

> **エストロゲンと骨粗鬆症**
> エストロゲンには骨吸収抑制作用があるが，閉経後，卵巣からのエストロゲン分泌が減少すると，骨吸収が進み骨粗鬆症になることが多い。閉経後の骨粗鬆症を防止するためエストロゲンが経口投与されることがある。

> **子宮収縮薬の適応：陣痛誘発，促進**
> 自然に陣痛が起こらない場合に陣痛を起こしたり（陣痛誘発），陣痛が弱くて分娩が進まない場合に陣痛を強めたりする（陣痛促進）ために，オキシトシンやプロスタグランジン製剤が使用される。

> **子宮収縮薬の適応：分娩後出血**
> 胎児や胎盤が娩出した後，子宮が持続的に強く収縮することによって出血が抑えられるが，収縮が悪いと胎盤剥離面などからの出血が増える（弛緩出血）。弛緩出血を予防または治療する目的では，麦角アルカロイドが使用されることが多い。

> **子宮収縮抑制薬の適応と注意：**
> 妊娠37週未満の早産時期に陣痛様の子宮収縮が起こった場合，早産を予防するために子宮収縮抑制薬が使用される。リトドリンは5％ブドウ糖液などで希釈して用いるが，肺水腫防止のため希釈に電解質溶液は使用しない。
> 硫酸マグネシウムは治療域が狭く，使用中に尿量が減少すると血中マグネシウム濃度が上昇して重篤な副作用を起こすことがあるので，尿量や血中マグネシウム濃度に留意する。切迫早産治療薬としての硫酸マグネシウム製剤の中には，10％ブドウ糖液を用いている製剤があり，糖代謝異常妊婦には注意する。
> リトドリンと硫酸マグネシウムを点滴静注するときは，必ず，輸液ポンプまたはシリンジポンプで注入速度をコントロールしなければならない。

- 加齢により卵巣機能が低下すると卵巣からのエストロゲン分泌が低下し，更年期障害と呼ばれる症状が出現するが，エストロゲンを投与することにより，その症状を改善できる（ホルモン補充療法）。

【適応疾患】
- 無月経，卵巣機能不全，更年期障害など。
- 避妊（自費診療）。
- 月経時期の調整（自費診療）。

【副作用】
- エストロゲン単独投与では，子宮内膜が増殖し続けて不正性器出血を引き起こしたり子宮内膜癌発症のリスクを高めたりする。それを防止するため，プロゲスチンが併用される。
- 血栓ができやすくなる傾向があり，脳梗塞，静脈血栓塞栓症，心筋梗塞などのリスクが高くなる。
- 悪阻のような嘔気や嘔吐が出現することもある。

【特徴】
- 経口剤が主流だが，エストロゲンについては皮膚から吸収させる貼付剤もある。
- 避妊目的で使用する経口避妊薬は，エストロゲンとプロゲスチンの合剤となっているが，使用する薬剤の組み合わせや用量により種々の製剤がある。
- 経口避妊薬には，副作用を少なくするため，ホルモン量を減らした低用量や超低用量がある。

【禁忌】
- エストロゲン依存性悪性腫瘍，血栓性疾患（冠動脈疾患，脳卒中，血栓塞栓症など）の既往，35歳以上で1日15本以上の喫煙，重篤な肝障害，妊婦など。

図3 分娩誘発，陣痛促進

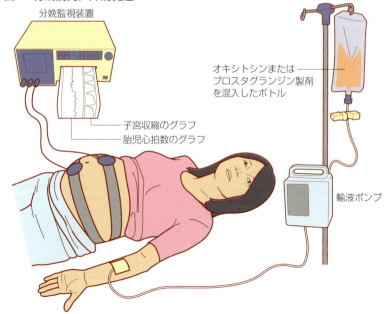

陣痛を起こさせたり強めたりするオキシトシンやプロスタグランジン製剤を点滴静注する際は，分娩監視装置で，陣痛（子宮の周期的な収縮）の強さや間隔，胎児心拍数を連続的にモニターしながら，輸液ポンプを使用して注入スピードを注意深く調整する。

■子宮収縮薬
【作用機序】
- オキシトシンとプロスタグランジン製剤は，いずれも子宮筋に直接作用し，細胞内の遊離カルシウムを増加させることによって子宮の周期的な収縮（陣痛）を起こす。
- 麦角アルカロイドエルゴノビンは，子宮を持続的に強く収縮させる作用がある。薬理作用の詳細は不明である。

【適応疾患】
- オキシトシンとプロスタグランジン製剤は，微弱陣痛に対する陣痛促進と，前期破水や予定日超過などにおける陣痛誘発。
- 麦角アルカロイドは，分娩後の弛緩出血。

【副作用】
- 子宮収縮が強くなりすぎると，胎児に十分な酸素が行かなくなったり子宮破裂を起こしたりと，母子に危険が及ぶことがある。必ず，陣痛の程度や胎児の心拍数を連続監視し，輸液ポンプによって流量を厳密にコントロールしながら点滴静注する（図3）。
- プロスタグランジン製剤は，気管支に作用して喘息を誘発する危険性があるため，喘息の妊婦には禁忌。また，腸に作用して下痢などの副作用を起こすことがある。
- 麦角アルカロイドは，胎児娩出前に使用すると，胎児死亡を起こす危険性があるため絶対禁忌である。血管収縮による血圧上昇や心臓の冠動脈のれん縮による心筋梗塞を起こすことがある。

【特徴】
- オキシトシンとプロスタグランジン製剤は，輸液ポンプを用いて持続的に点滴静注することにより周期的な子宮の収縮を起こすが，収縮の強さや間隔は薬剤の注入速度に依存する。
- 麦角アルカロイドは，間欠のない持続的な強い子宮収縮を起こす。

【禁忌】
- オキシトシンやプロスタグランジン製剤は，前置胎盤，児頭骨盤不均衡など。
- プロスタグランジン製剤は，喘息。
- 麦角アルカロイドは，妊娠中，分娩中の児娩出前の使用は絶対禁忌。

■子宮収縮抑制薬
【作用機序】
- 選択的β_2刺激薬であるリトドリンには，子宮平滑筋のβ_2-アドレナリン受容体を刺激して，子宮収縮を抑制する作用がある。
- 硫酸マグネシウムはカルシウムと拮抗することにより子宮収縮を抑制する。

【適応疾患】
- 切迫早産。

【副作用】
- リトドリンでは頻脈がほぼ必発である。発疹や肝機能障害も比較的多い。
- リトドリンの重篤な副作用として，肺水腫，無顆粒球症，横紋筋融解症がある。
- 硫酸マグネシウムでは，全身の筋肉に力が入らなくなり，血中濃度が上がりすぎると呼吸筋の抑制や心停止など生命に危険が及ぶことがある。

【特徴】
- 硫酸マグネシウムは治療域が狭く，心肺停止などの重篤な副作用があるため，リトドリンが第1選択されることが多い。
- リトドリンには，経口剤と注射剤がある。

【禁忌】
- 常位胎盤早期剥離（緊急に帝王切開術を行って分娩にしなければならないが，子宮収縮抑制薬を使用することによって症状だけがマスクされ，帝王切開術の開始が遅れて児死亡や母体DIC発症など重大な結果に至ることがあるため）。
- リトドリンは，甲状腺機能亢進症，心疾患など。
- 硫酸マグネシウムは，重症筋無力症，心ブロックの既往など。

KEYWORDs
- ゴナドトロピン（FSH，LH）
- HMG，hCG
- エストロゲン
- プロゲステロン（プロゲスチン）
- オキシトシン
- プロスタグランジン製剤
- 麦角アルカロイド
- リトドリン
- 硫酸マグネシウム

内分泌作用薬

骨粗鬆症治療薬について，代表的な薬物名，作用機序，副作用を述べよ（カルシウム代謝について解説せよ）

模範解答

- 骨組織では破骨細胞による骨吸収と骨芽細胞による骨形成がバランスよく繰り返され，常に再構築（骨リモデリング）が行われている（図1）。骨粗鬆症では，骨吸収＞骨形成となり，骨量が減少し骨強度の低下が認められる。
- カルシウムやビタミンDの欠乏，閉経，副腎皮質ステロイドによる治療などが危険因子となる（表1）。
- 骨粗鬆症治療薬は，骨吸収抑制薬と骨形成促進薬に大別される。ビスホスホネート，選択的エストロゲン受容体モジュレーター（SERM），活性型ビタミンD_3，デノスマブ（ヒト型抗RANKL抗体），女性ホルモン薬などは骨吸収抑制薬に分類され，テリパラチドは骨形成促進薬に分類される。
- その他，カルシウム薬，ビタミンK_2薬（メナテトレノン），カルシトニン薬が骨粗鬆症に対して用いられる。

骨強度
骨強度は骨密度と骨質により規定され，前者が70％，後者が30％のウエイトを占める。骨強度が低下し骨折を生じやすくなっている病態を骨粗鬆症という。

新しい骨粗鬆症の治療薬
破骨細胞の産生するコラーゲン分解酵素（カテプシンK）に対する阻害薬と，骨細胞から分泌されて骨芽細胞における骨形成を阻害する因子（スクレロスチン）に対する抗体が治療薬として検討されている。

■ビスホスホネート
- 強力な骨吸収抑制薬であり，第1世代のエチドロネート，第2世代のアレンドロネート，第3世代のリセドロネート，ミノドロネート，イバンドロネートなどが骨粗鬆症に対して用いられる。
- 骨組織に吸着され，骨吸収に伴い破骨細胞内に取り込まれて，破骨細胞の機能低下とアポトーシスを誘導する（図1）。
- 骨形成も抑制するため骨代謝回転の抑制が生じる。

【副作用】
- 骨代謝回転の抑制に伴う顎骨壊死，非定型大腿骨骨折。内服薬では胃腸障害。

■エストロゲン
- カルシトシン分泌増加を介して破骨細胞活性を低下させ，骨吸収を抑制する。
- 腎の1αヒドロキシラーゼ活性を介してビタミンD活性を高める。

【副作用】
- 不正性器出血，乳癌など。

■選択的エストロゲン受容体モジュレーター（selective estrogen receptor modulator；SERM）
- エストロゲン受容体は骨，乳腺，子宮，卵巣などに分布するが，SERMは，臓器によりエストロゲン作用と抗エストロゲン作用の相異なる2つの作用を示す（表2）。
- 第1世代のタモキシフェンは乳腺に対して抗エストロゲンとして働き乳癌の再発予防に用いられ，第2世代のラロキシフェンと第3世代のバゼドキシフェンは骨に対してエストロゲン作用を示し骨粗鬆症に対して用いられる。

表1 骨粗鬆症性骨折や骨密度減少の危険因子

骨密度とは関係しない骨折増加因子
高齢
成人期の骨折の既往
骨粗鬆症性骨折の家族歴
副腎皮質ステロイドの長期使用
低体重（58kg未満）
喫煙
過度の飲酒

骨密度減少と関係する因子
女性
白人，アジア人
長期のカルシウム欠乏
ビタミンD欠乏
運動不足の生活
早期閉経（45歳前）
長期無月経
両側卵巣切除
胃の手術の既往
多くの身体疾患（例：内分泌，胃腸，リウマチ性，骨/骨髄関連，遺伝性，臓器移植）
薬物（例：副腎皮質ステロイド，免疫抑制薬，抗けいれん薬，ヘパリン，化学療法，甲状腺ホルモン）

（ワシントンマニュアル外来編 第1版，p.826，メディカル・サイエンス・インターナショナル社，2012．より引用）

表2 SERMのエストロゲン受容体に対する作用

	骨	乳腺	子宮	脂質代謝
タモキシフェン	＋	－	＋	＋
ラロキシフェン	＋	－	－	＋
バゼドキシフェン	＋	－	－	＋

＋：エストロゲン（アゴニスト）作用，－：エストロゲン拮抗（アンタゴニスト）作用

【副作用】
- ほてり感，静脈血栓塞栓症など．

■活性型ビタミンD₃および誘導体
- ビタミンD₃は，腸管からのカルシウムとリンの吸収促進と，遠位尿細管でのカルシウム再吸収を促進して，血中カルシウム濃度を上昇させ，骨の石灰化や骨芽細胞の成熟を促進する．
- 骨粗鬆症に対して，活性型ビタミンD₃の前駆体（アルファカルシドール）や誘導体（エルデカルシトール）が用いられる．

【副作用】
- 高カルシウム血症．

■デノスマブ（ヒト型抗receptor activator of NF-κB ligand（RANKL）抗体）
- 前破骨細胞から破骨細胞への分化に必要なRANK-RANKL系シグナルを抑制し，破骨細胞の分化を阻害する．
- 6カ月に1回の皮下注射で強力な骨吸収抑制作用が認められる．

【副作用】
- 骨代謝回転の抑制に伴う顎骨壊死，非定型大腿骨骨折．低カルシウム血症（デノスマブ投与に際しては，カルシウム剤とビタミンD製剤の併用が必要）．

■テリパラチド
- 副甲状腺ホルモン（PTH）の活性部位である1-34のアミノ配列を治療薬としたもの．骨形成促進薬に分類され，強力な骨密度増加作用を示す．
- 骨吸収も促進するため骨代謝回転は亢進する．
- PTHは，破骨細胞の骨吸収を促進させ，ビタミンD₃の活性化と遠位尿細管でのカルシウム再吸収を促進して血中カルシウム濃度を上昇させる．間欠的投与の場合は骨形成を促進する．
- 1日1回，または週1回の皮下注射製剤がある．継続期間に制限が設けられている（1日1回製剤で最大24カ月）．

【副作用】
- 悪心，嘔吐，発熱など．

KEYWORDS
- 骨のリモデリング
- ビスホスホネート
- SERM
- デノスマブ
- テリパラチド

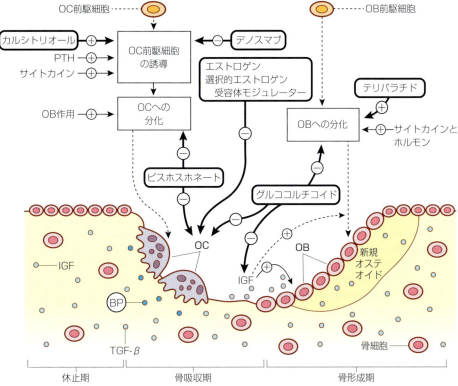

図1　骨リモデリング・サイクルとサイトカイン，ホルモン，薬物の作用

骨吸収期：破骨前駆細胞はサイトカインやホルモンにより誘導され，骨芽細胞（OB）によって活性化されると，破骨細胞（OC）となる．OCは骨表面を移動し，骨を吸収することにより包埋されていたサイトカインを放出する．
骨形成期：遊離されたサイトカインはOBを誘導し，オステオイドを産生して，IGFやTGF-βを包埋し，骨細胞となる．

BP：包埋されたビスホスホネート，PTH：副甲状腺ホルモン，IGF：インスリン様増殖因子，TGF-β：形質転換増殖因子
(Rang & Dale's Pharmacology, 6th Edition, p.462, Churchill Livingstone, 2008.より引用改変)

血液作用薬

貧血に用いる薬の代表的な薬剤名，作用機序，副作用を述べよ

模範解答

- 鉄欠乏性貧血，ビタミンB_{12}・葉酸欠乏による巨赤芽球性貧血，エリスロポエチン低下による腎性貧血の治療には補充のため，それぞれ鉄剤（クエン酸第一鉄ナトリウム，フマル酸第一鉄硫酸鉄，溶性ピロリン酸第二鉄など），ビタミンB_{12}製剤（メチルコバラミン，シアノコバラミン，ヒドロキソコバラミンなど），葉酸，赤血球造血刺激因子（遺伝子組換えヒトエリスロポエチン，エポエチンα，エポエチンβ）が使われる（図1）。
- 免疫機序が関与する再生不良性貧血，赤芽球癆，自己免疫性溶血性貧血では，免疫抑制のために，それぞれシクロスポリン±抗胸腺グロブリン，シクロスポリン，副腎皮質ステロイドが投与される。
- 補体の活性化により溶血が起こる発作性夜間ヘモグロビン尿症では，補体の活性化抑制のために，補体C5に対するヒト化抗体であるエクリズマブが使用される。
- 主な副作用は鉄剤では消化器症状，シクロスポリンでは腎障害・高血圧，抗胸腺グロブリンではサイトカイン放出症候群を含む輸注関連反応などがある。

- 貧血は赤血球産生能の低下・亢進で分類すると理解しやすい。
- 赤血球産生能は網赤血球値に反映されるため，網赤血球を検査することは重要である（表1）。
- また，貧血の診断には赤血球指数による分類が役に立つ（表2）。貧血の診断アルゴリズムを図2に示す。
- 造血器腫瘍による貧血以外で，薬物治療が行われる貧血は以下のとおりである。

補充療法が有効な貧血

■鉄欠乏性貧血（図3）

- 小球性低色素性貧血になる。
- 消化管の腫瘍や潰瘍からの出血，子宮筋腫や子宮内膜症による性器出血など，鉄欠乏をきたす基礎疾患がないか検索すべきである。

図1　エリスロポエチンは主にCFU-Eの増殖分化を促進し，赤血球造血を刺激する

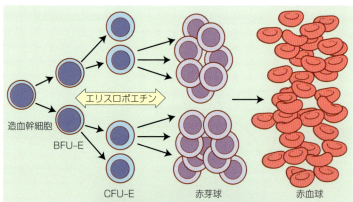

ここが POINT
エリスロポエチン遺伝子の転写は低酸素応答性の転写因子HIFで調節されている。低酸素状態では，HIFは核内に移行してエリスロポエチンの転写を促進する。

表1　網赤血球による貧血の分類

網赤血球低下を伴う貧血
1. ヘモグロビン合成障害による貧血
1）鉄欠乏性貧血
2）慢性炎症による貧血
3）鉄芽球性貧血
4）サラセミア
2. DNA合成障害による貧血
1）ビタミンB_{12}欠乏による巨赤芽球性貧血
2）葉酸欠乏による巨赤芽球性貧血
3. 造血幹細胞減少による貧血
1）再生不良性貧血
4. 赤血球前駆細胞減少による貧血
1）赤芽球癆
2）腎性貧血
網赤血球増加を伴う貧血
1. 出血
2. 溶血性貧血
1）赤血球膜異常
2）赤血球酵素異常
3）自己免疫性溶血性貧血
4）発作性夜間ヘモグロビン尿症
5）機械的要因による赤血球破砕

- 基礎疾患があれば，基礎疾患の治療が第一である。
- 薬物治療は鉄剤を補充することである。
- 出血による鉄欠乏では経口で補充するのが原則である。
- 胃摘出後の胃酸欠乏による鉄吸収障害では鉄剤は経静脈的に投与される。
- 鉄剤の静脈内投与ではショックや鉄過剰症に注意が必要である。
- 貧血の改善のみならず，貯蔵鉄が回復（血清フェリチンが正常化）するまで投与を継続することが大切でる。

表2 赤血球指数による貧血の分類

1. 小球性（MCV<80fL）
   1) 鉄欠乏性貧血
   2) 慢性炎症による貧血
   3) 鉄芽球性貧血
   4) サラセミア
2. 正球性（MCV 80〜100fL）
   1) 溶血性貧血
   2) 腎性貧血
   3) 再生不良性貧血
   4) 赤芽球癆
3. 大球性（MCV>100fL）
   1) 巨赤芽球性貧血
   2) 肝障害による貧血

注）再生不良性貧血では軽度MCVが増加することがある。

図2 貧血の診断アルゴリズム

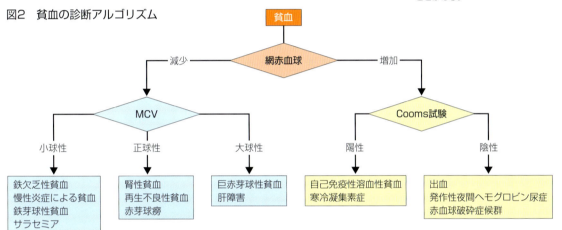

図3 鉄の吸収とヘモグロビンへの利用

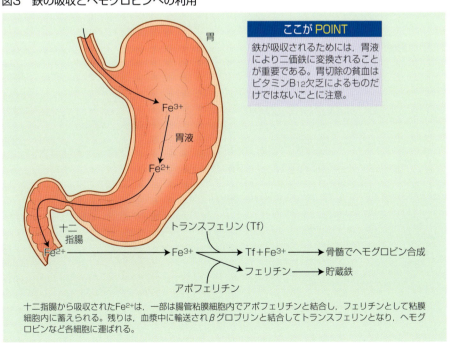

ここが POINT
鉄が吸収されるためには，胃液により二価鉄に変換されることが重要である。胃切除の貧血はビタミンB_{12}欠乏によるものだけではないことに注意。

十二指腸から吸収されたFe^{2+}は，一部は腸管粘膜細胞内でアポフェリチンと結合し，フェリチンとして粘膜細胞内に蓄えられる。残りは，血漿中に輸送されβグロブリンと結合してトランスフェリンとなり，ヘモグロビンなど各細胞に運ばれる。

血液作用薬

■ビタミンB₁₂や葉酸欠乏による巨赤芽球性貧血（図4, 5）

- 大球性正色素性貧血である。
- 摂取不足によるビタミンB₁₂や葉酸欠乏では，それぞれを経口投与する。萎縮性胃炎による内因子欠乏や胃切除によるビタミンB₁₂の吸収障害では，ビタミンB₁₂製剤は非経口投与（筋注）される。
- 胃切除後の貧血では，ビタミンB₁₂欠乏以外に鉄欠乏の合併に注意する。

■腎性貧血

- 正球性正色素性貧血である。
- 網赤血球は低下している。
- 慢性腎疾患によりエリスロポエチンが減少することにより起こる腎性貧血では，赤血球造血刺激因子を投与する。
- 副作用は，約30％で血圧上昇がみられ，ヘモグロビン値の急激な上昇によると考えられ，とくに投与初期は注意が必要である。
- わが国の腎性貧血治療ガイドラインを参考に治療する。

免疫機序による貧血

■再生不良性貧血

- 汎血球減少症を伴う正球性正色素性貧血である。
- 網赤血球は低下している。
- 免疫担当細胞による造血幹細胞の傷害により，造血不全が起こり，汎血球減少症をきたすと考えられている。
- 薬物療法としては，軽症例（stage 1, 2）では，造血を刺激する蛋白同化ステロイドまたは免疫を抑制するシクロスポリンが治療に使われ，重症例（stage 3以上）では，シクロスポリンに加えて，抗胸腺グロブリンが併用される。

■赤芽球癆

- 正球性正色素性貧血である。
- 網赤血球は低下している。
- 赤芽球癆には，先天性と後天性，急性と慢性，特発性と続発性がある。
- 薬物療法は，後天性赤芽球癆が対象になる。
- 免疫機序により赤血球前駆細胞が減少する特発性赤芽球癆に対しては，シクロスポリンが使われる。

図4　ビタミンB₁₂の作用機序

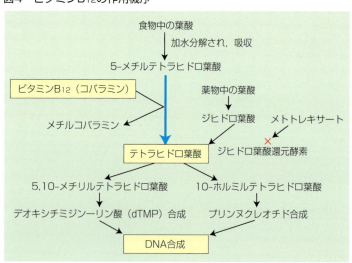

図5　ビタミンB₁₂の吸収と内因子

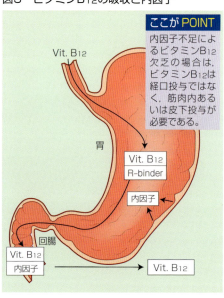

- 続発性赤芽球癆では，基礎疾患の治療に加え，病態に応じて，シクロスポリン，副腎皮質ステロイド，シクロホスファミドを使用する。

赤血球喪失の亢進で起こる貧血
■自己免疫性溶血性貧血
- 正球性正色素性貧血である。
- 網赤血球は増加している。
- 赤血球に対する自己抗体のため，溶血が起こる。
- 温式抗体による特発性自己免疫性溶血性貧血では，抗体の産生を抑え，脾での赤血球破壊を減少させるために副腎皮質ステロイドが使われる。
- 副腎皮質ステロイド投与による胃潰瘍，骨粗鬆症，耐糖能障害，易感染性に注意が必要である。

■発作性夜間ヘモグロビン尿症（図6）
- 正球性正色素性貧血である。
- 網赤血球は増加している。
- 後天的にPIG-A遺伝子に変異が起こり，補体制御分子CD55，CD59が赤血球膜表面で機能できず，赤血球の補体感受性が亢進し，溶血が起こる。
- 補体の活性化を抑制するために，補体C5に対するヒト化抗体であるエクリズマブが使用される。
- エクリズマブ投与により，髄膜炎菌による感染のリスクが高まるため，投与前に髄膜炎菌ワクチンを接種する。

KEYWORDS
- 鉄剤
- ビタミンB_{12}
- 葉酸
- エリスロポエチン
- シクロスポリン
- 副腎皮質ステロイド
- 抗胸腺グロブリン
- エクリズマブ

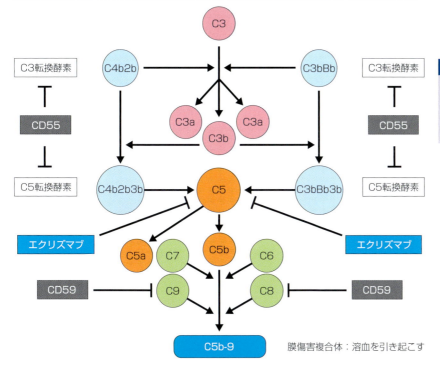

図6　エクリズマブの作用機序
補体系が活性化されると，C3転換酵素とC5転換酵素の働きにより膜傷害複合体（C5b-9）が形成され，溶血が起こる。エクリズマブは補体C5に作用して，膜傷害複合体形成を阻害し，溶血を抑制する。

膜傷害複合体：溶血を引き起こす

ここがPOINT
発作性夜間ヘモグロビン尿症は補体感受性亢進により溶血が起こる。補体の活性化を阻害するエクリズマブ（補体C5に対するヒト化抗体）が著効を示す。

血液作用薬

抗血液凝固作用薬の代表的な薬物名，作用機序，副作用を述べよ

模範解答

- 血栓が生じて血管が閉塞することにより血栓症が生じる。
- 血栓の形成を阻害するために抗凝固薬および血小板凝集阻害薬が用いられ，血栓の溶解のために血栓溶解薬が用いられる。
- 抗凝固薬としてワルファリンとヘパリン，血栓溶解薬としてウロキナーゼ，組織プラスミノゲン活性化因子（t-PA）が重要である。

■血小板の粘着・活性化・凝集（図1）

- 血管が破綻すると血管内皮が剥がれ，血管内皮下組織に血小板が付着する。
- 血小板表面の糖蛋白質GPⅠb受容体とvon Willebrand因子（vWF）が結合し，血小板が血管内皮下組織に粘着する。
- トロンビンや血小板より遊離したトロンボキサンA$_2$（TXA$_2$），ADPが血小板を活性化して，血小板表面にGPⅡb/Ⅲa複合体の受容体を発現させる。受容体同士をフィブリノゲンがつなぎ血小板凝集が生じる。

■凝固（図2）

- 凝固因子が活性化。トロンビンによりフィブリノゲンからフィブリンが形成される。

■線溶（図3）

- 血中のプラスミノゲンがt-PAにより活性化されプラスミンが生じる。
- プラスミンは血栓成分のフィブリン分解作用をもち血栓を溶解する。

図1　血小板の粘着・活性化・凝集

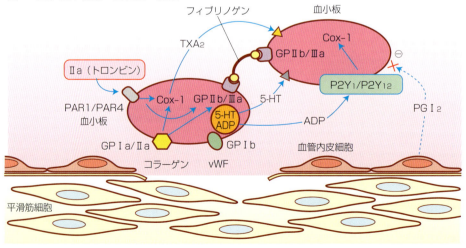

GP Ia/Ⅱa，GP IbがコラーゲンやVon Willebrand factor（vWF）に結合することにより血小板の粘着と活性化が生じる。シクロオキシゲナーゼ（Cox-1）の活性化によりトロンボキサン（TXA$_2$）の産生，遊離が生じ，血小板濃染顆粒からADP，セロトニン（5-HT）が放出されて，血小板の凝集が促進される。

各種の抗血栓薬（表1）
■抗凝固薬：凝固系を抑制する薬物
①ヘパリン，低分子ヘパリン

静脈血栓症（術後血栓症，心房細動，人工心弁の患者など）の予防に，抗凝固薬が用いられる。

【作用機序】
- アンチトロンビンⅢの作用を増強させ，トロンビン（Ⅱa），Ⅸa，Ⅹa，Ⅺa，Ⅻaなどの活性型凝固因子を不活性化して凝固系を抑制する。
- フィブリン形成を防ぎ血栓の拡大を制限する。

【適応】
- 血栓塞栓症（深部静脈血栓症，肺塞栓）；主に急性期に用いる。
- DIC（汎発性血管内血液凝固症候群）
- 体外循環，血管カテーテル挿入時の凝固防止，輸血の凝血予防
- 不安定狭心症，心筋梗塞

【副作用】
- DIC以外の出血。（ヘパリン作用を中和する場合は硫酸プロタミンをゆっくり注射する。）
- 骨粗鬆症

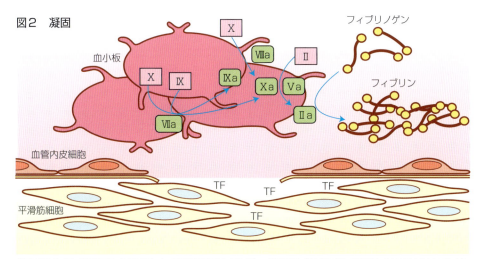

図2　凝固

外因系凝固因子（組織因子（TF），Ⅶ）と内因系凝固因子（Ⅸ，Ⅷ），共通因子（Ⅹ，Ⅴ，Ⅱ）が活性化されて生じるトロンビン（Ⅱa）によりフィブリノゲンからフィブリンが形成される。

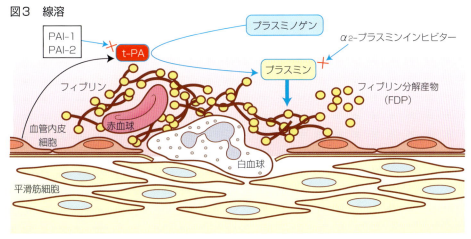

図3　線溶

傷害部位の血管内皮細胞から分泌されたt-PAはフィブリンに結合してプラスミノゲンをプラスミンに変換し，フィブリンの分解が始まる。プラスミノゲンアクチベーターインヒビター（PAI），α₂-プラスミンインヒビターはそれぞれt-PA，プラスミンを失活させる。

血液作用薬

> **ワルファリンの作用発現**
> 抗凝固作用の発現には時間がかかる（24～48時間）。ビタミンK投与により抗凝固作用は減弱する。プロトロンビンタイム（PT）を測定してモニタリングを行う。

②ワルファリン
【作用機序】
- ビタミンK類似のクマリン誘導体。ビタミンKエポキシド還元酵素を阻害してビタミンK依存性凝固因子（Ⅱ, Ⅶ, Ⅸ, Ⅹ）の生合成を抑制する（図4）。

【適応】
- 血栓塞栓症（静脈血栓症，塞栓症）；主に慢性期に用いる。
- 心房細動における血栓形成抑制，人工弁・人工血管置換術後の血栓の予防；急性期にヘパリンを用い，慢性期にはワルファリンによる維持療法に移行する。

【副作用】
- 出血，催奇形性，クマリン誘起性壊死。
- 血漿アルブミンに99％結合し，アスピリンなどのアルブミン結合に強い親和性をもつ薬物によりワルファリンが血漿アルブミンから遊離し作用は増強される。

③抗トロンビン薬
アルガトロバン（注射薬），ダビガトラン（経口）
【作用機序】
- トロンビンの活性部位に可逆的に結合し阻害する。

④経口活性化第Ⅹ因子阻害薬
リバーロキサバン，アピキサバン，エドキサバン
【作用機序】
- プロトロンビンからトロンビンを生成する活性化第Ⅹ因子を選択的，可逆的に阻害する。

【特徴】
- ビタミンKの関与がないため食事の影響がない。
- 単一の凝固因子に拮抗するため，効果発現が早く，周術期の管理が容易である。

■抗血小板薬
- TXA2，ADP，トロンビン，セロトニン，コラーゲンなどの血小板活性化因子が血小板の膜糖蛋白質受容体GPⅡb/Ⅲaの活性化をもたらし，血小板の凝集を生じる。
- 以下に分類される機序により血小板凝集を阻害し血栓形成における血小板の関与を抑制する。

表1　抗血栓薬

抗凝固薬
ヘパリン
ワルファリン
抗トロンビン薬
アルガトロバン
ダビガトラン
経口活性化第Ⅹ因子阻害薬
リバーロキサバン
アピキサバン
エドキサバン
抗血小板薬
プロスタノイド関連薬
アスピリン
ベラプロスト
オザグレル
ADP受容体拮抗薬
チクロピジン
クロピドグレル
プラスグレル
ホスホジエステラーゼ阻害薬
ジピリダモール
シロスタゾール
5-HT2受容体拮抗薬
サルポグレラート
血栓溶解薬
ウロキナーゼ
アルテプラーゼ（t-PA）

図4　ワルファリンの凝固阻害機序

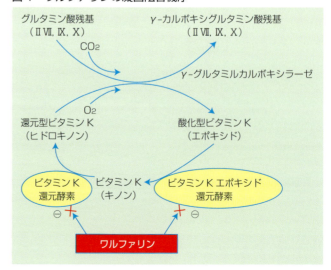

【適応】
- 血栓形成防止（とくに動脈血栓症に対し）には血小板凝集の阻害が有効である。

①プロスタノイド関連薬
アスピリン
【作用機序】
- COX-1を不可逆的に阻害してTXA$_2$を減少させ，プロスタグランジンI$_2$（PGI$_2$）の血小板抗凝集作用の方向にバランスを変える。凝集抑制は無核血小板の寿命の間（約7～10日間）持続する。

【副作用】
- 胃腸障害，脳出血。

ベラプロスト
【作用機序】
- PGI$_2$誘導体でTXA$_2$生成阻害により抗血小板作用を示す。

オザグレル
【作用機序】
- TXA$_2$合成阻害薬で血小板凝集能を抑制。

【特徴】
- くも膜下出血術後の脳血管れん縮，脳血栓症（急性期）に伴う運動障害の改善。

②ADP受容体拮抗薬
チクロピジン，クロピドグレル，プラスグレル
【作用機序】
- 血小板プリン受容体（P2Y$_{12}$）のアンタゴニストとしてADPによるアデニル酸シクラーゼ活性の抑制を阻害し，cAMP濃度を高めて血小板の凝集，粘着能を抑制する。

【副作用】
- 顆粒球減少，肝障害，血栓性血小板減少性紫斑病。

③ホスホジエステラーゼ阻害薬
ジピリダモール，シロスタゾール
【作用機序】
- 血小板ホスホジエステラーゼ活性を阻害し，cAMP濃度を上げTXA$_2$の合成を阻害する。

【副作用】
- 狭心症状の悪化，出血傾向，血小板減少，頭痛，頻脈。

④5-HT$_{2A}$（セロトニン）受容体拮抗薬
サルポグレラート
【作用機序】
- 血小板5-HT$_{2A}$受容体に拮抗して抗血小板作用を示す。

■血栓溶解薬
- フィブリンはプラスミンにより分解されfibrin degradation product（FDP）となって可溶化され血栓の溶解が生じる。
- **プラスミノゲン活性化因子**はプラスミノゲンを活性化してプラスミンに変え血栓を溶解する。

【適応】
- 静脈血栓症（発症10日以内）
- 心筋梗塞急性期（発症6時間以内）
- 脳梗塞急性期

【副作用】
- 過敏症，ショック，出血傾向，肝機能障害，消化管出血。

①ウロキナーゼ
- 尿由来のプラスミノゲン活性化因子。フィブリンへの親和性が低い。プラスミンはα$_2$-プラスミンインヒビターにより速やかに失活し，大量投与が必要なため出血の副作用が多い。

②組織プラスミノゲン活性化因子（t-PA）
- 組換えDNAでつくられたヒト組織プラスミノゲン活性化因子（アルテプラーゼ）。
- 血栓のフィブリンに対する親和性が高く血栓上で効率よくプラスミンを生成する。

KEYWORDS
- 凝固因子
- 線溶系
- ヘパリン
- ワルファリン
- ビタミンK
- アスピリン
- 抗凝固薬
- 抗血小板薬
- 血栓溶解薬

動脈血栓症（不安定狭心症から心筋梗塞発症への移行，一過性脳虚血発作から脳卒中への移行を引き起こす）の予防に，抗血小板薬が有用である。

核酸合成を阻害する抗菌薬の代表的な薬，その作用機序，副作用を述べよ

模範解答

- 核酸合成を阻害する代表的な抗菌薬には，リファンピシンとキノロン系薬がある。
- リファンピシンは，RNAポリメラーゼに結合してmRNAの転写を阻害する。
- キノロン系薬は，DNAジャイレースやトポイソメラーゼⅣを阻害してDNAの複製過程を阻害する。
- 旧キノロン薬は，グラム陰性菌に有効だが，緑膿菌やグラム陽性菌には無効である。
- 新キノロン薬は，グラム陽性菌にも抗菌スペクトルを広げた薬剤である。
- 葉酸代謝阻害薬として，サルファ薬とトリメトプリムがある。これらはST合剤として併用される。

結核，ハンセン病の治療
〔WHO推奨標準治療〕
初発結核：（イソニアジド，リファンピシン，ピラジナミド，エタンブトールの4剤併用）×2カ月＋（イソニアジド，リファンピシンの2剤併用）×4カ月
ハンセン病：
多菌型：（リファンピシン，ジアミノジフェニルスルフォン（DDS），クロファジミンの3剤併用）×1年間
乏菌型：（リファンピシン，ジアミノジフェニルスルフォン（DDS）の2剤併用）×6カ月

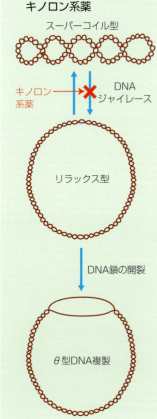

図1 DNAジャイレースの役割とキノロン系薬

核酸合成を阻害する各種の抗菌薬

■核酸合成阻害薬

①リファンピシン

【作用機序】
- RNAポリメラーゼに結合してmRNAの転写を阻害する。

【適応疾患】
- 結核，ハンセン病などの抗酸菌感染症（抗結核薬，抗ハンセン病薬）。
- 髄膜炎菌やインフルエンザ菌（Hib）による髄膜炎，レジオネラ肺炎など。

【特徴】
- 組織や脳脊髄液への移行がよい。
- 耐性菌が出やすいので，他の抗菌薬と併用して用いる。
- 肝薬物代謝酵素を誘導し，他薬の半減期を短くする。

【副作用】
- アレルギー性皮疹，肝機能障害，溶血性貧血，血小板減少など。
- 尿が橙赤色に変色。

②旧キノロン薬

- ナリジクス酸，ピペミド酸三水和物など。

【適応疾患】
- 膀胱炎などの尿路感染症。

【特徴】
- ナリジクス酸はグラム陰性球菌・桿菌に有効であるが，緑膿菌やグラム陽性菌には無効。
- 旧キノロン薬の使用は限られ，近年は，臨床の場では主に新キノロン薬が用いられる。

【副作用】
- 消化器症状，頭痛，めまい。

③新キノロン薬

- ノルフロキサシン，エノキサシン，オフロキサシン，レボフロキサシン，シプロフロキサシンなど。

【作用機序】
- 細菌がもつDNAの立体構造を制御する酵素（DNAジャイレースやトポイソメラーゼⅣ）を阻害してDNAの複製過程を阻害する（図1）。

【適応疾患】
- 尿路感染症，胆道感染症，呼吸器感染症など。

【特徴】
- 緑膿菌に対しても有効，グラム陽性菌にまで抗菌スペクトルが拡大，嫌気性菌にも有効。

- 主に経口投与で用いる。
- 鉄剤と併用すると，本剤の吸収が阻害される。

【副作用】
- けいれん誘発などの中枢神経障害（非ステロイド性抗炎症薬と併用の場合に注意），めまい，不眠，光線過敏症など。

【禁忌】
- 乳児，妊婦への投与。

④ニトロイミダゾール系薬剤（抗原虫薬）
- メトロニダゾール

【作用機序】
- DNAに結合して複製阻害。

【適応疾患】
- 腟トリコモナス，赤痢アメーバなどの原虫感染症。

KEY WORDs
- リファンピシン
- 抗結核薬
- 新キノロン薬
- DNAジャイレース
- 葉酸代謝阻害薬
- 質的選択毒性
- 量的選択毒性
- サルファ薬
- ST合剤

■葉酸代謝阻害薬
葉酸の合成経路とサルファ薬・トリメトプリムの作用点（図2）
- ヒトは葉酸合成能をもたないためサルファ薬は質的選択毒性を有する。
- ヒトはジヒドロ葉酸（DHF）レダクターゼへの代謝依存度が低いためトリメトプリムは量的選択毒性を有する。
- サルファ薬（S）とトリメトプリム（T）はしばしば併用される（ST合剤）。
- ST合剤は，相乗効果を生み副作用を軽減した薬剤である。

①サルファ薬
- スルフォンアミド（スルファニルアミド），スルファメトキサゾールなど。

【作用機序】
- 葉酸代謝阻害（パラアミノ安息香酸との競合）。

【特徴】
- 血中では血漿蛋白と結合して不活性型である。
- 肝臓で代謝（アセチル化，グルクロン酸・硫酸抱合）されて尿中に排泄される。
- アセチル化率が高いと尿路結石の原因となる。

【副作用】
- 葉酸欠乏による巨赤芽球性貧血，白血球減少，消化器症状，アレルギー性皮疹，皮膚粘膜眼症候群（Stevens-Johnson症候群）。

【禁忌】
- 新生児，未熟児（核黄疸をきたす）。

②トリメトプリム
【作用機序】
- DHFレダクターゼ阻害。

【適応疾患】
- カリニ肺炎。
- 腸内細菌による尿路感染症など。

【特徴】
- サルファ薬より副作用が弱い。
- ST合剤（スルファメトキサゾール＋トリメトプリム）として用いることが多い。

③パラアミノサリチル酸（PAS）
【作用機序】
- パラアミノ安息香酸との競合。

【特徴】
- 抗結核薬として用いる。

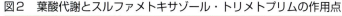
図2　葉酸代謝とスルファメトキサゾール・トリメトプリムの作用点
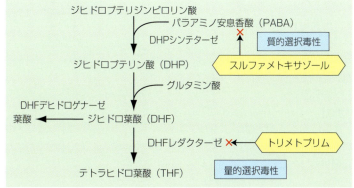

細胞壁合成を阻害する抗菌薬の代表的な薬，その作用機序，副作用を述べよ

模範解答

- 細胞壁合成を阻害する代表的な抗菌薬には，β-ラクタム系薬，グリコペプチド系薬，ホスホマイシンがある。
- β-ラクタム環を構造としてもつ薬剤をβ-ラクタム系薬といい，ペニシリン環をもつペニシリン系薬とセファロスポリン環をもつセフェム系薬に分けられる。
- β-ラクタム系薬は，トランスペプチダーゼに結合して細胞壁ペプチドグリカンの架橋を阻害する。
- β-ラクタム系薬に対する耐性メカニズムには，β-ラクタマーゼの産生，ペニシリン結合蛋白の変異（PBP-2'の出現），外膜透過性低下などがある。
- セフェム系薬は，β-ラクタマーゼ耐性の度合いや抗菌スペクトルの違いによって，第1世代～第4世代に分類される。
- グリコペプチド系薬はMRSAに対して有効性を示す。

■ β-ラクタム系薬

【基本構造】（図1）
- β-ラクタム系薬は構造の違いにより，ペニシリン系薬とセフェム系薬に分かれる。
- ペニシリン系薬はペニシリン環を母核とする。
- セフェム系薬はセファロスポリン環を母核とするセファロスポリン系薬と，セファロスポリナーゼに非感受性のセファマイシン系薬がある。
- ペニシリン環とセファロスポリン環に共通する部分をβ-ラクタム環とよぶ。
- そのほか，カルバペネム系薬やβ-ラクタム環部分のみを基本骨格とするモノバクタム系薬がある。

【作用機序】
- N-アセチルムラミン酸がトランスペプチダーゼを介してN-アセチルグルコサミンに架橋し，長いペプチドグリカン重合体が形成され，細胞壁が合成される。
- β-ラクタム系薬は，トランスペプチダーゼに結合して細胞壁ペプチドグリカンの架橋を阻害する。

細胞壁合成を阻害する各種の抗菌薬

■ ペニシリン系薬
- 6位の側鎖構造（R-CONH-）の違いにより抗菌活性や体内動態が異なる。

①天然ペニシリン
- ベンジルペニシリン（商品名ペニシリンG）

【特徴】
- フレミングがアオカビから発見した最初のペニシリンである。
- ペニシリナーゼで分解される。
- 注射薬として用いる（胃酸で分解される）。
- 梅毒トレポネーマに有効である。

②狭域経口ペニシリン
- ペニシリンV

【特徴】
- 胃酸に対して安定なペニシリンである。

③耐性ブドウ球菌用ペニシリン
- メチシリン，オキサシリンなど

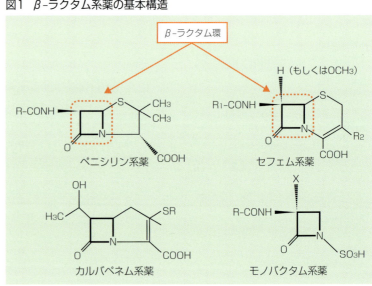

図1 β-ラクタム系薬の基本構造

【特徴】
- ペニシリナーゼ産生菌に対して有効である。
- MRSA（methicillin resistant Staphylococcus aureus）に対しては無効である。

④広域スペクトラム半合成ペニシリン（＝アミノペニシリン）
- アンピシリン（アミノベンジルペニシリン），アモキシシリンなど

【特徴】
- グラム陰性菌（大腸菌，赤痢菌など）への抗菌力が拡大，ただし緑膿菌には無効。
- 経口で使用できる。

⑤抗緑膿菌性広域ペニシリン
- カルベニシリン，スルベニシリン，チカルシリン，ピペラシリンなど

【特徴】
- 腸内細菌や緑膿菌に有効である。
- ペニシリナーゼ産生ブドウ球菌には無効である。

【ペニシリン系薬の副作用】
- アレルギー性皮疹，発熱，胃腸障害，偽膜性大腸炎（アンピシリン）。
- アナフィラキシーショック（まれに）。

■セフェム系薬

①セファロスポリン系薬

【特徴】
- 側鎖の違いによって抗菌活性や体内動態が異なる。
- ペニシリナーゼに抵抗性を示す。

②セファマイシン系薬

【特徴】
- β-ラクタマーゼに対する安定性が増す。
- セファロスポリナーゼに抵抗性を示す。

【セフェム系薬の世代分類】
- セフェム系薬は，抗菌スペクトルとβ-ラクタマーゼに対する安定性の違いにより第1世代～第4世代に分類される（表1）。

【セフェム系薬の副作用】
- 下痢，皮疹，発熱。
- 偽膜性大腸炎（高齢者に多い）。
- ペニシリン系薬に比してセフェム系薬では副作用の頻度が低い。

> **トランスペプチダーゼとペニシリン結合蛋白質（penicillin-binding protein；PBP）**
> ペプチドグリカンを細胞壁に架橋していく酵素をトランスペプチダーゼとよぶ。ペニシリンはこのトランスペプチダーゼに結合して細胞壁の合成阻害効果を発揮する。ペニシリンが結合することから，トランスペプチダーゼを別名ペニシリン結合蛋白質（PBP）とよぶ。

> **β-ラクタマーゼ**
> ペニシリナーゼ，セファロスポリナーゼ，メタロβ-ラクタマーゼなど数百種のβ-ラクタマーゼが同定されている。

表1　セフェム系薬の世代分類

世代	代表的な薬剤	抗菌スペクトル	抗菌薬の特徴
第1世代 （狭域スペクトル）	セファロスポリンC，セファゾリン，セファレキシン，セファクロル	グラム陽性菌（黄色ブドウ球菌，レンサ球菌，肺炎球菌），一部のグラム陰性菌（淋菌，大腸菌，赤痢菌など）に有効（セラチア，緑膿菌には無効）	β-ラクタマーゼに感受性
第2世代 （拡大スペクトル）	セフロキシム，セフメタゾール，セフォテタン，セフォチアム	グラム陰性菌（大腸菌，クレブシエラなど）への抗菌力が増強，グラム陰性菌（ヘモフィルス，セラチアの一部など）への抗菌スペクトル拡大（緑膿菌には無効）	β-ラクタマーゼに安定（β-ラクタマーゼ産生菌に有効）
第3世代 （広域スペクトル）	セフタジジム，セフォペラゾン，セフチゾキシム，セフォタキシム，セフトリアキソン，ラタモキセフ	グラム陽性菌，広範囲のグラム陰性菌に有効（緑膿菌，セラチアに有効なものが開発された）	β-ラクタマーゼに一層安定 グラム陽性菌に対する有効性が低下（とくにブドウ球菌に対する有効性が低下しMRSA出現の要因となった）
第4世代	セフピロム	グラム陽性菌，広範囲のグラム陰性菌に有効（緑膿菌，セラチアに有効）	グラム陽性菌に対する抗菌力増強（第3世代の弱点克服）

抗感染症薬

■カルバペネム系薬
・イミペネム，パニペネムなど
【特徴】
・外膜透過性に優れる → 抗菌スペクトルが広い（緑膿菌にも有効）。
・ペニシリナーゼ，セファロスポリナーゼに対し安定である。
・イミペネムは近位尿細管のデヒドロペプチダーゼ-Iで分解されるため，阻害薬のシラスタチンナトリウムを配合して用いる。
・パニペネムには有機アニオン輸送系阻害薬を配合して，パニペネムの腎への移行を抑えて腎毒性を軽減する。
【副作用】
・腎毒性・中枢神経毒性あり。

■モノバクタム系薬
・アズトレオナムなど
【特徴】
・β-ラクタマーゼに対し，きわめて安定である。
・緑膿菌を含む好気性のグラム陰性菌に選択的に奏効する。

■β-ラクタマーゼ阻害薬
・クラブラン酸，スルバクタムなど
【特徴】
・それ自身に抗菌活性はないが，β-ラクタマーゼに結合して不活性化する。
・β-ラクタム系薬と組み合わせて用いる（複合β-ラクタム薬）。
・近年，クラブラン酸が無効なβ-ラクタマーゼ（メタロβ-ラクタマーゼ）をもつ菌が出現している。

■グリコペプチド系薬
・バンコマイシン，テイコプラニンなど
【作用機序】
・ムレインモノマーに結合しグリコシルトランスフェラーゼの作用を阻害する。
【特徴】
・MRSAに対する治療薬として用いられる。
・グラム陰性菌には無効である。
・*Clostridium difficile*による偽膜性大腸炎の治療に経口投与で用いる。
【副作用】
・静注で用いる場合には腎毒性がある（とくにアミノグリコシド系薬併用時）。

■ホスホマイシン
【作用機序】
・N-アセチルムラミン酸の産生を阻害（細胞壁合成阻害）。
【特徴】
・経口薬は尿路感染症に使用する。
・腸管出血性大腸菌（O157）感染症に用いる。
・副作用は少ない。
・耐性菌が出やすい。

KEYWORDS
- β-ラクタム系薬
- β-ラクタマーゼ
- ペニシリン系薬
- セフェム系薬
- ペニシリン結合蛋白質（PBP）
- 抗菌スペクトル
- 耐性菌
- 緑膿菌
- MRSA（メチシリン耐性黄色ブドウ球菌）

複合β-ラクタム薬
クラブラン酸とアモキシシリンやチカルシリンの合剤，スルバクタムとセフォペラゾンの合剤，スルバクタムとアンピシリンをエステル結合させたもの（スルタミシリン）などがある。

メタロβ-ラクタマーゼ
活性中心に亜鉛をもち，ほとんどすべてのβ-ラクタム系薬を加水分解する。また，クラブラン酸による阻害を受けない。近年見つかったNew Delhi metallo-beta-lactamase（NDM-1）は，広範囲の抗菌薬に多剤耐性を示す。

蛋白質合成を阻害する抗菌薬の代表的な薬，その作用機序，副作用を述べよ

模範解答

- 蛋白質合成を阻害する代表的な抗菌薬には，アミノ配糖体系薬，テトラサイクリン系薬，マクロライド系薬，リンコマイシン系薬，クロラムフェニコールがある。
- 蛋白質合成阻害薬は細菌のリボソームに結合して，蛋白質への翻訳を阻害する。
- アミノ配糖体系薬は殺菌的に働くが，それ以外の多くの蛋白質合成阻害薬は静菌的に働く。

■蛋白質合成阻害薬の作用機序（図1）

- 蛋白質合成阻害薬は，細菌のリボソーム（70S）に結合して蛋白質への翻訳を阻害する。
- ヒトのリボソーム（80S）には親和性が低く，量的選択毒性を発揮する。
- リボソームの大サブユニット（50S）に作用する薬剤と小サブユニット（30S）に作用するものとがある。

図1　蛋白質合成阻害薬の作用点

A
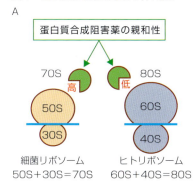
細菌リボソーム　ヒトリボソーム
50S＋30S＝70S　60S＋40S＝80S

B　リボソームサブユニットへの結合
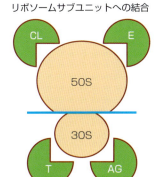

A：蛋白質合成阻害薬は細菌のリボソーム（70S）に結合して蛋白質への翻訳を阻害する。ヒトのリボソーム（80S）には親和性が低く，細菌にのみ選択毒性を発揮する。
B：蛋白質合成阻害薬には，細菌リボソームの大サブユニット（50S）に作用するCL，Eと小サブユニット（30S）に作用するT，AGとがある。
CL：クロラムフェニコール，クリンダマイシン，E：エリスロマイシン（マクロライド系薬），T：テトラサイクリン系薬，AG：アミノグリコシド系薬

蛋白質合成を阻害する各種の抗菌薬

■アミノ配糖体（アミノグリコシド）系薬（表1）

- アミノ糖とアミノサイクリトールなどがグリコシド結合した構造。
- ストレプトマイシン，カナマイシン，フラジオマイシン，ゲンタマイシン，トブラマイシン，アミカシンなど。

【作用機序】
- 30Sリボソームサブユニットに作用しmRNAの翻訳を誤らせる。
- 殺菌的に働く。

【適応疾患】
- 結核（ストレプトマイシン）
- 皮膚感染症（フラジオマイシン）
- 緑膿菌感染症（ゲンタマイシン，トブラマイシン）
- 非結核性抗酸菌感染症（アミカシン）

【特徴】
- 腸管からは吸収されない。
- 脳脊髄液中にはほとんど移行しない。
- 嫌気性菌に対する効果は低い。
- 他剤との併用または第二次選択薬として用いられる。

【副作用】
- 大部分は代謝されずに腎臓から排出される（腎毒性）。
- 第8脳神経障害（聴力低下，前庭機能障害）がある。

【禁忌】
- 妊婦への投与（新生児に第8脳神経障害）。

表1　主なアミノ配糖体系薬の適応疾患と副作用

代表的な薬剤	対象疾患など	副作用・禁忌
ストレプトマイシン	結核，野兎病，ワイル病，細菌性心内膜炎	腎障害，第8脳神経障害あり，妊婦に禁忌
カナマイシン	グラム陽性菌・陰性菌に有効（抗緑膿菌作用は弱い）	腎毒性あり，妊婦に禁忌
フラジオマイシン	主に皮膚感染症など局所使用	神経筋遮断など副作用が強いため全身投与は行わない
ゲンタマイシン	緑膿菌，プロテウス，セラチアに有効 皮膚感染症（局所使用）	前庭機能障害あり
トブラマイシン，アミカシン	緑膿菌に有効	腎毒性あり，妊婦に禁忌

■テトラサイクリン系薬
- テトラサイクリン，ミノサイクリン，ドキシサイクリンなど

【作用機序】
- 30Sリボソームサブユニットに結合してaminoacyl-tRNAのリボソームへの結合を阻害する。
- 静菌的に働く。

【適応疾患】
- β-ラクタム薬では抗菌力の及ばないもの（マイコプラズマ，リケッチア，クラミジア，ブドウ糖非発酵グラム陰性桿菌，メチシリン・セフェム耐性ブドウ球菌，マラリアなど）に有効である。

【特徴】
- 広い抗菌域をもつが，現在では臨床分離株のほとんどがテトラサイクリンに対して耐性である。
- 消化管からの吸収に優れる。
- 腎臓から排泄（テトラサイクリン，ミノサイクリン），胆汁排泄（ドキシサイクリン）。

【副作用】
- 消化管症状（菌交代現象による下痢），粘膜障害。

【禁忌】
- 妊婦，小児（6歳以下）への使用は禁忌（骨形成異常，骨・歯牙組織への沈着による着色，新生児では頭蓋内圧上昇，大泉門膨隆，けいれん）。

■マクロライド系薬
- 大型ラクトン環にジメチルアミノ糖がグリコシド結合した構造。
- エリスロマイシン，クラリスロマイシンなど。

【作用機序】
- 50Sリボソームサブユニットに結合，ペプチド鎖の伸長を妨げる。

【適応疾患】
- ブドウ球菌，レンサ球菌などのグラム陽性球菌感染症（ただし腸球菌を除く）
- ジフテリア，百日咳

- 嫌気性菌感染症（とくにフラボバクテリウム感染，ただしエリスロマイシンは無効）
- レジオネラ感染症（在郷軍人病）
- カンピロバクター・ヘリコバクター感染症
- マイコプラズマ肺炎（第一選択薬として用いる）
- クラミジア感染症（尿道炎など）
- びまん性汎細気管支炎

【副作用】
- 比較的少ない，主に胃腸障害，肝障害（肝への移行大）。

■リンコマイシン系薬
- リンコマイシン，クリンダマイシンなど

【作用機序】
- 50Sリボソームサブユニットに結合しペプチドの伸長を阻害する。

【特徴】
- グラム陽性球菌，嫌気性菌に有効。

【副作用】
- 重要な副作用として偽膜性大腸炎の発生がある。

■クロラムフェニコール
【作用機序】
- 50Sリボソームサブユニットに結合する。
- 静菌的に作用する。

【適応疾患】
- 腸チフス，パラチフスの治療に用いる。
- 細菌性髄膜炎

【特徴】
- 広い抗菌域をもつが，造血障害などの副作用が強いため現在では臨床使用が限られている。
- 薬価が安いことから発展途上国では今なお重要な薬剤である。
- 髄液への移行性がよい。

【副作用】
- 骨髄抑制（貧血，白血球減少，血小板減少）…使用量依存的
- 再生不良性貧血 …使用量非依存的

【禁忌】
- 新生児への投与は禁忌（肝機能が不十分でgray baby症候群を起こす）。

KEYWORDS
- 蛋白質合成阻害薬
- 細菌リボソーム（70S）
- 選択毒性
- アミノ配糖体系薬
- テトラサイクリン系薬
- マクロライド系薬
- 偽膜性大腸炎
- 菌交代症
- クロラムフェニコール

ヘリコバクターピロリ菌（Helicobacter pylori）に対する治療
- ピロリ菌は胃炎，胃・十二指腸潰瘍，胃癌および胃リンパ腫の原因となる。
- ピロリ菌に対する治療としてアモキシシリン，クラリスロマイシン，プロトンポンプ阻害薬（ランソプラゾールまたはオメプラゾール）の3剤併用が行われる。

びまん性汎細気管支炎
- エリスロマイシンの長期投与が有効である。
- マクロライド系薬には，緑膿菌のバイオフィルム形成阻害や免疫系の過剰活性化の抑制など，本来の抗菌効果以外の作用がある。

偽膜性大腸炎
- クリンダマイシン，リンコマイシン，アンピシリン，セファロスポリン系薬の投与後にみられる。
- 常在細菌叢が抑制されディフィシル菌（Clostridium difficile）が増殖したことによる菌交代症である。
- 治療にはバンコマイシンやメトロニダゾールを用いる。

抗菌薬の分類，選択毒性，化学療法指数，菌耐性，副作用を説明せよ

模範解答

- 抗菌薬は，作用メカニズムにより，核酸合成阻害薬，葉酸代謝阻害薬，細胞壁合成阻害薬，蛋白質合成阻害薬，細胞膜阻害薬などに分類される。
- 抗菌スペクトルの違いにより，狭域性抗菌薬，広域性抗菌薬，広範囲抗菌薬に分類される。
- 選択毒性とは，微生物に対する障害作用がヒトに対する障害作用よりも十分に大きいことである。
- 化学療法指数とは，薬剤の最小治効量を最大耐量で割った値で，小さいほうが安全性が高い。
- 菌の薬剤耐性メカニズムには，酵素による薬剤の不活化，標的分子の薬剤感受性の低下，薬剤の細胞内への蓄積阻害などがある。
- 抗菌薬の副作用には，菌交代症，アレルギー反応，臓器障害などがある。

■作用メカニズムによる抗菌薬の分類（図1）

①mRNA転写阻害（リファンピシン）
②DNAジャイレース阻害（キノロン系薬）
③葉酸代謝阻害（サルファ薬，トリメトプリム：ST合剤）
④細胞壁合成阻害（β-ラクタム系薬，バンコマイシン）
⑤蛋白質合成阻害（50Sリボソームに結合：クロラムフェニコール，マクロライド系薬）
⑥蛋白質合成阻害（30Sリボソームに結合：アミノ配糖体系薬，テトラサイクリン系薬）
⑦細胞膜阻害（ポリミキシンB）

■抗菌スペクトルによる抗菌薬の分類（表1）

- 抗菌薬が有効な菌の範囲を抗菌スペクトルとよぶ。

■殺菌的な薬剤と静菌的な薬剤

①殺菌的な薬剤
- 細胞壁ペプチドグリカン架橋阻害（β-ラクタム系薬）
- 膜構造の破壊（ポリミキシンB）
- RNAポリメラーゼの失活（リファンピシン）
- DNAジャイレースの阻害（キノロン系薬）

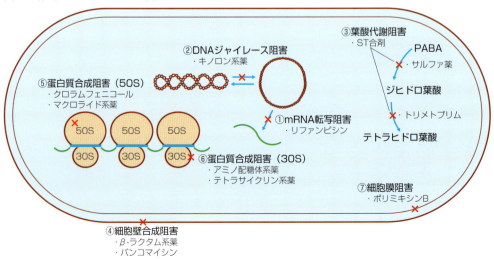

図1　作用メカニズムによる抗菌薬の分類

②静菌的な薬剤
- リボソームを作用点とする蛋白質合成阻害薬(テトラサイクリン系薬,マクロライド系薬,クロラムフェニコールなど)
- ただし,アミノ配糖体系薬は殺菌的に働く(細胞膜などリボソーム以外にも作用点がある?)

KEYWORDS
- 抗菌スペクトル
- 選択毒性
- 化学療法指数
- 菌交代症
- 最小発育阻止濃度(MIC)
- β-ラクタマーゼ
- PBP-2'
- 正常細菌叢
- 偽膜性大腸炎
- アレルギー

■抗菌薬の選択毒性とその分類

【分類1】
①質的選択毒性
- 薬剤の作用点が細菌にのみ存在しヒトに存在しない場合,抗菌効果はあるがヒトへの毒性が少ない。(例:β-ラクタム系薬,サルファ薬など)

②量的選択毒性
- 細菌とヒトで薬剤の親和性が異なる場合,抗菌効果はあるがヒトへの毒性が少ない。(例:蛋白質合成阻害薬,トリメトプリムなど)

【分類2】
①選択毒性が高い抗菌薬
- ペプチドグリカンの架橋阻害(作用点がヒトには存在しない)。[例:ペニシリン系薬,セフェム系薬など]

②選択毒性が低い抗菌薬
- 作用点が細胞膜阻害(ヒト細胞にも影響が大きい)。[例:環状ペプチド系薬(ポリミキシンB,バシトラシンなど),ポリエン系薬(抗真菌薬)]

■化学療法指数(chemotherapeutic index;CI)

- 抗菌薬の毒性を示す。

$$化学療法指数(CI)= \frac{最小治効量(治療効果を表す最小の投与量)}{最大耐量(副作用を示さない最大の投与量)}$$

- ヒトに使用するためには,一般にCI<0.1であることが必要。

■臨床との関連

A. 抗菌薬の体内動態

- 体内での抗菌効果には最小発育阻止濃度(minimum inhibitory concentration;MIC)以上の血中濃度が必要。
- 吸収・代謝・分布・排泄の特徴を知ることが重要(一般的に血中濃度と組織濃度は平行する)。

①経口投与で血中濃度が高く,組織への移行性もよいもの
- β-ラクタム系薬,テトラサイクリン系薬,クロラムフェニコールなど

②経口ではほとんど吸収されないもの
- アミノ配糖体系薬,バンコマイシン,ポリミキシンB,アムホテリシンB(抗真菌薬)など

③血中濃度が低くても肺,皮膚,胆汁中によく移行するもの
- マクロライド系薬

表1 抗菌スペクトルの違いによる抗菌薬の分類

分類	特徴	代表的な薬剤
狭域性抗菌薬	グラム陽性菌と一部のグラム陰性菌にのみ有効	天然ペニシリン
広域性抗菌薬	グラム陽性菌のほか,多種のグラム陰性菌に有効	合成ペニシリン,セフェム系薬,カルバペネム系薬,アミノグリコシド系薬
広範囲抗菌薬	グラム陽性菌,一部のグラム陰性菌のほか,マイコプラズマ,リケッチア,クラミジアにも有効	クロラムフェニコール,テトラサイクリン系薬,マクロライド系薬

抗感染症薬

PBP-2'
細菌細胞壁ペプチドグリカンの架橋を行う酵素がトランスペプチダーゼである。トランスペプチダーゼは別名ペニシリン結合蛋白質（PBP：penicillin binding protein）ともよばれ、β-ラクタム系薬の作用点となっている。通常の黄色ブドウ球菌は4種の異なるPBP（PBP-1～4）を産生し、いずれもβ-ラクタム系薬に親和性が高い。一方、MRSAではmecA遺伝子の発現によりβ-ラクタム系薬に低親和性のPBP-2'が産生される。

MRSA
Methicillin resistant Staphylococcus aureus（MRSA：メチシリン耐性黄色ブドウ球菌）は、本菌がペニシリナーゼに安定な抗菌薬であるメチシリンに対して耐性を示すことから名づけられた。薬剤耐性の本質は、菌がβ-ラクタム系薬に低親和性のトランスペプチダーゼPBP-2'を産生することにある。本菌の多くは、耐性ブドウ球菌用ペニシリンに抵抗性を示すだけでなく、他の抗菌薬にも多剤耐性を示し、しばしば院内感染の原因となる。MRSA感染対策としては、手洗いの励行のほか、抗菌薬の乱用防止が重要となる。

④腸管からはほとんど吸収されないもの
- アミノ配糖体系薬、ペプチド系薬

⑤尿中に排泄されるもの
- アミノ配糖体系薬、β-ラクタム系薬、キノロン系薬

B．抗菌薬の併用について
- 相乗効果、副作用の軽減、耐性化の抑制を期待して併用を行うことがある。

①相乗効果を狙ったもの
- β-ラクタム系薬＋アミノ配糖体系薬
- スルバクタム＋β-ラクタム系薬（複合β-ラクタム薬）
- サルファ薬＋トリメトプリム（ST合剤）

②副作用の軽減、耐性化の抑制
- 抗結核治療における多剤併用療法：イソニアジド、リファンピシン、ピラジナミド、エタンブトール（4剤併用）
- 真菌症治療：アムホテリシンB＋フルシトシン（2剤併用）

③併用すると効果が拮抗的に働くもの
- 殺菌薬剤（β-ラクタム系薬、アミノ配糖体系薬）と静菌薬剤（テトラサイクリン系薬、クロラムフェニコール）の併用は勧められない。

■菌耐性のメカニズム

A．β-ラクタム系薬に対する菌の耐性メカニズム
- β-ラクタマーゼ（β-ラクタム系薬の加水分解酵素：ペニシリナーゼおよびセファロスポリナーゼ）の産生（図2）。
- ペニシリン結合蛋白質の変異（PBP-2'）をもつMRSAの出現。
- 外膜の透過性低下、外膜蛋白質の存在（グラム陰性菌による抵抗性、特に緑膿菌の自然抵抗性）。

B．修飾酵素による抗菌薬の不活化（図3）
- 菌の産生する酵素は、抗菌薬を種々の形で分解もしくは修飾し、耐性のメカニズムにかかわっている。

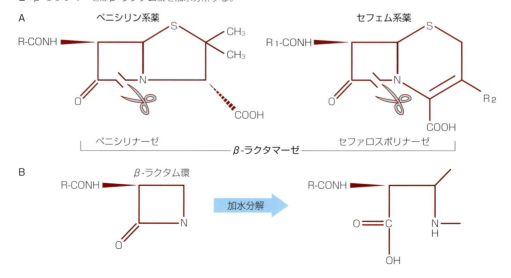

図2　β-ラクタマーゼの働き
A：細菌が産生するβ-ラクタマーゼには、ペニシリン系薬を分解するペニシリナーゼとセフェム系薬を分解するセファロスポリナーゼがある。
B：β-ラクタマーゼはβ-ラクタム環を加水分解する。

■抗菌薬の副作用

抗菌薬の副作用には，大きく分けて次の3種類がある。

菌交代症
- 抗菌薬の使い方による副作用。
- 抗菌薬を使用していると正常細菌叢が抑制され，代わりに常在微生物中で薬剤不感受性のものが増殖して感染の状態に至る。
  - （例）・抗菌薬使用による真菌類の増殖：カンジダによる口内炎，腸炎，腟炎
    - 抗菌薬耐性菌の増殖：MRSAによる腸炎
    - 腸内細菌叢の乱れ：クリンダマイシン，アンピシリン，セファロスポリン使用後の*Clostridium difficile*による偽膜性大腸炎
    - 抗菌薬低感受性菌の増殖：緑膿菌やセラチアによる肺炎，腸炎

アレルギー
- 抗菌薬のもつ抗原性による副作用。
- いろいろな種類の抗菌薬で起きる可能性がある。
- 頻度は高くないが，いったん起きると重症の場合がある。
  - （例）・ペニシリンによる皮膚発疹，アナフィラキシーショック

臓器障害
- 個々の抗菌薬に特有な副作用。
  - （例）・クロラムフェニコール：骨髄障害（再生不良性貧血，顆粒球減少症）
    - アムホテリシンB（抗真菌薬），アミノ配糖体系薬：腎障害
    - マクロライド系薬：肝障害
    - アミノ配糖体系薬（とくにストレプトマイシン）：第8脳神経障害（難聴，平衡障害）

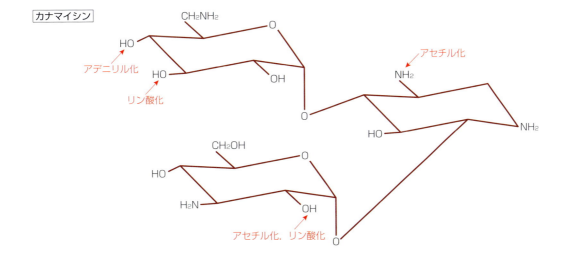

図3 修飾酵素による抗菌薬の不活化
菌の産生する酵素（クロラムフェニコールアセチルトランスフェラーゼなど）により抗菌薬はアセチル化，アデニリル化またはリン酸化され不活性となる。

抗感染症薬

代表的な抗ウイルス薬, その作用機序, 副作用, 適応を述べよ

模範解答

- ウイルスはヒト細胞に入り込み, 細胞の核酸や蛋白質合成機能を利用して増殖する。
- 抗ウイルス薬は数少ないウイルスのもつ特異的機構を阻害して作用する。
- アシクロビルはヘルペスウイルス感染細胞で特異的に活性化されて, DNAの複製を妨げ機能を発揮する。正常細胞への影響は少なく, 副作用は少ない。
- インフルエンザウイルスには, ウイルスの感染細胞からの放出を阻害するオセルタミビルなどのノイラミニダーゼ阻害薬を用いる。感染後48時間以内の投与が必要である。
- HIVはジドブジン, サキナビル, ラルテグラビルなど作用機序の異なる薬物を複数併用投与して治療する。
- B型肝炎にはインターフェロンαやラミブジンなど, C型肝炎にはインターフェロンαやリバビリン, ボセプレビルが用いられる。

ヘルペスウイルスに作用する薬物 (表1)

ヒトヘルペスウイルス (HHV) は直線状の2本鎖DNAをもつウイルスで, サイトメガロウイルスもこの仲間である。

■アシクロビル (図1)

【作用機序】
- アシクロビルはグアノシンに似た化合物で, 5単糖の部分が不完全なヌクレオシドである (図2)。
- アシクロビルは正常細胞ではリン酸化されないが, ヘルペスウイルス感染細胞ではウイルスのもつチミジンキナーゼによりリン酸されアシクロ-GMPができる。
- アシクロ-GMPは宿主細胞のリン酸化酵素によりリン酸を3つもつアシクロ-GTPとなる。ウイルスのDNAポリメラーゼはアシクロ-GTPを基質としてDNAを複製するが, 糖の部分が不完全であるためDNA鎖は伸長できなくなる。また, アシクロ-GMPはウイルスDNAポリメラーゼを阻害する。

【適応疾患】
- 単純ヘルペスウイルス (HHV-1) 感染症 (口唇炎, 角膜炎, 脳炎, 髄膜炎)
- 性器ヘルペスウイルス (HHV-2) 感染症
- 水痘・帯状疱疹ウイルス (HHV-3) 感染症 (水痘, 帯状疱疹)

【副作用】
- 少ない。
- 軽度な胃腸症状。

【特徴】
- ウイルスがもつチミジンキナーゼにより活性化されるため, ウイルス感染細胞以外では作用せず副作用が少ない。
- バラシクロビルはアシクロビルにアミノ酸の1つであるバリンを結合させたもので, 吸収効率がアシクロビルより高い。体内でアシクロビルとなるプロドラッグである。

【禁忌 (次の患者には投与しないこと)】
- 本剤の成分あるいはバラシクロビル塩酸塩に対し過敏症の既往歴のある患者。

表1 代表的なウイルスとそれに作用する抗ウイルス薬

ウイルス	作用	代表的抗ウイルス薬
ヘルペスウイルス	ヌクレオシド型DNAポリメラーゼ阻害薬	アシクロビル, バラシクロビル, イドクスウリジン
サイトメガロウイルス	ヌクレオシドDNAポリメラーゼ阻害薬	ガンシクロビル
ヒト免疫不全ウイルス (HIV)	ヌクレオシド型逆転写酵素阻害薬	ジドブジン, ラミブジン
	非ヌクレオシド型逆転写酵素阻害薬	エファビレンツ
	プロテアーゼ阻害薬	サキナビル
インフルエンザウイルス	ノイラミニダーゼ阻害薬	オセルタミビル, ザナミビル, ペラミビル
B型肝炎ウイルス	インターフェロン	ペグインターフェロンα
	ヌクレオシド型逆転写酵素阻害薬	ラミブジン, エンテカビル
C型肝炎ウイルス	インターフェロン	ペグインターフェロンα
	ヌクレオシド類似物	リバビリン
	プロテアーゼ阻害薬	ボセプレビル, テラプレビル
パピローマウイルス	自然免疫系賦活化薬	イミキモド

図1 抗ウイルス薬の作用機序

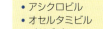

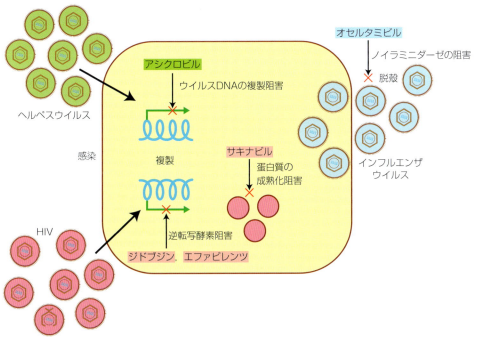

- アシクロビル
- オセルタミビル
- ジドブジン
- サキナビル
- エファビレンツ
- インターフェロン
- リバビリン

図2 グアノシンとアシクロビルの構造式　　　　　　　　　図3 ガンシクロビルの構造式

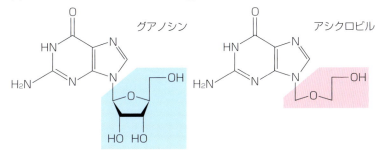

■ガンシクロビル
【作用機序】
- グアノシンに似ているが5単糖の部分が不完全なヌクレオシドである（図3）。
- ウイルスのリン酸化酵素によりリン酸化されて、さらに宿主細胞の酵素により3リン酸化されて、GTPと競合して作用する。

【適応疾患】
- サイトメガロウイルス（HHV-5）感染症。

【副作用】
- アシクロビルと同じメカニズムで作用するが、アシクロビルよりもヒト細胞への傷害性が高く、強い副作用をもつ。このため、重症のサイトメガロウイルス感染症のみに使用する。
- 骨髄抑制、精子形成障害、催奇性や発癌性をもつ。

【禁忌】
- 本剤の投与により重篤な好中球減少および重篤な血小板減少が認められているので、著しい骨髄抑制が認められる患者。
- ガンシクロビル、バルガンシクロビルまたは本剤の成分、ガンシクロビル、バルガンシクロビルと化学構造が類似する化合物（アシクロビル、バラシクロビル等）に対する過敏症の既往歴のある患者。
- 妊婦または妊娠している可能性のある婦人。

抗感染症薬

インフルエンザウイルスの治療薬（表1）
インフルエンザウイルスはマイナス鎖の一本鎖RNAウイルスであり，A, B, C型があるが，重要なものはA型とB型である。

■オセルタミビル，ザナミビル，ペラミビル（図1）
【作用機序】
- 感染細胞内で形成されたウイルス粒子が細胞外へ放出される際（脱殻）に，ウイルス表面にあるヘマグルチニンと宿主細胞表面の糖鎖にあるノイラミン酸の間の結合を，ウイルスのもつノイラミニダーゼ（シアリダーゼ）が切ることが必要である。ノイラミダーゼが阻害されると感染細胞で作られたウイルスが放出されなくなる。X線解析からわかったノイラミダーゼの立体構造を元に，コンピュータを用いた薬物デザインを行い人工的に作成された。

【適応疾患】
- A型とB型のインフルエンザウイルス感染症。

【副作用】
- 過敏症など。
- 小児，未成年者では異常行動等の精神神経症状が発現する例があるため，投与後2日間は一人にならないように配慮する必要がある。

【特徴】
- 発症から48時間以降の投与は無効。
- 予防薬としても使用できる。
- オセルタミビルは経口投与，ザナミビルは吸入で投与，ペラミビルは点滴静脈内投与する。

【禁忌（次の患者には投与しないこと）】
- 本剤の成分に対し過敏症の既往歴のある者。

ヒト免疫不全ウイルスの治療薬（表1）
ヒト免疫不全ウイルス（HIV）はプラス鎖の一本鎖RNAウイルスである。HIVは作用機序の異なる複数の治療薬を同時に投与して治療する。

■ジドブジン（アジドチミジン），ラミブジン（図1）
【作用機序】
- ジドブジンはチミジン，ラミブジンはシトシンに似たヌクレオシド化合物であり，宿主細胞内でリン酸化されてヌクレオチドとなりウイルスの逆転写酵素（ウイルスRNAから相補鎖のDNAを合成する酵素）を阻害するとともに，合成されたDNA鎖に取り込まれてDNA鎖の伸長を阻害する（ヌクレオシド型逆転写酵素阻害薬）。
- 宿主細胞のDNAポリメラーゼはこれらの異常ヌクレオチドに影響されず，DNA鎖の伸長は保たれる。

【副作用】
- 骨髄抑制，乳酸アシドーシス，精神神経系症状など。

【特徴】
- 単独で治療するとウイルスの変異を誘発して耐性ウイルスが出現する。

【禁忌】
- 好中球数，ヘモグロビン値がさらに減少することがあるので，好中球数750/mm^{3}未満またはヘモグロビン値が7.5g/dL未満に減少した患者（ただし原疾患であるHIV感染症に起因し，本剤または他の抗HIV薬による治療経験がないものを除く）。
- 本剤の成分に対し過敏症の既往歴のある患者。
- イブプロフェン投与中の患者（出血傾向が増強したとの報告がある）。

■エファビレンツ，リルピビリン（図1）
【作用機序】
- 非ヌクレオシド型の逆転写酵素阻害薬で，逆転写酵素に結合して活性をアロステリックに阻害する。
- 宿主のDNAポリメラーゼには働かない。

【副作用】
- 皮膚発疹，肝機能障害，脂質異常，精神神経症状など。

【特徴】
- 単独で治療するとウイルスの変異を誘発して耐性ウイルスが出現する。

【禁忌（次の患者には投与しないこと）】
- 本剤の成分に対し過敏症の既往歴のある患者。
- トリアゾラム，ミダゾラム，エルゴタミン酒石酸塩・無水カフェイン，ジヒドロエルゴタミンメシル酸塩，メチルエルゴメトリンマレイン酸塩およびエルゴメトリンマレイン酸塩，ボリコナゾールを投与中の患者（相互作用のため）。

■サキナビル，インジナビル（図1）
【作用機序】
- ウイルスがもつ蛋白質分解酵素（HIVプロテアーゼ）を阻害する。
- 前駆体型で作られたあとHIVプロテアーゼで切断されて機能するウイルス蛋白質が存在する。
- HIVプロテアーゼ阻害薬はペプチド様の基質アナログで，ウイルス前駆体型蛋白質の切断を競合阻害して，ウイルス産生を阻害する。
- ヒトがもつプロテアーゼには作用しない。

【副作用】
- 肝機能障害，脂質異常，血糖異常など。
- CYP3A4などの代謝酵素を阻害する。

【特徴】
- 逆転写酵素阻害薬とは異なる機序で抗ウイルス作用を発揮する。
- 経口投与の吸収が悪い。

【禁忌（次の患者には投与しないこと）】
- 本剤またはリトナビルの成分に対し過敏症の既往歴のある患者。
- 重度の肝機能障害のある患者。
- QT延長のある患者（先天性QT延長症候群等），低カリウム血症または低マグネシウム血症のある患者（QT延長や心室性不整脈を起こすおそれがある）。
- ペースメーカーを装着していない完全房室ブロックの患者。
- 次の薬剤を投与中の患者：アミオダロン，フレカイニド，プロパフェノン，ベプリジル，キニジン，トラゾドン，ピモジド，エルゴタミン製剤，シンバスタチン，ミダゾラム，トリアゾラム，リファンピシン，バルデナフィル，アゼルニジピン（相互作用のため）。

■ラルテグラビル
【作用機序】
- 逆転写してできたウイルス2本鎖DNAを宿主のDNAに組み込む酵素（インテグラーゼ）を阻害する。

【副作用】
- 頭痛，消化器症状，骨髄抑制など。

【禁忌（次の患者には投与しないこと）】
- 本剤に対し過敏症の既往歴のある患者。

B型肝炎ウイルスの治療薬（表1）
B型肝炎はDNA二本鎖ウイルス（HBV）が原因であり，わが国の患者数は約150万人である。HBVはHIVと同様にライフサイクルのなかで逆転写酵素によるRNAからDNAを合成する過程をもつ。

■インターフェロンα，ペグインターフェロンα，インターフェロンβ
【作用機序】
- ウイルス二本鎖RNAで活性化されるリン酸化酵素R（PKR）を誘導し，PKRは蛋白質伸長因子2（eIF2）をリン酸化して不活性化するためウイルス蛋白質の翻訳が阻害される。
- また，RNAを分解するリボヌクレアーゼL（RNase L）を誘導する。
- さらに，p53を誘導してアポトーシスを起こす。

【副作用】
- インフルエンザ様症状（頭痛，発熱，全身倦怠感，関節痛），白血球減少，不眠，うつ，間質性肺炎など。

水痘・帯状疱疹ウイルス
小児期に感染して水痘（水ぼうそう）を起こす水痘・帯状疱疹ウイルスは感染後に神経節内に潜み，成人してから免疫機能が低下すると再度活性化して帯状疱疹を起こす。帯状疱疹は強い痛みを伴う皮膚の発疹が神経の走行に沿って出現するためにこの名がある。

ソリブジン事件
アシクロビルと同様の作用機序をもつ薬物にソリブジンがあった。ソリブジンの臨床治験中に抗癌薬の5フルオロウラシル（5-FU）を併用投与された患者が死亡していたにもかかわらず，ソリブジンが認可市販され，さらに被害者が拡大した事件。ソリブジンの代謝物が5-FUの代謝を阻害したために発生した。この事件によりソリブジンは薬として認められなくなり，また，新薬の臨床治験が非常に厳格となった。

抗感染症薬

【特徴】
- ペグインターフェロンαはインターフェロンαをポリエチレングリコール（$(-CH_2-CH_2-O-)_n$）で化学修飾したもので，血中での半減期が長く週1回の投与でよい。
- 通常インターフェロンαは週3回投与が必要。

【禁忌（次の患者には投与しないこと）】
- 本剤または他のインターフェロン製剤に対し過敏症の既往歴のある患者。
- ワクチン等生物学的製剤に対して過敏症の既往歴のある患者。
- 小柴胡湯を投与中の患者（相互作用のため）。
- 自己免疫性肝炎の患者（自己免疫性肝炎が悪化することがある）。

■エンテカビル，アデホビル

【作用機序】
- エンテカビルはグアニンに似たヌクレオシドでHBVの逆転写酵素活性を含むDNAポリメラーゼ活性を強力に阻害する。
- アデホビルはアデノシンに似たヌクレオシドでDNA鎖の伸長を阻害する。

【副作用】
- エンテカビルは少ない。
- アデホビルには腎機能障害と低リン血症がある。

【特徴】
- 投与を中止するとウイルス量が増加する。
- 一方，長期投与により耐性ウイルスが出現しやすい。

【禁忌】
- 本剤の成分に対し過敏症の既往歴のある患者。
- 重度の肝障害患者（血中濃度が上昇することにより，副作用が発現するおそれがある。）

C型肝炎の治療薬 （表1）

C型肝炎はRNA一本鎖ウイルス（HCV）が原因であり，わが国の患者数は200万人である。

■インターフェロンα，ペグインターフェロンα，インターフェロンβ

【特徴】
- B型肝炎より有効性が高い。
- また，リバビリンの併用で完治できる場合がある。

■リバビリン

【作用機序】
- グアノシンに似たヌクレオシドでウイルスのRNAポリメラーゼの阻害や細胞内GTPの枯渇，ウイルス変異の誘導などのメカニズムが推定されている。

【副作用】
- 溶血性貧血，催奇性。

【特徴】
- インターフェロンαなどと併用投与する。

【禁忌】
- 妊婦，妊娠している可能性のある婦人または授乳中の婦人。
- 本剤の成分または他のヌクレオシドアナログ（アシクロビル，ガンシクロビル等）に対し過敏症の既往歴のある患者。
- コントロールの困難な心疾患（心筋梗塞，心不全，不整脈等）のある患者（貧血が原因で心疾患が悪化することがある）。
- 異常ヘモグロビン症（サラセミア，鎌状赤血球性貧血等）の患者（貧血が原因で異常ヘモグロビン症が悪化することがある）。
- 慢性腎不全またはクレアチニンクリアランスが50mL/分以下の腎機能障害のある患者（本剤の血中濃度が上昇し，重大な副作用が生じることがある）。
- 重度のうつ病，自殺念慮または自殺企図等の重度の精神病状態にある患者またはその既往歴のある患者（うつ病が悪化または再燃することがある）。

- 重篤な肝機能障害患者（肝予備能が低下している可能性があり，重大な副作用が生じることがある）。
- 自己免疫性肝炎の患者（自己免疫性肝炎が悪化することがある）。

■テラプレビル，ボセプレビル
【作用機序】
- C型肝炎ウイルスがもつNS3.4A セリンプロテアーゼの阻害薬。

【副作用】
- 重篤な皮膚症状，貧血。

【禁忌】
- 本剤の成分に対し過敏症の既往歴のある患者。
- 本剤の服用により重篤な皮膚障害が発現したことのある患者。
- コントロールの困難な心疾患（心筋梗塞，心不全，不整脈等），異常ヘモグロビン症（サラセミア，鎌状赤血球性貧血等）のある患者（貧血が原因で心疾患が悪化することがある）。
- 下記の薬剤を使用中の患者（相互作用のため）
  1）抗不整脈薬のうち次の薬剤
  　　キニジン硫酸塩水和物，ベプリジル塩酸塩水和物，フレカイニド酢酸塩，プロパフェノン塩酸塩，アミオダロン塩酸塩
  2）麦角アルカロイド
  　　エルゴタミン酒石酸塩，ジヒドロエルゴタミンメシル酸塩，エルゴメトリンマレイン酸塩，メチルエルゴメトリンマレイン酸塩
  3）HMG-CoA還元酵素阻害薬のうち次の薬剤
  　　ロバスタチン（国内未承認），シンバスタチン，アトルバスタチンカルシウム水和物
  4）PDE5阻害薬のうち次の薬剤
  　　バルデナフィル塩酸塩水和物，シルデナフィルクエン酸塩（肺高血圧症を適応とする場合），タダラフィル（肺高血圧症を適応とする場合）

その他，ピモジド，トリアゾラム，アルフゾシン（国内未承認），ブロナンセリン，コルヒチン（肝臓または腎臓に障害のある患者に使用する場合），リファンピシン

ヒトパピローマウイルス感染症の治療薬 （表1）
ヒトパピローマウイルス（HPV）は二本鎖DNAウイルスで，100種類以上存在する。

■イミキモド
【作用機序】
- 樹状細胞や単球のToll-like receptor 7（TLR-7）に結合して活性化し，インターフェロンやTNFαを誘導し自然免疫を賦活化して細胞免疫を活性化する。

【適応】
- 尖圭コンジローマ（HPV6型やHPV11型で起きる）に外用薬として塗布（5％イミキモドクリーム）。
- 欧米では日光角化症と表在性基底細胞癌にも適応。

【副作用】
- 皮膚障害（紅斑，びらん，表皮の剥離など）。

【禁忌】
- 本剤の成分に対し過敏症の既往歴のある患者。
- 尿道，腟内，子宮頸部，直腸および肛門内への投与。

抗感染症薬

代表的な真菌感染症の治療薬，その作用機序，副作用，適応を述べよ

模範解答

- 真核生物である真菌は植物同様に細胞壁をもつものの，細菌に比べてヒトの細胞に似た性質をもつため，真菌に特異的な物質や代謝経路が少ない。抗真菌薬はこの数少ない物質や代謝をターゲットとしている（図1）。
- 免疫能が低下した場合に，真菌感染症が重症化する。
- アムホテリシンBは真菌細胞壁にあるエルゴステロールと結合して，膜に穴を開けて抗真菌作用を発揮する。全身性の真菌感染症治療薬として使われるが，副作用は強い。
- アゾール系とキャンディン系抗真菌薬はそれぞれ細胞壁成分のエルゴステロールとβ-Dグルカンの合成阻害により作用する。ともに副作用は比較的少ない。
- グリセオフルビンはチュブリンの機能を阻害して皮膚糸状菌の分裂を阻害する。
- フルシトシンは真菌細胞内だけで5-FUになって機能する。

■アムホテリシンB（表1）
【作用機序】
- 真菌細胞壁はヒト細胞にはないエルゴステロールが多く含まれる。
- ポリエン系抗真菌薬のアムホテリシンBは細胞膜にあるエルゴステロールと結合して膜に穴を開け，細胞内イオンを透過させて強い殺菌作用を発揮する。

【適応疾患】
- カンジダ，アスペルギルス，クリプトコッカスによる真菌感染症の治療。

【副作用】
- ヒトの細胞も傷害するため，発熱，悪心嘔吐，腎障害，肝障害などの副作用がある。

【禁忌】
- 本剤の成分に対し過敏症の既往歴のある患者。

■ミコナゾール，フルコナゾール，イトラコナゾール，ボリコナゾール（表1）
【作用機序】
- アゾール系抗真菌薬と呼ばれ，真菌の小胞体にある14α脱メチル化酵素というエルゴステロールの合成経路に働く酵素を阻害する。
- このため，細胞膜の成分であるエルゴステロールが不足し，真菌の成長が阻害される。

【適応疾患】
- カンジダ属をはじめアスペルギルス属，皮膚糸状菌等の病原真菌。

【副作用】
- 比較的少なく，肝障害や腎障害など。

【特徴】
- 皮膚や腟の真菌症（白癬，カンジダ症，癜風）に局所投与する。
- ただし，爪白癬症には経口投与する。
- 経口投与や注射投与でカンジダや，アスペルギルス，クリプトコッカスなどによる深在性真菌症の治療に用いる。

【禁忌】
- 本剤の成分に対し過敏症の既往歴のある患者。

■ミカファンギン（表1）
【作用機序】
- ミカファンギンはキャンディン系抗真菌薬と呼ばれ，糸状菌が産生する物質の構造を元に合成された。
- β-Dグルカン合成酵素阻害薬である。

表1　代表的な真菌とそれに作用する抗真菌薬

抗真菌薬	作用機序	作用する真菌
アムホテリシンB	イオノフォア形成	カンジダ，クリプトコッカス，アスペルギルスなど
ミコナゾール，フルコナゾール，イトラコナゾール，ボリコナゾール	エルゴステロール合成の阻害	カンジダ，クリプトコッカス，アスペルギルスなど
ミカファンギン	β-Dグルカン合成酵素阻害薬	カンジダ，クリプトコッカス，アスペルギルスなど
グリセオフルビン	微小管に作用して分裂抑制	白癬菌
フルシトシン	核酸合成阻害	カンジダ，クリプトコッカス，アスペルギルスなど

- グルコースが β-1,3結合して繋がった β-1,3-グルカンはヒトでは不要であるが，真菌では細胞壁の成分として機能している。

【適応疾患】
- カンジダ属，アスペルギルス属に有効。

【副作用】
- 比較的少なく，肝障害，腎障害，消化器症状など。

【特徴】
- 点滴静注する。
- アンホテリシンBと併用すると相乗効果を期待できる。

【禁忌】
- 本剤の成分に対し過敏症の既往歴のある患者。

■グリセオフルビン（表1）

【作用機序】
- 放線菌が産生する物質。
- チュブリンに結合して微小管機能を阻害し有糸分裂を阻害する。
- 静菌的に作用。

【適応疾患】
- 皮膚糸状菌症。
- 爪白癬などの深在性の皮膚真菌感染症に経口投与する。

【副作用】
- 肝障害，眠気など。

【特徴】
- 皮膚のケラチンに結合する性質があり，グリセオフルビン結合ケラチンが形成されるとその部分では感染が防御される。

【禁忌】
- ポルフィリン症のある患者〔症状を悪化させるおそれがある。〕
- 肝障害のある患者〔肝障害を悪化させることがある。さらにポルフィリン代謝障害を発現するおそれがある。〕
- 妊婦または妊娠している可能性のある婦人。
- 本剤の成分に対して過敏症の既往歴のある患者。

■フルシトシン（表1）

【作用機序】
- 5-フルオロウラシル（5-FU）の前駆物質である。
- 真菌のシトシンパーミアーゼにより真菌細胞内に取り込まれ，さらにシトシン脱アミノ酵素により5-FUとなる。
- ヒトのシトシン脱アミノ酵素はフルシトシンを代謝できないため，真菌特異的に5-FUが生成する。
- 5-FUは抗がん剤として使われるが，細胞内で代謝を受け，異常なRNA鎖やDNA鎖の生成やチミジル酸合成酵素の阻害によるチミジル酸の枯渇を介して作用する。

【副作用】
- 造血器障害など，耐性菌の出現。

【禁忌】
- 本剤の成分に対し過敏症の既往歴のある患者。
- 妊婦または妊娠している可能性のある婦人。
- テガフール・ギメラシル・オテラシルカリウム配合剤投与中の患者および投与中止後7日以内の患者。

KEYWORDS
- アムホテリシンB
- ミコナゾール
- ミカファンギン
- グリセオフルビン
- フルシトシン

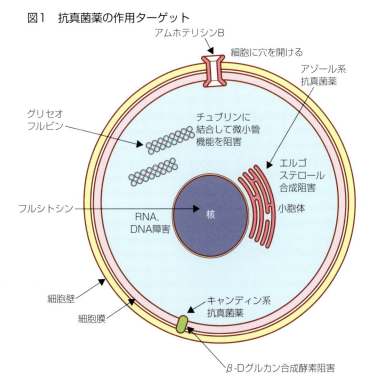

図1　抗真菌薬の作用ターゲット

抗感染症薬

代表的な抗寄生虫薬（マラリアを中心に），その作用機序，副作用，適応を述べよ

模範解答

- 寄生虫は多様な病原体の集団であり，共通する特徴を見出すのは困難である（表1）。
- 寄生虫病原体は主として原虫，蠕虫に分類され，蠕虫は線虫，吸虫，条虫からなる。
- 寄生虫感染症に対し，上記分類ごとに特徴ある有効な抗寄生虫薬が存在する（表1）。
- マラリア（図1）は，罹患者・死者数が突出して多いが，開発中のワクチンも万全ではない。
- マラリアは，薬物耐性問題の進展により一時的にコントロール困難となった時期がある（図2）。
- 近年，世界保健機関が推奨する抗マラリア薬の病態軽減への有効性が明らかとなった。
- 有効な新規抗マラリア薬の登場はあっても，薬物耐性問題は継続中である。
- ダニ，シラミ，疥癬も外部寄生虫として扱われることが一般的である。

原虫に作用する薬物

■メトロニダゾール

【作用機序】
- 本薬は，原虫内酸化還元系によって還元を受けてニトロソ化合物に変化し，抗原虫作用を示す。また，反応途中で生成したヒドロキシラジカルがDNAを切断する。

【長所】
- 嫌気性菌，ヘリコバクター・ピロリにも有効性が認められている。

【短所】
- 胎児に対する安全性は確立していない。

【副作用】
- 末梢神経障害の出現に注意を要する。

表1　主要な寄生虫の分類と寄生部位，主要な抗寄生虫薬（赤字）

本表は簡素化したもので，実際には病態に応じて他治療手段，他薬使用の選択がなされる場合もあるが，寄生虫の分類ごとに有効な抗寄生虫薬が存在することが特徴である。
＊腸管内寄生有鉤条虫へのプラジカンテルの使用については，見解が分かれている。

		体内寄生			体表寄生
		腸管・泌尿・生殖器内寄生		内部臓器・血管内寄生	
原虫		赤痢アメーバ ジアルジア　メトロニダゾール 腟トリコモナス		マラリア　ピリメタミン 　　　　　スルファジアジン トキソプラズマ	
蠕虫	線虫	回虫　蟯虫　パモ酸ピランテル 鉤虫　　　　メベンダゾール 鞭虫　　　　メベンダゾール		糞線虫　　　　　イベルメクチン 回旋糸状虫（オンコセルカ） リンパ系糸状虫　ジエチル 　　　　　　　　カルバマジン	
	吸虫	横川吸虫　　プラジカンテル		肝吸虫　住血吸虫 肺吸虫　　　　プラジカンテル	
	条虫	日本海／広節裂頭条虫 無鉤条虫　プラジカンテル 有鉤条虫　プラジカンテル＊		単包条虫 多包条虫　　アルベンダゾール 有鉤条虫　　アルベンダゾール 　　　　　　プラジカンテル	
外部寄生虫					疥癬 イベルメクチン

線虫に作用する薬物
■メベンダゾール
【作用機序】
- 微小管阻害作用，グルコース取込み阻害作用，グリコーゲン合成抑制作用，ATP合成抑制作用が報告されている。

【長所】
- 鞭虫の駆除率は90％近いという成績が示されている。

【短所】
- 回虫の場合，胆管迷入を誘発することがあるといわれている。

【副作用】
- 肝障害，過敏症の出現が報告されている

■イベルメクチン
【作用機序】
- 本薬は，無脊椎動物の神経・筋細胞に存在するグルタミン酸作動性Cl^-チャンネルに選択的かつ高い親和性をもって結合し，Cl^-に対する細胞膜透過性が上昇して神経または筋細胞の過分極が生じ，その結果，寄生虫が麻痺を起こし死に至る。

【長所】
- 糞線虫の駆除率は80％を超え有効性が確認されており，薬物安全域も広いとされる。

【短所】
- 高齢者，妊産婦，小児への安全性は確立されていない。

【副作用】
- 過敏症，肝機能障害，腎機能障害に関する事例報告がある。

吸虫・条虫に作用する薬物
■プラジカンテル
【作用機序】
- 本薬は，外皮膜リン脂質との相互作用により寄生虫膜構造を不安定化し，Ca^{2+}の流入を促進する。流入Ca^{2+}は寄生虫の筋収縮および外皮構造の損傷を惹起し致死させる。

【長所】
- 住血吸虫に対する薬効も確立されている。

【短所】
- 有鉤条虫症の治療時には，寄生虫破壊による組織障害に注意を要する。
- 抗結核薬のリファンピシンとは併用禁忌である。

【副作用】
- 嘔気，下痢，頭痛，腹痛の報告がある。

抗感染症薬

マラリアに作用する薬物
■アーテミシニンおよびその誘導体
【作用機序】
- 種々の作用機序が提唱されているが，確定には至っていない。作用部位は，マラリア原虫の細胞質，小胞体，食胞などが想定されている。

図1 マラリア生活環と抗マラリア薬の作用点
マラリアの生活環においては，ハマダラカとヒトの間で形態，性状，運動性が複雑に変化する。マラリア感染によるハマダラカでの病態発現はない。ヒトにおいても肝臓までの生育期（赤外型），および有性生殖期には臨床症状を誘導しない。赤血球への感染期（赤内型）において病態は顕著となり，マラリア治療薬のほとんどすべてが赤内型発育期のマラリアを標的に作用する。

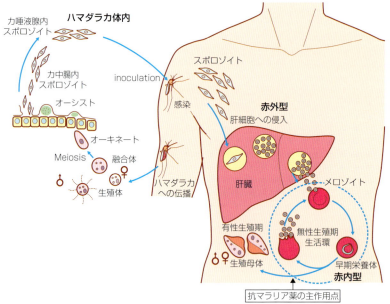

(Lancet 383: 723-735, 2014 より引用)

図2 マラリア治療薬と薬物耐性機構の例 ～クロロキン～
熱帯熱マラリア原虫は，赤血球に感染後ヘモグロビンを食胞内に取り込み，これを消化してアミノ酸を摂取するが，このときヘモグロビンより遊離されるヘムはマラリア原虫にとって毒性が高い。したがって，ヘムは重合化を経てヘモゾインへ変換され無毒化される。クロロキンはヘムに結合することでヘム重合化反応を阻止し，マラリア原虫を殺滅する。

CQ：クロロキン
クロロキンは薬物耐性問題の進展により，もはや汎用される薬物ではない。マラリア原虫の食胞を標的とする治療薬には，クロロキン以外にアモジアキンが確実視されており，メフロキン，ルメファントリン，ピペラキン，ピロナリジン，アーテミシニンおよびその誘導体の作用点としても可能性が高いとされている。

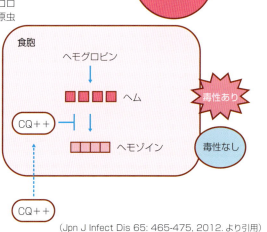

(Jpn J Infect Dis 65: 465-475, 2012. より引用)

【長所】
- 高い抗マラリア作用を有し，マラリア原虫赤内型全生活期の殺滅作用を有すると考えられている。特に熱帯熱マラリア有性生殖期である生殖母体の殺滅は，マラリア生活環の寸断にも好影響を与えている可能性がある。

【短所】
- 単薬使用では半減期が短く耐性が生じるおそれから，必ず半減期の長い他薬と併用して用いる。Artemisinin-based combination therapies（ACTs）が世界保健機関によって推奨されている。

【副作用】
- 有害事象が少なく安全性が高い薬物とされるが，過敏症の発現については念頭に置く。

KEYWORDS
- マラリア
- クロロキン
- 耐性問題
- 抗マラリア薬
- メトロニダゾール

■メフロキン

【作用機序】
- マラリア原虫は宿主赤血球中のヘモグロビンを分解・吸収するが，ヘムは原虫に極めて有害であり，これを重合させヘモゾインとして無毒化する。本薬はヘム重合阻害作用や食胞機能阻害により薬効を発揮すると考えられている。

【長所】
- 薬効は高く，議論はあるが予防内服薬としても使用可能である。

【短所】
- てんかんの既往歴，精神疾患の既往歴のある患者では，症状増悪のおそれがある。

【副作用】
- めまい，頭痛，嘔気・嘔吐，腹痛等がみられた。

■キニーネ

【作用機序】
- マラリア赤内型の分裂体を殺滅することが知られているが，その機序については不明確なところが多い。

【長所】
- 注射薬は，重症マラリア患者救命に使用される最重要薬物の1つである。

【短所】
- 味が極めて苦く，内服の耐容性が悪い。低血糖を誘発する。

【副作用】
- シンコニズム（耳鳴，高音性難聴，嘔気，めまい），低血糖（インスリン分泌促進による），QT延長などの不整脈などがある。

抗腫瘍薬を分類し，それぞれの代表的な薬物の作用機序，副作用，適応を述べよ

模範解答

- 抗腫瘍薬は細胞毒性薬と内分泌療法薬に分けられる。
- 細胞毒性薬は一般的な細胞増殖過程を阻害することにより癌細胞の増殖を抑える。DNAを架橋するアルキル化薬およびプラチナ誘導体，ヌクレオチド合成にかかわる酵素を阻害する代謝拮抗薬，DNA複製や転写に必要なトポイソメラーゼの阻害薬，細胞分裂時の微小管の重合・脱重合を阻害する微小管阻害薬などがある。
- 細胞毒性薬は増殖性の正常細胞にも作用するので，骨髄抑制，消化管症状，脱毛，性機能障害などの副作用がある。さまざまな悪性腫瘍に対して用いられるが，副作用や薬物耐性を軽減するために，作用機序の異なる複数の薬物を併用することが多い。
- 内分泌療法薬は性ホルモン依存性の乳癌や前立腺癌に用いられる。

■分類

- 抗腫瘍薬は，細胞毒性薬と内分泌療法薬に分けられる（表1）。
- また，癌細胞増殖の分子機序をもとに責任分子を標的にした分子標的抗腫瘍薬もある（p.156参照）。

■多剤併用療法

- 抗腫瘍薬による治療で問題となるのが副作用と耐性である。
- 特に細胞毒性薬は，増殖の盛んな正常細胞にも作用するので多様な副作用をもつ（表2）。これらの副作用は用量を制限するのみならず，ときに致死的である。
- またさまざまな機序により癌細胞は抗腫瘍薬に対して耐性をもつようになる（表3）。
- これらの問題を回避するため，多くの場合複数の抗腫瘍薬を併用する多剤併用療法が行われる。相加・相乗作用により効果を高める，副作用を分散する，また薬物耐性の発現を遅らせるためである。
- 原則として，各種癌診療ガイドライン等を参考にし，最新の科学的根拠に基づいた併用薬物を選択する。

表1 抗腫瘍薬の分類と細胞周期特異性

	代表的薬物	細胞周期特異性
■細胞毒性薬		
1. DNAに損傷を与える薬物		
アルキル化薬	シクロホスファミド	非特異的
白金化合物	シスプラチン	非特異的
その他	ブレオマイシン	G2期
2. DNA合成を阻害する薬物（代謝拮抗薬）		
葉酸代謝拮抗薬	メトトレキサート	S期
プリン代謝拮抗薬	メルカプトプリン	G1期
ピリミジン代謝拮抗薬	フルオロウラシル	S期
3. DNA複製や転写を阻害する薬物		
トポイソメラーゼ阻害薬	イリノテカン	S期
その他	アクチノマイシンD	非特異的
4. 微小管を阻害する薬物		
重合阻害薬	ビンクリスチン	M期
重合増強薬	パクリタキセル	M期
■内分泌療法薬		
性ホルモン拮抗薬	タモキシフェン フルタミド	非特異的
アロマターゼ阻害薬	アナストロゾール	非特異的
GnRH受容体アゴニスト	リュープロレリン	非特異的

細胞毒性薬
■DNAに損傷を与える薬物

①アルキル化薬（シクロホスファミド，イホスファミド，ロムスチン，テモゾロミドなど）

【作用機序】
- DNAグアニン塩基のN-7位をアルキル化し，主に二本鎖間で架橋を形成する（図1）。

【適応疾患】
- シクロホスファミドは，乳癌，急性および慢性リンパ性白血病，悪性リンパ腫，Ewing肉腫，髄芽腫，神経芽腫など。
- イホスファミドは精巣腫瘍，骨肉腫など。
- ロムスチン，テモゾロミドは血液脳関門を通るので，それぞれ髄芽腫，悪性神経膠腫に用いられる。

表2　細胞毒性薬の副作用とその発生機序

副作用	機序
悪心・嘔吐	延髄嘔吐中枢の刺激
口内炎	直接粘膜傷害と好中球減少による口腔内感染
下痢	消化管副交感神経刺激（早発性）と消化管粘膜傷害（遅発性）
好中球減少・感染症	骨髄抑制
貧血	骨髄抑制
血小板減少	骨髄抑制
肺毒性	II型肺胞上皮細胞，気道上皮細胞，血管内皮細胞の傷害
心毒性	フリーラジカルによる心筋細胞傷害
腎毒性	糸球体や尿細管の直接傷害
肝毒性	抗腫瘍薬および代謝物による細胞傷害
脱毛	毛母細胞の傷害
神経症状	軸索微小管障害，脱髄，神経細胞への直接傷害
性機能障害	卵巣・精巣の傷害
二次癌	DNA損傷

KEYWORDS

- アルキル化薬
- 白金化合物
- 代謝拮抗薬
- トポイソメラーゼ阻害薬
- 微小管阻害薬
- 性ホルモン拮抗薬
- アロマターゼ阻害薬
- GnRH受容体アゴニスト

トポイソメラーゼ
DNAの複製や転写の際には，DNAの二重らせん構造がほどけて2本のDNA鎖が引き離される必要がある。DNAトポイソメラーゼはDNA鎖を切断，再結合することで，らせんの巻きの程度を調節する酵素である。この酵素が機能しないと，複製や転写はうまくいかない。I型トポイソメラーゼは一本鎖DNAを，またII型トポイソメラーゼは二本鎖DNAを切断・再結合することにより，らせんの巻き具合を制御している。

表3　細胞毒性薬に対する耐性機序

- 薬物輸送の変化
- 薬物活性化能の低下
- 標的酵素の過剰発現
- 薬物不活性化能の亢進
- 腫瘍細胞からの薬物排出促進
- DNA修復能の亢進

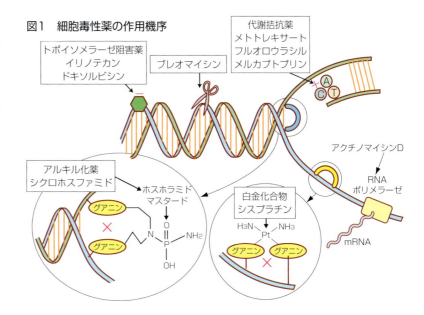

図1　細胞毒性薬の作用機序

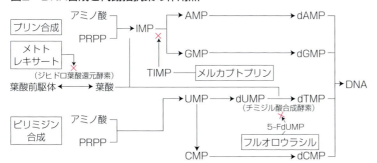

図2　DNA合成と代謝拮抗薬の作用点

PRPP：ホスホリボシルピロリン酸，IMP：イノシンーリン酸，AMP：アデノシンーリン酸，GMP：グアノシンーリン酸，UMP：ウリジンーリン酸，CMP：シチジンーリン酸，TIMP：6-チオイノシンーリン酸，dAMP：デオキシアデノシンーリン酸，dGMP：デオキシグアノシンーリン酸，dUMP：デオキシウリジンーリン酸，dTMP：デオキシチミジンーリン酸，dCMP：デオキシシチジンーリン酸，5-FdUMP：5-フルオロデオキシウリジンーリン酸

抗腫瘍薬

【副作用】
- 共通して骨髄抑制，消化管障害，脱毛，間質性肺炎，性機能障害，二次癌がある。
- シクロホスファミドとイホスファミドは出血性膀胱炎が高頻度にみられる。予防的に補液とメスナの投与が必要である。

②白金化合物（シスプラチン，カルボプラチン，オキサリプラチンなど）

【作用機序】
- 主に一本鎖内でDNAプリン塩基（グアニンまたはアデニン）のN-7位間に架橋を形成する（図1）。

【適応疾患】
- 消化器癌，肺癌，乳癌，子宮頸癌，子宮体癌，精巣腫瘍，骨肉腫，膀胱癌，卵巣癌など。

【副作用】
- 骨髄抑制，消化管毒性，腎毒性，末梢知覚神経障害，聴力障害。

③ブスルファン

【作用機序】
- メチルラジカルが生成することにより，主にN^7グアニンをアルキル化する。リンパ系細胞よりも骨髄系細胞に強い殺細胞効果を有する。

【副作用】
- 肺線維症，骨髄抑制，悪心・嘔吐，二次発癌。

【適応疾患】
- 慢性骨髄性白血病。

④ブレオマイシン

【作用機序】
- ブレオマイシンが二価鉄イオンとキレートし錯体となりDNAに結合した状態で酸素を活性化し，DNA鎖が切断される（図1）。

【適応疾患】
- 悪性リンパ腫，精巣腫瘍。

【副作用】
- 間質性肺炎，肺線維症。

■DNA合成を阻害する薬物

①メトトレキサート

【作用機序】
- ジヒドロ葉酸還元酵素を阻害する（図2）。

【適応疾患】
- 乳癌，急性リンパ性白血病，骨肉腫。

【副作用】
- 骨髄抑制，消化管障害，肝・腎障害。
- ロイコボリンで軽減される。

②メルカプトプリン（6MP）

【作用機序】
- 6-チオイノシン-リン酸（TIMP）に変換され，プリン代謝にかかわる酵素を阻害する（図2）。

【適応疾患】
- 急性リンパ性白血病。

【副作用】
- 骨髄抑制，肝障害。

③フルオロウラシル（5FU）

【作用機序】
- チミジル酸合成酵素を阻害し，DNAの合成を阻害する（図2）。

ロイコボリン

メトトレキサートはジヒドロ葉酸還元酵素を阻害して活性型葉酸合成を阻害する。ロイコボリンはこの酵素とは関係なく生体内で活性型葉酸となる。骨肉腫や中枢浸潤した急性白血病などで行われるメトトレキサート・ロイコボリン救援療法では，メトトレキサートを大量投与したのちにロイコボリンを投与する。腫瘍細胞はロイコボリンの取込み能が悪いためメトトレキサートが作用するが，正常細胞は能動的にロイコボリンを取り込むので救援され，副作用が軽減する。また，ロイコボリンはフルオロウラシルの抗腫瘍効果を増強することが知られており，胃癌や大腸癌などで併用される。

【適応疾患】
- 食道癌，胃癌，大腸癌，肺癌，乳癌など。

【副作用】
- 下痢，口内炎，骨髄抑制。

④ゲムシタビン

【作用機序】
- ジフルオロdCDPまたはジフルオロdCTPに変換されてDNA合成を阻害する。

【適応疾患】
- 膵癌，膀胱癌，子宮頸癌，乳癌など。

【副作用】
- 骨髄抑制，肺毒性。

⑤シタラビン（Ara-C）

【作用機序】
- Ara-CTPに変換されてDNAポリメラーゼを阻害する。

【適応疾患】
- 急性白血病，慢性骨髄性白血病。

> **受容体脱感作とダウンレギュレーション**
> GnRH受容体のようなG蛋白質共役受容体にアゴニストが結合すると，G蛋白質を介したシグナル伝達経路が活性化されるだけでなく，シグナル伝達が過剰にならないように制御機構が働く。アゴニスト結合後に活性化されるG蛋白質共役受容体キナーゼは，受容体細胞内領域の特定部位をリン酸化する。リン酸化された受容体にはアレスチンという蛋白質が結合し，アゴニストが存在しているにもかかわらずG蛋白質を介したシグナル伝達が起こらなくなる（受容体脱感作）。また，アレスチンが結合した受容体は，エンドソームとして細胞内に取り込まれるため細胞表面の受容体数が減少する（ダウンレギュレーション）。リュープロレリンやゴセレリンのようなGnRH受容体アゴニストは徐放製剤なので，長期間にわたり血中濃度が高く維持される。投与初期には一過性にゴナドトロピンが放出される（アゴニストとしての作用）が，その後は受容体脱感作とダウンレギュレーションによりゴナドトロピン分泌が抑制される。

■複製や転写を阻害する薬物

①トポイソメラーゼ阻害薬（イリノテカン，ドキソルビシン，ダウノルビシン，エトポシドなど）

【作用機序】
- イリノテカンはⅠ型トポイソメラーゼを，他はⅡ型トポイソメラーゼを阻害する（図1）。

【適応疾患】
- イリノテカンは胃癌，大腸癌，肺癌，子宮頸癌など。
- ドキソルビシンは，乳癌，悪性リンパ腫，子宮体癌，骨肉腫，腎芽腫など。
- エトポシドは精巣腫瘍や網膜芽腫。
- ダウノルビシンは急性白血病。

【副作用】
- 共通して骨髄抑制や下痢がある。
- ドキソルビシンはフリーラジカルによる心筋毒性がある。

②アクチノマイシンD（ダクチノマイシン）

【作用機序】
- DNA依存性RNAポリメラーゼを阻害する（図1）。

【適応疾患】
- Ewing肉腫，腎芽腫。

【副作用】
- 骨髄抑制，消化器症状。

■微小管を阻害する薬物

①重合阻害薬（ビンクリスチン，ビンブラスチン）

【作用機序】
- チューブリンの重合を阻害し，微小管を脱重合させることにより細胞分裂を阻害する（図3）。

【適応疾患】
- ビンクリスチンは急性リンパ性白血病，悪性リンパ腫，Ewing肉腫，神経芽腫，腎芽腫など。
- ビンブラスチンは悪性リンパ腫。

【副作用】
- 骨髄抑制，末梢神経障害。

抗腫瘍薬

②重合増強薬（パクリタキセル，ドセタキセル）
【作用機序】
- チューブリンの重合を増強し，微小管の脱重合を抑制することにより細胞分裂を阻害する（図3）。

【適応疾患】
- 胃癌，肺癌，乳癌，子宮頸癌，子宮体癌，卵巣癌など。

【副作用】
- 骨髄抑制，末梢神経障害，アレルギー反応。

内分泌療法薬
■性ホルモン拮抗薬
①タモキシフェン
【作用機序】
- エストロゲン受容体の部分アゴニストであり，エストロゲンの受容体への結合を遮断する（図4）。

【適応疾患】
- 乳癌。

【副作用】
- 顔面紅潮，月経異常，子宮体癌リスク増加，血栓塞栓症など。

②フルタミド
【作用機序】
- アンドロゲン受容体の拮抗薬である（図4）。

【適応疾患】
- 前立腺癌。

【副作用】
- 肝障害，間質性肺炎。

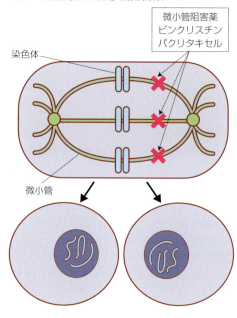

図3 細胞分裂と微小管阻害薬

アロマターゼとエストロゲン
アロマターゼは，アンドロゲン（アンドロステンジオン，テストステロン）を芳香化してエストロゲン（エストロン，エストラジオール）をつくる酵素である。閉経前の女性ではエストロゲンは主に卵巣で合成されるが，閉経後には卵巣機能が低下し，卵巣でのエストロゲン合成量が低下する。しかし副腎から分泌されるアンドロゲンから，脂肪組織などにあるアロマターゼによってエストロゲンが合成される。

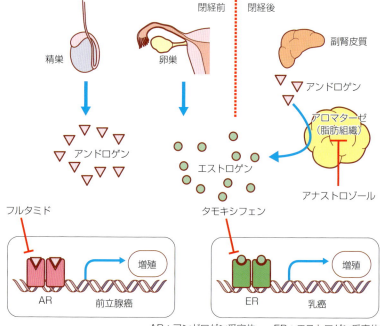

図4 性ホルモン拮抗薬とアロマターゼ阻害薬の作用機序

AR：アンドロゲン受容体　　ER：エストロゲン受容体

■アロマターゼ阻害薬（アナストロゾール，エキセメスタン，レトロゾール）

【作用機序】
- アンドロゲンをエストロゲンに変換するアロマターゼを阻害する（図4）。

【適応疾患】
- 閉経後乳癌。

【副作用】
- 顔面紅潮，骨粗鬆症，関節痛，脂質代謝異常，高血圧など。

■GnRH受容体アゴニスト（リュープロレリン，ゴセレリン）

【作用機序】
- GnRH受容体アゴニストであり，GnRH受容体を脱感作し，また細胞表面の受容体を減少させる。その結果，ゴナドトロピンの分泌が抑制され，性ホルモンの分泌が低下する（図5）。

【適応疾患】
- 前立腺癌，閉経前乳癌。

【副作用】
- 顔面紅潮，熱感，関節痛，性欲減退，女性化乳房（男性）など。

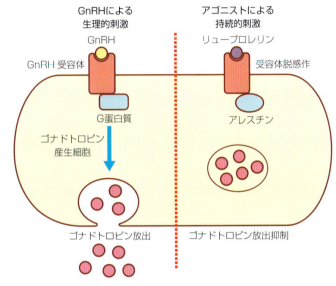

図5　GnRH受容体アゴニストの作用機序

図6　悪性腫瘍部位別抗腫瘍薬

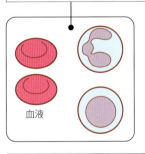

悪性リンパ腫（ドキソルビシン，ブレオマイシン，ビンブラスチン，ビンクリスチン，シクロホスファミドなど）
白血病（シクロホスファミド，メトトレキサート，メルカプトプリン，シタラビン，ダウノルビシン，ビンクリスチンなど）

血液

肺癌（シスプラチン，フルオロウラシル，イリノテカン，パクリタキセルなど）

腎芽腫（アクチノマイシンD，ビンクリスチン，ドキソルビシン）

膀胱癌（ゲムシタビン，シスプラチン）

前立腺癌（ドセタキセル，フルタミド，リュープロレリン）
精巣腫瘍（エトポシド，シスプラチン，ブレオマイシン）

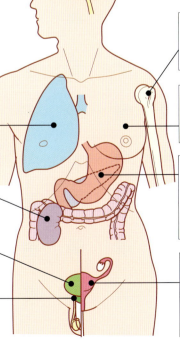

髄芽腫（ロムスチン，シスプラチン，ビンクリスチン，シクロホスファミド）
神経膠腫（テモゾロミド）

骨肉腫（メトトレキサート，シスプラチン，ドキソルビシン，イホスファミド）
Ewing肉腫（ビンクリスチン，アクチノマイシンD，シクロホスファミド，ドキソルビシン）

乳癌（ドキソルビシン，パクリタキセル，ゲムシタビン，フルオロウラシル，メトトレキサート，シクロホスファミド，タモキシフェン，アナストロゾール，リュープロレリンなど）

食道癌（シスプラチン，フルオロウラシル）
胃癌（シスプラチン，フルオロウラシル，イリノテカン，パクリタキセル，ドセタキセル）
大腸癌（オキサリプラチン，フルオロウラシル，イリノテカン）
膵癌（ゲムシタビン）

卵巣癌（パクリタキセル，カルボプラチン，ドセタキセル）
子宮頸癌（シスプラチン，カルボプラチン，パクリタキセル，ゲムシタビン）
子宮体癌（シスプラチン，カルボプラチン，ドキソルビシン，パクリタキセル，ドセタキセル）

分子標的抗腫瘍薬の作用機序，副作用，適応を述べよ

模範解答

- 癌組織に特有の標的分子に特異的に作用して抗腫瘍作用を示す。
- 癌細胞とその栄養血管の内皮細胞およびリガンドを標的（作用点）にした薬物に大別できる。
- 血管内皮細胞に作用点をもつ薬物は血管新生を阻害する。
- 化学構造的に抗体と化学合成品（低分子医薬など）に分けられる。
- 抗体医薬はリガンドを直接的に捕捉あるいは細胞膜上に作用する。
- 特有の標的分子の有無を確認した後，使用されることが多い。その際に用いられる検査薬はコンパニオン診断薬とよばれる。
- 皮膚症状やアナフィラキシー様症状など，従来の化学療法薬からは予想できない副作用を生じることがある。心不全，心伝導障害や間質性肺炎，肝機能障害などの重篤な副作用も報告されている。
- 乳癌，胃癌，肺癌，腎細胞癌，肝細胞癌および白血病などに有効な薬物が開発されている（図1）。

リガンド
癌細胞は増殖や血管新生のためにさまざまな物質を産生，放出している。癌細胞増殖や血管新生にかかわる受容体に特異的に結合する物質のことをリガンドといい，血管内皮増殖因子や血小板増殖因子が知られている。

マルチキナーゼ阻害薬
複数のキナーゼに対して阻害作用を有する薬物をマルチキナーゼ阻害薬という。イマチニブ，ニロチニブ，ダサチニブ，ソラフェニブ，スニチニブなど，多くがマルチキナーゼ阻害薬である。

補体依存性細胞障害作用と抗体依存性細胞障害作用
補体依存性細胞障害作用（complement-dependent cellular cytotoxicity；CDC）は細胞や病原体に抗体が結合すると補体系が活性化される連鎖反応が生じ，細胞や病原体が破壊される作用である。抗体依存性細胞障害作用（antibody-dependent cellular cytotoxicity；ADCC）は細胞や病原体に抗体が結合すると，その抗体がマクロファージやNK（ナチュラルキラー）細胞といった免疫細胞を呼び寄せ，その抗体が結合している細胞や病原体を殺傷する作用である。

■分子標的薬の分類

A. 標的分子による分類

- 癌細胞（図2, 3）
① 膜受容体
② 受容体型キナーゼ阻害
③ 非受容体型キナーゼ阻害
④ 膜上分化抗原
- 血管内皮細胞（図4）
- リガンド（図4）

B. 化学構造による分類

- モノクローナル抗体　語尾が…mab（マブ）
- 低分子医薬品　語尾が… ib（イブ）：inhibitor（阻害薬）を表す。
- その他

■標的分子：上皮増殖（成長）因子受容体2型（HER2）

トラスツズマブ（図2）

【作用点・機序】
- HER2で誘発されるシグナル伝達を抑制。

【副作用】
- アナフィラキシー様症状，心障害，発熱，悪寒，悪心，疲労。

【適応】
- HER2過剰発現が確認された乳癌および胃癌。

■標的分子：上皮増殖（成長）因子受容体（EGFR）

セツキシマブ（図2）

【作用点・機序】
- EGFRに結合してEGFの二量体化を阻害。

【副作用】
- アナフィラキシー様症状，皮膚障害，間

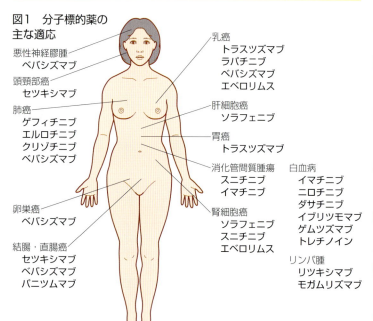

図1　分子標的薬の主な適応

- 悪性神経膠腫：ベバシズマブ
- 頭頸部癌：セツキシマブ
- 肺癌：ゲフィチニブ，エルロチニブ，クリゾチニブ，ベバシズマブ
- 卵巣癌：ベバシズマブ
- 結腸・直腸癌：セツキシマブ，ベバシズマブ，パニツムマブ
- 乳癌：トラスツズマブ，ラパチニブ，ベバシズマブ，エベロリムス
- 肝細胞癌：ソラフェニブ
- 胃癌：トラスツズマブ
- 消化管間質腫瘍：スニチニブ，イマチニブ
- 腎細胞癌：ソラフェニブ，スニチニブ，エベロリムス
- 白血病：イマチニブ，ニロチニブ，ダサチニブ，イブリツモマブ，ゲムツズマブ，トレチノイン
- リンパ腫：リツキシマブ，モガムリズマブ

質性肺疾患，心不全，下痢，低マグネシウム血症。
【適応】
・EGFR陽性の結腸・直腸癌，頭頸部癌。

類薬　パニツムマブ

ゲフィチニブ（図2）
【作用点・機序】
・EGFRチロシンキナーゼ選択的阻害による腫瘍細胞の増殖能抑制。
【副作用】
・急性肺障害，間質性肺炎，下痢，皮膚障害，肝機能障害。
【適応】
・EGFR遺伝子変異陽性の非小細胞肺癌。

類薬　エルロチニブ

ラパチニブ（図2）
【作用点・機序】
・EGFRチロシンキナーゼ選択的阻害による腫瘍細胞の増殖能抑制とアポトーシスの誘導。
・他にHER2チロシンキナーゼを阻害。
【副作用】
・間質性肺疾患，肝機能障害，心障害，QT間隔延長，下痢，皮膚障害。
【適応】
・HER2過剰発現が確認された乳癌。

■標的分子：Bcr-Ablチロシンキナーゼ

イマチニブ（図2，3）
【作用点・機序】
・Bcr-Ablチロシンキナーゼで誘発される細胞内シグナル伝達抑制による腫瘍細胞増殖の抑制およびアポトーシスの誘導。
・他に血小板由来成長因子（PDGF）受容体チロシンキナーゼ，KITチロシンキナーゼを抑制。
【副作用】
・嘔気・嘔吐，骨髄抑制，皮膚症状，肝機能障害，浮腫，出血。
【適応】
・慢性骨髄性白血病，KIT（CD117）陽性消化管間質腫瘍，フィラデルフィア染色体陽性急性リンパ性白血病，FIP1L1-PDGFRα陽性の好酸球増多症候群および慢性好酸球性白血病。

類薬　ニロチニブ，ダサチニブ

■標的分子：未分化リンパ腫キナーゼ（anaplastic lymphoma kinase；ALK）

クリゾチニブ（図2）
【作用点・機序】
・ALK融合蛋白の二量体化で活性化するチロシンキナーゼによる細胞内シグナル伝達抑制を介する腫瘍細胞の増殖抑制およびアポトーシス誘導。
・他に肝細胞増殖因子（HGF）受容体チロシンキナーゼを阻害。

KEYWORDS
- 抗体医薬
- 標的分子
- チロシンキナーゼ阻害
- 血管新生阻害
- マルチキナーゼ阻害薬

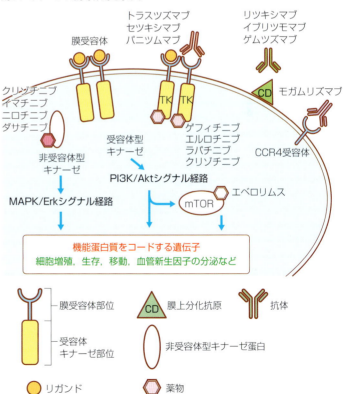

図2　分子標的薬の癌細胞での主な作用点

リガンドの受容体への結合は受容体と共役したキナーゼを活性化させる。また，遺伝子異常により常に活性化されたキナーゼが発現することもある。キナーゼの活性化は細胞内シグナル伝達系を介して，細胞増殖や不死化を引き起こす。細胞内シグナル伝達系であるMAPK/Erkシグナル経路は主に増殖シグナルを，PI3K/Aktシグナル経路は生存シグナルを担う伝達経路と考えられており，図の他にも多くのシグナル伝達経路が存在し，複雑に影響しあっている。分子標的薬は受容体阻害，受容体に共役したキナーゼ，活性化したキナーゼ以降のシグナル伝達経路抑制のいずれかもしくは複数に作用して，癌細胞の増殖抑制作用やアポトーシス誘導作用を示す。

CCR4受容体：CCケモカイン受容体4型　　TK：チロシンキナーゼ
mTOR：哺乳類ラパマイシン標的蛋白

抗腫瘍薬

【副作用】
- 間質性肺疾患，劇症肝炎，肝不全，肝機能障害，QT間隔延長，徐脈，血液障害，視力障害，悪心，浮腫。

【適応】
- ALK融合遺伝子陽性の非小細胞肺癌。

■標的分子：CD20（正常および腫瘍化したBリンパ球に発現する分化抗原）

リツキシマブ（図2）

【作用点・機序】
- CD20に結合して補体依存性細胞障害作用ならびに抗体依存性細胞障害作用による抗腫瘍作用。

【副作用】
- アナフィラキシー様症状，肺障害，心障害，皮膚障害，腫瘍崩壊症候群。

【適応】
- CD20陽性のB細胞性非Hodgkinリンパ腫およびB細胞性リンパ増殖性疾患，Wegener肉芽腫症，顕微鏡的多発血管炎。

類薬　イブリツモマブ（キレート剤であるチウキセタンを介してイブリツモマブと^{90}Yが結合したイットリウム（^{90}Y）イブリツモマブチウキセタンとして用いられる。）

■標的分子：CD33（骨髄系細胞に限局して発現して，分化増殖や自然免疫に関与）

ゲムツズマブ（図2）

抗腫瘍性抗生物質のカリケアマイシン誘導体を結合したゲムツズマブオゾガマイシンとして用いられる。

【作用点・機序】
- CD33発現細胞に結合して，細胞に取り込まれたカリケアマイシン誘導体による殺細胞作用。

【副作用】
- アナフィラキシー様症状，血液障害（骨髄抑制等），感染症，出血，播種性血管内凝固症候群，肝障害，発熱，悪心。

【適応】
- CD33陽性の急性骨髄性白血病。

■標的分子：PML-RAR-αキメラ遺伝子（PML：promyelocytic leukemia，RAR-α：retinoic acid receptor-α）

トレチノイン（全トランス型レチノイン酸）

【作用点・機序】
- PML-RAR-αキメラ遺伝子の変異性質を解除して，PMLおよびRAR-αの機能を正常化させることで骨髄球系の分化を誘導する。

【副作用】
- トリグリセライド上昇，レチノイン酸症候群（発熱，呼吸不全，腹水貯留，多臓器不全等），ALT（GPT）上昇，AST（GOT）上昇。

【適応】
- 急性前骨髄球性白血病。

類薬　タミバロテン

■標的分子：CCケモカイン受容体4（CCR4：制御性T細胞およびTh2細胞に発現するG蛋白質共役型受容体）

モガムリズマブ（図2）

【作用点・機序】
- CCR4に結合して，抗体依存性細胞障害作用による抗腫瘍作用。

> **腫瘍崩壊症候群**
> （tumor lysis syndrome；TLS）
> 腫瘍崩壊症候群は，何らかの原因による腫瘍の急速な細胞崩壊のために，細胞内成分とその代表産物が腎の生理的排泄能力を越えて体内に蓄積し，尿酸・リン・カリウムの血中濃度上昇，低カルシウム血症，乳酸アシドーシス，さらには乏尿を伴う急性腎不全を含む多彩な病態を生じる。急激な細胞崩壊の原因として，抗がん剤や放射線，その他の治療が契機となる。急性白血病（急性骨髄性白血病，急性リンパ球性白血病），悪性リンパ腫などでTLS発現頻度が高い。

図3　Bcr-Ablチロシンキナーゼの産生機序

9番染色体と22番染色体の間で転座が起き，Bcr遺伝子とAbl遺伝子が融合したBcr-Abl遺伝子（フィラデルフィア染色体）が形成される。この遺伝子異常は常に活性化状態のBcr-Ablチロシンキナーゼを発現し，細胞内の複数のシグナル経路を活性化させ，細胞を癌化に導く。

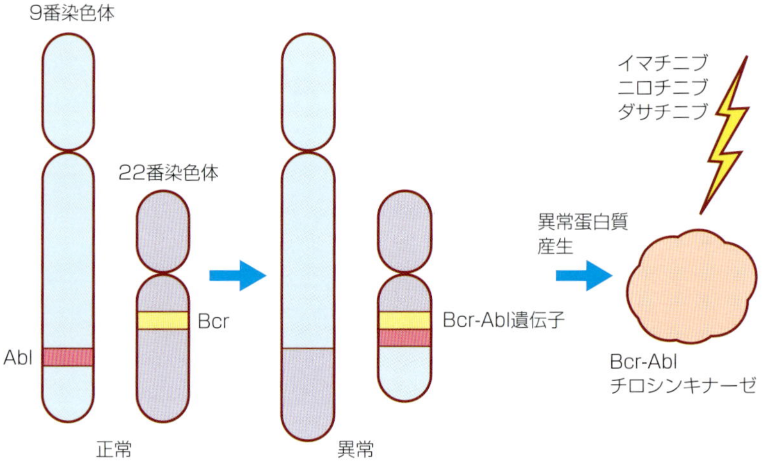

イマチニブ
ニロチニブ
ダサチニブ

異常蛋白質産生

Bcr-Ablチロシンキナーゼ

【副作用】
・アナフィラキシー様作用，皮膚障害，感染症，腫瘍崩壊症候群，血液毒性，発熱，悪寒，血液電解質異常，血圧上昇。

【適応】
・CCR4陽性の成人T細胞白血病リンパ腫，末梢性および皮膚T細胞性リンパ腫。

■標的分子：血管内皮増殖因子（VEGF）受容体

ソラフェニブ（図4）

【作用点・機序】
・血管内皮細胞に存在するVEGF受容体阻害による細胞内シグナル伝達抑制を介した腫瘍細胞増殖の抑制およびアポトーシスの誘導。
・他に血管内皮細胞のPDGF受容体チロシンキナーゼおよび癌細胞に存在するFLT3，KITチロシンキナーゼを阻害，血管内皮，癌細胞いずれにも存在するRafセリン/スレオニンキナーゼを阻害。

【副作用】
・皮膚障害，劇症肝炎，肝機能障害，肺障害，高血圧，出血，下痢。

【適応】
・腎細胞癌，肝細胞癌。

類薬　スニチニブ

■標的分子：VEGF

ベバシズマブ（図4）

【作用点・機序】
・VEGFに結合して，VEGFのVEGF受容体への結合阻害による血管新生の抑制，ならびに併用された化学療法薬の作用増強効果。

【副作用】
・消化管穿孔，創傷治癒遅延，血球成分減少，出血，血栓塞栓症，高血圧，可逆性後白質脳症症候群，骨髄抑制，感染症，アナフィラキシー様症状，肝機能異常。

【適応】
・結腸・直腸癌，非小細胞肺癌（扁平上皮癌を除く），卵巣癌，乳癌，悪性神経膠腫。

■標的分子：mTOR（セリン/スレオニンキナーゼの1つ。PI3キナーゼ/Akt経路の下流に存在し，蛋白質合成調節，細胞の成長，増殖，生存に関与）

エベロリムス（図2，4）

【作用点・機序】
・癌細胞および血管内皮細胞のmTORキナーゼ阻害による腫瘍細胞増殖抑制ならびに腫瘍血管新生抑制。

【副作用】
・間質性肺疾患，感染症，腎障害，高血糖，血液毒性，口内炎，発疹。

【適応】
・腎細胞癌，膵神経内分泌腫瘍，乳癌，腎血管筋脂肪腫，上衣下巨細胞性星細胞腫。

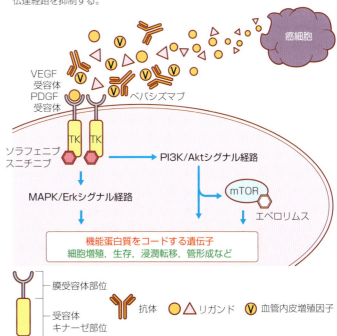

図4　分子標的薬の血管内皮細胞での主な作用点

癌細胞は自己増殖能を維持するために新たに血管をつくり（血管新生），血管新生促進のためにさまざまな因子を産生，放出する。その1つが血管内皮増殖因子である。ベバシズマブは血管内皮増殖因子に結合することで，血管内皮増殖因子がその受容体に結合することを阻害する。ソラフェニブ，スニチニブは受容体型チロシンキナーゼを阻害し，チロシンキナーゼ活性化以降のシグナル伝達経路を抑制する。

TK：チロシンキナーゼ　　mTOR：哺乳類ラパマイシン標的蛋白
VEGF：血管内皮増殖因子，PDEF：血小板由来成長因子

臨床薬理

薬物の運命（吸収・分布・代謝・排泄）を述べよ

模範解答

- 薬物はその投与経路により、吸収（absorption）・分布（distribution）・代謝（metabolism）・排泄（elimination）過程を経るため、ADMEと略される。
- 薬物の吸収・分布には、トランスポータを介したものや、単純拡散による生体膜の通過が重要である。
- 消化管で吸収された薬物のほとんどは門脈を経て、肝で代謝を受けて（初回通過効果）から、全身循環に入る。

Henderson-Hasselbalchの式
- 酸性薬物
$$\log \frac{(\text{イオン型薬物のモル濃度})}{(\text{非イオン型薬物のモル濃度})} = pH - pK_a$$
- 塩基性薬物
$$\log \frac{(\text{非イオン型薬物のモル濃度})}{(\text{イオン型薬物のモル濃度})} = pH - pK_a$$

- 薬物は吸収（absorption）されて、体内に入り、循環血液を介して各種組織に移行する。これを分布（distribution）という。また、投与された薬物は主に肝で代謝（metabolism）を受け、主に腎から排泄（elimination）される。このすべての過程をその頭文字からADMEとよぶ（図1）。
- 薬物が体の中に入り目的とする組織に移行するには、生体（細胞）膜を通過しなければならない。脂溶性の低分子物質はこの脂質二重層を通過することができる。したがって、電荷をもつ薬物はHenderson-Hasselbalchの式により、非イオン型の薬物のみが通過する。また、細胞膜に存在する生理物質に対するトランスポータ（有機酸、有機塩基、アミノ酸、ペプチド、糖など）を利用して通過するものもある。
- 薬物療法の基本は単薬投与であるが、併用する場合、ADMEのすべての過程で相互作用が生じる（p.170，「多剤併用時に生じる薬物相互作用を例をあげて説明せよ」参照）。

■吸収・投与経路（absorption）

- 薬物の投与経路は経口投与と非経口投与に分けられる。
- 経口投与は主に消化管内への投与、いわゆる内服で、消化管で吸収されたものは門脈を経由し、肝で代謝を受けた

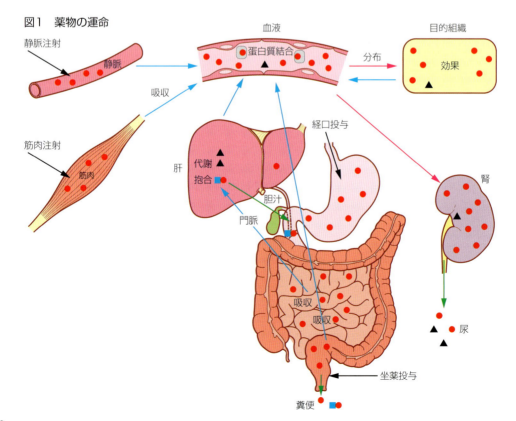

図1 薬物の運命

のち，全身循環に入る。これを初回通過効果（first pass effect）という。
- また，投与したすべての薬物が吸収されるわけではないので，この吸収効率を生体利用率といい，F（％）（p.162，「薬物の体内濃度変化を説明せよ」参照）で表す。
- 舌下・直腸内（坐薬）投与では，吸収された薬物は門脈を介さず直接全身循環に入る。
- 非経口投与は，静脈注射，筋肉注射，皮下注射などで，後2者は吸収過程を考慮する必要があるが，ほぼ全量が全身循環に回る。
- 徐放薬（デポー）を投与すると，ゆっくり吸収され，長時間作用させることができる。
- そのほか，効率は悪いが点鼻，経皮投与がある。
- 吸入全身麻酔薬は吸気中に混在させて投与され，主に呼気から排泄される。

■分布（distribution）
- 全身循環から目的組織への移行には膜通過を必要とする。
- 血液-臓器（脳）関門とは，薬物の臓器（脳）移行を制限するものであるが，実態はP糖蛋白質のような薬物トランスポータにより薬物が臓器（脳）から排出されることによる。
- 循環血液中では多くの薬物は血漿中の蛋白質（アルブミン，α1酸性蛋白質）に結合して存在する。薬理作用や組織移行を示すのは結合していない薬物であるから，血漿中の蛋白質結合薬物が多ければ，見かけの分布容量は増大し，実質的な薬物濃度は減少する。

■代謝（metabolism）
- 薬物代謝は主に肝で行われ，酸化・還元反応，加水分解反応，抱合により，基本的に脂溶性の薬物を水溶性に変化させる。
- 生体内で代謝を受けて活性型になる薬物をプロドラッグといい，マレイン酸エナラプリル，アザチオプリン，インドメタシンファルネシル，スリンダクなどがある。また，ベンゾジアゼピン系の抗不安薬の一部はその代謝物も同様の作用をもつため，その作用時間は長い。
- 酸化・還元はおもに肝ミクロソームに存在するチトクローム（CYP）を含む薬物代謝酵素群によって行われる。このCYPはCYP3A4など多くのアイソザイムに分類される。それぞれが代謝する薬物群や，誘導したり阻害する薬物も知られている。
- CYPの遺伝子多型が薬物代謝の個人差をもたらすため，個々の患者の遺伝子型を測定してから薬物の選択・量を決定することも可能になってきている（テーラーメイド医療）。
- グルクロン酸，硫酸，アミノ酸（システイン，タウリン，グリシン）などと抱合され，胆汁中などに分泌される。消化管内の細菌により，この抱合体が分解され，再び吸収されて肝へ至る場合があり，これを腸肝循環という。

■排泄（elimination）
- 薬物の主な排出経路は尿と糞便で，ほかには呼気中や，汗，乳汁などに排出される。
- 腎糸球体は1分間に糸球体濾過率（GFR）100〜120mLの血液を濾過しており，蛋白質に結合していない水溶性かつ低分子の薬物が尿中へ濾過される。
- 次いで，生体内物質と同様，尿細管における分泌・再吸収機構の影響を受け，その総和として，排出量が決定される。
- 活性型のまま腎から排出される薬物は，腎機能が低下すると，体からの排出が遅延し，作用時間が延長する。

KEYWORDS
- ADME
- 薬物トランスポータ
- 初回通過効果
- CYP
- 腸肝循環
- プロドラッグ

臨床との関連
薬物は濃度とその効果には一定の関係（濃度-作用関係）があること，また，全身に均一に移行するわけではないため，そのADMEを理解することは，作用機序を理解するのと同様に重要である。例えば，98%が血漿蛋白質に結合して存在するワルファリンは，肝機能の変化による血漿蛋白質の変動，同じ蛋白質に結合する薬物の併用などにより血漿蛋白質非結合型（遊離型）の薬物濃度は変動し，その結果，容易にその作用強度が変化する。また，強心配糖体のように循環動態に影響する薬物はその作用によりそれ自体の濃度も変化する。

臨床薬理

薬物の体内濃度変化を説明せよ

模範解答

- 薬物濃度変化を理解することは，薬物療法における最適投与量・投与方法，薬物選択，コンプライアンス（服薬遵守）の点からも重要である。
- 薬物の濃度を測定すること（TDM）は，治療効果を示す（有効血中）濃度と有害反応を示す（中毒血中）濃度が接近している場合や，有害反応が重篤な場合，薬物濃度の個人差が大きい場合，薬物濃度変化に影響する作用（循環動態の変化など）がある場合に非常に有効である。さらに，この場合，その前後の濃度変化を予測できることが重要である。
- 基本的に，単位時間当たりそのときの濃度に比例した薬物量が減少（一次反応）する。その薬物濃度変化の予測に必要な係数を薬物動態パラメータといい，これには，半減期（$t_{1/2}$），消失速度定数（Ke），分布容量（Vd），生体利用率（F）などが含まれる。

TDMが必要とされる薬物
抗けいれん薬（フェニトイン，カルバマゼピン，バルプロ酸ナトリウム，ニトラゼパムなど）や，強心配糖体（ジゴキシン，ジギトキシン），アミノ糖系抗菌薬（アミカシン，ゲンタマイシンなど），気管支拡張薬（アミノフィリン，テオフィリン），抗不整脈薬（リドカイン，プロカインアミドなど），抗腫瘍薬（メトトレキサート），免疫抑制薬（シクロスポリン）は，過量による有害作用を避けるために，血中濃度が測定される。

- 本来，目的組織における薬物濃度が作用と関連するが，一般に血（液）中（遊離）薬物濃度がその指標として用いられる。
- 薬物濃度の変動のモデル解析に必要な係数を薬物動態パラメータという。
- 薬物動態パラメータは薬物の種類と個人によって決定されるが，蓄積された集団の平均的データにより推定することが可能である。
- 投与した薬物濃度を測定して，治療に反映させることを治療薬血中濃度モニタリング（therapeutic drug monitoring；TDM）といい，最適投与法，薬物選択，コンプライアンス（服薬遵守）が判断できる（図1）。
- とくに，有害反応が重篤な場合，その薬物濃度変化の把握が必要である。そのためには薬物濃度の変化が予測できなければならないので，以下，投与方法ごとに説明する。

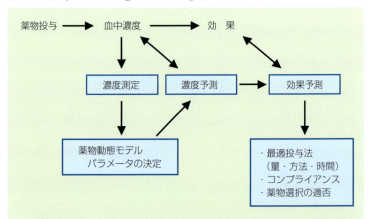

図1 therapeutic drug monitoring（TDM）

薬物濃度を測定し，適切なモデルでその変化を予測することにより，その治療効果を予測することができる。また，逆にそれが異なることにより薬物の投与方法や薬物選択の適否，コンプライアンスが判断できる。

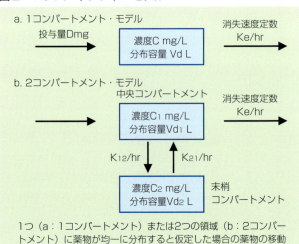

図2 コンパートメント・モデル

1つ（a：1コンパートメント）または2つの領域（b：2コンパートメント）に薬物が均一に分布すると仮定した場合の薬物の移動を示す。

■静脈注射による投与

- 薬物が生体内に均一に分布すると仮定した場合，その（仮想的な）領域をコンパートメント（その大きさが分布容量，Vd）という。通常は，1ないし2のコンパートメントで解析する（図2）。すべての組織や臓器ごとにコンパートメントを設定することも可能であるが，その分，決定すべきパラメータ数が増加する。

- 1コンパートメント・モデルで，最初に投与量（Dmg）を静脈内に投与し，一次反応に従って，血中薬物濃度（Cmg/L）が減少すると仮定した場合，

$$\frac{dC}{dt} = -Ke \cdot C \quad (Ke\ hr^{-1}は消失速度定数)$$

となり，これを解くと，

$$C = \frac{D}{Vd} e^{-Ke \cdot t}$$

という指数関数で血中濃度の変化が表わされる（図3a）。
両辺のlogをとると

$$\log C = \log \frac{D}{Vd} - Ke \cdot t \quad (図3b)。$$

投与開始時の濃度はD／Vd，この値からVdが求まる。つまり，半減期 $\left(t_{1/2} = \frac{0.693}{Ke}\right)$ 時間ごとに，その濃度が半減していく。

- 2コンパートメント・モデルの場合，血中濃度は $C = A \cdot e^{-\alpha \cdot t} + B \cdot e^{-\beta \cdot t}$ という，2つの指数関数の和で表わされる（図4）。

> **コンプライアンス**
> 薬物の治療効果が得られないとき，薬物の服用を忘れたりすることによって有効血中濃度に到達していないことがある。このような処方指示の遵守状況をコンプライアンス（服薬遵守）という。コンプライアンスを良くするために，投与回数を減らし，徐放性薬物や半減期の長い薬物が用いられるが，逆に有害作用が出たときにはその除去が遅くなることにも留意すべきである。

図3　静脈注射した血中テオフィリン濃度の時間変化

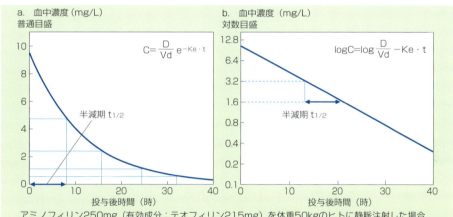

アミノフィリン250mg（有効成分：テオフィリン215mg）を体重50kgのヒトに静脈注射した場合，その薬物動態パラメータをVd＝0.45L/kg，t1/2＝8.0hrと仮定し，1コンパートメント・モデルを使用して解析したものを普通目盛（a）と片対数目盛（b）で示す。実際は5～10分かけてゆっくり静注すること，気管支喘息治療時のテオフィリン有効血中濃度は8～20mg/Lであることに注意。

図4　2コンパートメント・モデルにおける薬物濃度変化

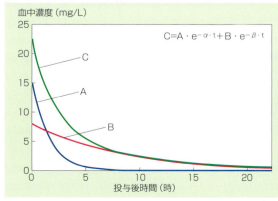

例えば，薬物が分布する領域を血流の多い臓器群（肝，腎などの中央コンパートメント）と，比較的少ない臓器群（末梢コンパートメント）に分けた場合，薬物濃度は2つの指数関数（青：A=15e$^{-0.7t}$，赤：B=8e$^{-0.1t}$）の和（緑：C=A+B）で表わされる（パラメータは仮定の値）。2つの指数関数の係数が類似しているときは1コンパートメント・モデルに，また一定の時間が経過したのちは，一方の指数関数に近づく。

■点滴静脈注射による投与

- 一定の速度（R mg/hr）で薬物を静脈内に投与する場合は，同様に，

$$\frac{dC}{dt} = \frac{R}{Vd} - Ke \cdot C \quad \text{より，}$$

$$C = \frac{R}{Vd \cdot Ke}(1 - e^{-Ke \cdot t}) \quad \text{となる（図5）。}$$

つまり，半減期時間ごとに平衡時の血中濃度 $\frac{R}{Vd \cdot Ke}$ に近づいていく。

- 半減期の4～5倍の時間が経過した後は，ほぼ平衡状態（一定濃度）になる。
- 点滴を中止した後は，静脈注射と同様に指数関数に従って，半減期ごとに減少する。

■経口投与

- 吸収過程を考慮した場合，2コンパートメント・モデルに類似して，2つの指数関数によって，血中濃度は

$$C = \frac{Ka}{Ka - Ke} \cdot \frac{DF}{Vd} \cdot (e^{-Ke \cdot t} - e^{-Ka \cdot t}) \quad (Ka \; hr^{-1} \text{は吸収速度定数})$$

と表わされる（図6）。

図5　リドカインを点滴静注した場合の血中濃度

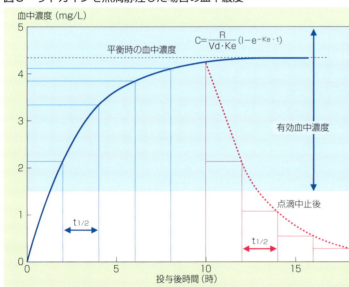

不整脈の予防のためリドカイン（$t_{1/2}=1.8hr$）を100mg/hrの速度（R）で，Vd＝60 Lの患者に点滴静注した場合の血中濃度の推移（青）を示す。
半減期時間ごとに，平衡時の濃度の50，75，87.5，93.8%と，静注(図3)とは逆の関係（$C=\frac{R}{Vd \cdot Ke}(1-e^{-0.39t})$）で増加していく。平衡濃度に到達後は，一定となり，有効血中濃度（1.5～5mg/L）の維持に適している。また，投与後10時間で中止した場合は，静注と同じく，半減期ごとに減少する（赤）。

図6　レボフロキサシン経口投与後の血中濃度

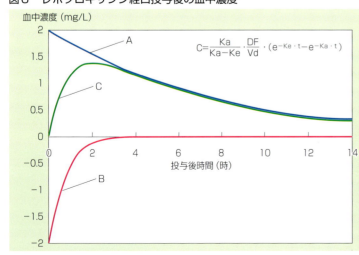

ニューキノロン系抗菌薬100mgを経口投与した場合，2つの指数関数
（青：$A=2\,e^{-0.14t}$，赤：$B=-2e^{-1.4t}$）により
（緑：$C=A+B$）で表わされる。
（薬物動態パラメータは $Ke=0.14\,hr^{-1}$，$Ka=1.4\,hr^{-1}$，Vd＝50L，F＝0.9と仮定）

- 曲線下面積（AUC）を $\int_0^\infty C\,dt$ と定義すると，生体利用率（F）は同量の薬物を投与した場合のAUCの比，
  F＝経口投与時のAUC／静脈投与時のAUCで求められる。
- $\dfrac{0.693}{Ka}$ の4〜5倍の時間が経過して，ほぼ吸収が終了した時点以降は，静脈注射と同様に1つの指数関数に従って減少する。
- 筋注，皮下注でもほぼ同様になる。ただし，経口投与より吸収が速いため，Kaが大きく，生体利用率（F）はほぼ100％である。

■多数回投与
- 血中濃度は一回投与時の指数関数を連続的に加算することになり，それらの等比級数の和として求められる。
- 平均濃度は一定の速度で投与し続ける点滴静注に等しいため，半減期（t1/2）の4〜5倍の時間で平衡状態に至る。
- 一定間隔で一定量を投与し続ける場合は，例えば，投与間隔をτhrごと，一回の投与量D mgとした場合，必ず一定の平衡濃度（DF／Vd Keτ）mg/Lに到達し，その濃度が維持される（図7）。
- 平衡時において，投与後から，次の投与までの曲線下面積は，同量を一回投与した場合のAUCに等しい。

KEYWORDS
- TDM（therapeutic drug monitoring）
- 薬物動態学（pharmacokinetics）
- 半減期（t½）
- 曲線下面積（AUC）
- 生体利用率（F）
- コンパートメント・モデル
- 分布容量（Vd）

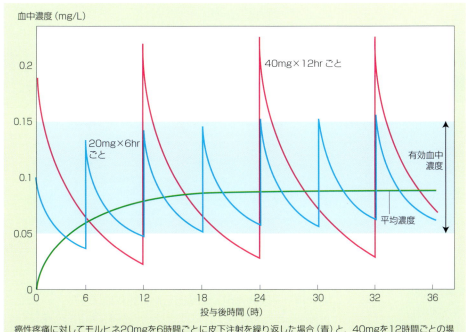

図7　モルヒネ多数回投与時の血中濃度

癌性疼痛に対してモルヒネ20mgを6時間ごとに皮下注射を繰り返した場合（青）と，40mgを12時間ごとの場合（赤）を示す。ともに平均血中濃度（緑）は同じ（平衡時0.83mg/L）である。
（薬物動態パラメータは，Ka≫Ke=0.2hr^{-1}，Vd=200Lと仮定）

臨床薬理

薬物の副作用と有害機序，それらの発生機序を説明せよ

模範解答

- 医薬品には，本来目的とする薬物の作用である主作用と目的以外に出現する副作用がある。
- 副作用のなかには薬物による臨床上好ましくない作用の因果関係を否定できない薬物有害反応（有害作用）が含まれる。
- 薬物有害反応には薬物の主作用に相関して起こるものと主作用に関連しないで起こる有害反応，併用薬物との間の相互作用によって引き起こされるものなどがある。

■副作用と有害作用

- 薬物治療では，主目的とする作用を主作用（薬効），それ以外の薬理作用を副作用（side effects）とよんでいるが，副作用は治療上障害となる薬物有害反応（adverse drug reactions）を意味する言葉として一般的に用いられている。
- 薬物有害反応とは，医薬品と有害反応の発生との間に，少なくとも因果関係の可能性のあるもの，あるいは因果関係を否定できないものをいう。
- 一方，有害事象（adverse event）は医薬品が投与された際に起こるあらゆる好ましくない，あるいは意図しない徴候，症状のことであり，医薬品との因果関係の有無を問わない（図1）。

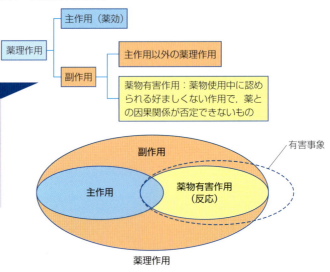

図1　主作用と副作用

ここがPOINT

副作用のなかには，ある患者にとって有益となる薬理作用がある。副作用を利用して新たな適応を取得した医薬品がある（抗ヒスタミン薬による眠気の副作用を利用した睡眠改善薬）。このため好ましくない作用には副作用より有害作用（反応）を使用したほうがよい。

表1　主作用（一次的作用）に関連した有害反応

特徴
・過剰反応や長期投与による蓄積で発現
・不特定多数の患者に発現
・肝疾患や腎疾患患者，高齢者で発現しやすい
・用量相関性がある
・中止，減量により回避できる

■薬物有害（作用）反応の発生機序
主作用（一次的作用）に関連した有害反応（表1）

- 目的とする薬理作用（薬効）が過剰に生体に作用した結果引き起こされる有害な反応である。原因にはコンプライアンスの低下や投与計画の誤りなどの人為的要因や服薬者の薬物動態の特異性や薬剤に対する感受性に起因する場合などがある。
- 主作用に起因する有害反応には，血管拡張作用を有するカルシウム拮抗薬やアンジオテンシン変換酵素阻害薬などによる起立性低血圧，糖尿病治療薬であるインスリンや経口血糖降下薬による低血糖，抗凝固薬であるワル

ファリンカリウムによる出血などがある。

二次的作用による有害反応（表2）
- 一次的（直接的）な薬理作用によるものではなく，薬効による影響のために二次的に引き起こされる有害反応である。
- 抗生物質の長期連用による菌交代現象が代表的な例である。菌交代現象による下痢や，耐性菌による難治性の感染症などが問題となる。
- また，副腎ステロイド製剤の長期連用による副腎の萎縮の結果，急激な与薬中止によって起こる退薬症候群（ショックなど）や免疫抑制薬による易感染性，麻薬や向精神薬の連用による薬物依存症などがある。

主作用に関連しない有害反応
1）副次的作用（表2）
- 薬物が有する主作用とは関連しない，その薬物がもつ特有の目的以外の作用（副次的作用）による有害反応を意味する。
- サイアザイド系降圧利尿薬（ヒドロクロロチアジド）による低カリウム血症，高尿酸血症，高血糖，高脂血症が代表的な例である。このほかに，アトロピン（抗コリン薬）による口渇，便秘，尿閉，副腎皮質ステロイドにより満月様顔ぼう（moon face），α-マレイン酸クロルフェニラミン・ベタメタゾン配合剤（抗ヒスタミン薬）による眠気，ジギタリス製剤（ジゴキシン，ジギトキシン）による悪心・嘔吐，下痢，β遮断薬（プロプラノロール）による気管支喘息の誘発などがあげられる。

表2　主な薬物有害反応の例

一次的作用（過量投与，排泄障害，代謝異常）
・血管拡張薬→起立性低血圧
・糖尿病治療薬→低血糖
・抗凝固薬→出血
二次的作用
・副腎ステロイド製剤の長期連用→退薬症候群（ショックなど）
・免疫抑制薬→易感染性
・麻薬，向精神薬→薬物依存症
副次的作用
・サイアザイド系降圧利尿薬→低カリウム血症，高尿酸血症，高血糖，高脂血症
・抗コリン薬→口渇，便秘，尿閉
・副腎皮質ステロイド→満月様顔ぼう（moon face）
・抗ヒスタミン薬→眠気
・ジギタリス製剤→悪心・嘔吐，下痢
・β遮断薬→気管支喘息の誘発
アレルギー反応
・ペニシリン系薬　｝アナフィラキシーショック
・局所麻酔薬（エステル型）

2）アレルギー反応（表3）
- 薬物を投与された生体内で発生する，薬物またはその代謝物を抗原とする免疫反応をいう。液性免疫，細胞性免疫どちらの機序でも発生する。薬物アレルギーの発症機序は1型反応から4型反応の4種に大別される（図2）。
- 1型アレルギー反応は，特定の個体にアレルギーの原因となるアレルゲン（抗原）が体内に侵入するとアレルゲンに対するIgE抗体がつくられ，これが主として，臓器の肥満細胞や流血中にも存在する好塩基球の表面上の高親和性IgE受容体に固着する。その後，同一アレルゲンに再度曝露すると，そのアレルゲンが肥満細胞あるいは好塩基球上のIgE抗体と抗原抗体反応を起こすことにより，これらの細胞からヒスタミン，トリプテース（プロテアーゼの一種），ブラジキニン，あるいはシステイニルロイコトリエンに代表されるケミカルメディエーターが放出される。これらのエフェクター分子が種々の症状を引き起こす。アレルギー症状としては薬疹，アナフィラキシーショック，発熱，肝障害，骨髄障害，血液障害などである。原因薬物としては非ステロイド性抗炎症薬（NSAIDs），β-ラクタム系抗生物質，局所麻酔薬，ヨード造影剤が多く，ペニシリン系薬によるアナフィラキシーショック，アンピシリンによる薬疹がよく知られている。
- 2型反応は細胞表面（主に血球表面）に薬物抗体（IgG）複合体が結合することにより引き起こされる。さらに免疫増幅蛋白である補体が結合することにより活性化され，細胞膜を破壊し細胞死を引き起こす。それにより，溶血性貧血（スルホンアミド，ペニシリン系薬，キニジン）や血小板減少

表3　主作用に関連しない有害反応（アレルギー反応）

特　徴
・アレルギー反応により発現
・特定の患者に発生する
・薬物アレルギーや薬物性ショックが相当する
・用量相関性がない
・回避は難しい

ここがPOINT
予知が可能な有害反応は主作用に関連した一次的作用，二次的作用，主作用に関連しない副次的作用などで，予知が難しい有害反応にはアレルギー反応，特異（体質）反応がある。

臨床薬理

KEYWORDS
- 薬物有害反応
- 主作用
- 副次的作用
- アレルギー反応（1～4型）
- 特異反応
- 遺伝子多型

症（キニジン，ヘパリンなど）などを起こす。

- 3型反応は血中で薬物抗体複合体が血管壁に沈着することにより起こる。薬物抗体複合体は補体を活性化させる。補体には，血管透過性亢進作用や平滑筋収縮作用がある。また，肥満細胞や好塩基球からヒスタミンなどの化学伝達物質を放出させる作用もある。これによってさらに血管透過性亢進や平滑筋収縮が促される。その結果，薬物抗体複合体は血管内皮細胞などに沈着しやすい状態になり，結果として血小板凝集が起こり，ますます免疫複合体は沈着する。一方，補体には好中球を走化させる作用があり，集まった好中球は，組織に沈着した薬物抗体複合体を貪食しはじめ，自らもっていたリソゾーム酵素を放出し炎症，血管炎などを引き起こす（ペニシリン系薬，スルホンアミド系薬，チアジドなど）。
- 4型反応は皮膚から投与した薬物が抗原特異性をもったTリンパ球表面に結合することにより起こる。リンパ球はリンホカインなどのシグナル分子を放出し，マクロファージを活性化することにより血管透過性を亢進させ，炎症性の皮膚炎を引き起こす（ペニシリン系薬，セファロスポリン，局所麻酔薬など）。

3）特異（体質）反応

- 特定の薬物の代謝に関与する酵素（チトクロームP450）や生体内物質の代謝に関与する酵素を遺伝的に欠損していることにより，薬物の主作用とは異なる，異常な反応を引き起こすことをさす。

図2　薬物アレルギー反応

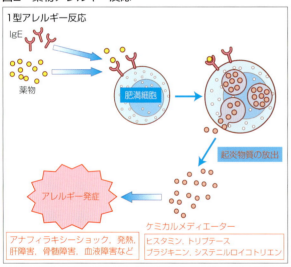

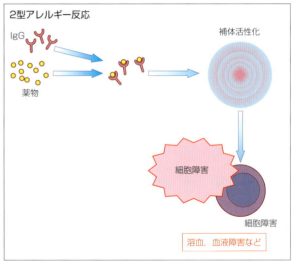

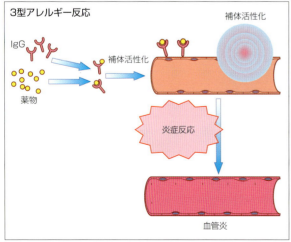

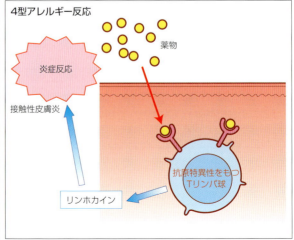

■重篤副作用疾患別対応マニュアル

- 独立行政法人医薬品医療機器総合機構（PMDA）は重篤副作用早期発見・早期対応整備事業の一環として，「重篤副作用疾患別対応マニュアル」を公表した。現在までにStevens-Johnson症候群，間質性肺炎，横紋筋融解症など75種類が整備されている。これらの副作用は，まれなものではあるが，放置すると重症化するので，副作用の初期症状を知り，早期対応することが重要である。副作用発生機序解明研究等を推進することにより，予測・予防型の安全対策への転換が期待される。
- 上記マニュアルはPMDAのホームページ（http://www.info.pmda.go.jp/juutoku/juutoku_index.html）から閲覧できる。

チトクロームP450遺伝子多型
チトクロームP450（CYP）は主に肝臓に存在している代表的薬物代謝酵素である。CYPには多くの分子種が存在し，薬物代謝に関与している代表的なものとしてCYP1A2, CYP2C9, CYP2C19, CYP2D6, CYP3A4などがある。また，これらの分子種のなかには遺伝子配列の変異や欠損（遺伝的多型）が認められ，酵素発現の低下により作用の増強や有害作用の増加などが知られている。
CYP2C19は日本人の2割が欠損していることが報告されている。この酵素はジアゼパム，オメプラゾール，塩酸イミプラミンなどの代謝に関与しており，酵素欠損者にこれら薬物を与えると代謝が著しく低下しているため，血中薬物濃度が上昇しやすく，有害作用が発現しやすい。一方，CYP2C9は日本人における欠損は約2％と低いが，治療薬血中濃度モニタリング（TDM）の対象となる薬物であるフェニトインやトルブタミド，ワルファリンカリウムなどの代謝に関与している酵素である。この酵素の欠損者では，フェニトインの薬効が強く現れ，昏睡などが起こりやすい。また，トルブタミドを投与された場合には急激な血糖低下を引き起こし，場合によっては昏睡，死に至る場合もある。
CYP2D6の欠損は，日本人ではまれであるが，欧米人では7～10％であり，一部の国では精神科領域の薬物治療前に遺伝子診断が行われている。日本人における欠損者は1％以下であるが，代謝酵素活性がやや低い人は20～30％存在し注意が必要である。

図3　ブドウ糖6リン酸脱水素酵素（G6PD）欠損症

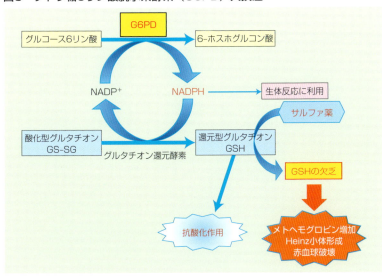

赤血球ブドウ糖6リン酸脱水素酵素（G6PD）欠損
赤血球ブドウ糖6リン酸脱水素酵素（G6PD）欠損者は，サルファ薬，抗マラリア薬であるプリマキンなどの投与により，G6PD酵素の異常によって血管内溶血をきたす。G6PDはペントースリン酸回路においてNADP+をNADPHへと還元し，還元型グルタチオン（GSH）量を一定に保つことによって赤血球内の蛋白を酸化から防御している。多くの酸化剤は通常ではGSHによって還元されるが，G6PD欠乏症では還元されないままにヘモグロビンを酸化してメトヘモグロビンを増加させる。サルファ薬や抗マラリア薬などの酸化的薬剤の服用により容易にヘモグロビンが酸化されてHeinz小体を形成し，赤血球の骨格蛋白が酸化されて膜が変形し球状赤血球（spherocyte）となり，脾臓で捕捉されて血管外溶血をきたす（図3）。

図4　アセチル転移酵素活性異常

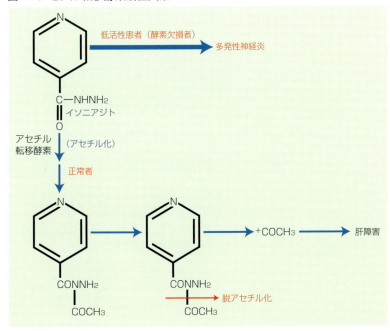

アセチル転移酵素欠損
肝臓におけるアセチル転移酵素活性の低下している患者に抗結核薬であるイソニアジドを投与すると，その代謝が遅延し，イソニアジド自身による多発性神経炎が引き起こされる。一方，酵素欠損を伴わない，正常なアセチル化が可能な患者においてはその代謝物による肝障害が起こりやすい（図4）。

多剤併用時に生じる薬物相互作用を例をあげて説明せよ

模範解答

- 複数の薬物の併用により生じてくる作用の増強・減弱あるいは予期しない作用の発現を薬物相互作用という。
- 吸収・分布・代謝・排泄の各過程において生じる薬物相互作用を薬物動態学的相互作用とよび，作用部位における薬物濃度が影響を受ける。
- 吸収過程では薬物の性状変化，小腸上皮細胞内代謝やトランスポーターへの影響が重要で，分布過程では蛋白質結合が，代謝過程では酵素阻害や酵素誘導作用，排泄過程でもトランスポーターなどへの作用が関与している。
- 作用部位における薬物濃度は変化なく，受容体や，その後の過程での相互作用を薬力学的相互作用とよび，注意するだけでなく利用する場合がある。

臨床との関連
- ニューキノロン系抗菌薬は，金属イオンを含有する制酸薬を併用すると，期待はずれの処方となってしまう。
- 薬物の服用には，ジュースや牛乳ではなく，水または白湯を用いるのがよい。

■薬物動態学的相互作用

- 経口投与薬物は，主に小腸粘膜から吸収され，門脈・肝を経て全身に分布する。そして，標的受容体に結合し薬理作用を発揮した後，未変化体のまま，肝で代謝・抱合を受け腎から尿中，あるいは肝から胆汁・糞中へ排泄される。これらの各過程で薬物相互作用（表1）が認められる。

吸収過程
- ニューキノロン系抗菌薬は，市販の胃薬や制酸薬に含まれる金属イオン（AlやMg）と難溶性キレート化合物を形成し，ほとんど吸収されなくなる（図1）。このため，血液中に分布せず，全身性の効果は期待できない。

表1 薬物動態学的相互作用

	影響される薬物	併用薬	結果	作用機序
吸収過程	ジギタリス，ワルファリン	制酸薬	吸収減少	中性環境となり，酸性薬物は吸収型である非イオン型の薬物割合が減少するため
	多くの薬物	抗コリン作用薬	吸収遅延や，吸収増大	消化管運動の抑制による
	ニューキノロン系抗菌薬	制酸薬	吸収不良	制酸薬中の金属イオン（Al，Mgなど）と抗菌薬がキレート化合物を形成
	スタチン，一部のカルシウム拮抗薬	グレープフルーツ	血中濃度上昇（吸収率上昇）	小腸上皮細胞CYP3A4およびP糖蛋白阻害
	フェキソフェナジン セリプロロール	グレープフルーツ	吸収減少	有機アニオントランスポーター（OATP）阻害
分布過程	ワルファリン	インドメタシンなどのNSAIDs	非結合型濃度上昇（出血）	蛋白結合部位の競合により増加した非結合型ワルファリンの濃度上昇で出血性合併症出現
代謝過程	テルフェナジン（抗ヒスタミン薬）	抗真菌薬など マクロライド抗菌薬	血中濃度著増（QT延長，不整脈）	CYP3A4の酵素阻害
	5-FU系抗癌薬	ソリブジン	血中濃度著増（骨髄抑制）	5-FUの代謝酵素（ジヒドロピリミジン還元酵素）阻害
	トリアゾラム カルシウム拮抗薬	リファンピシン	血中濃度・効果減	CYP3A4およびP糖蛋白誘導
	シクロスポリン	セントジョンズワート	薬効が著減	CYP3A4, CYP1A2等代謝酵素やP糖蛋白誘導
	テオフィリン	喫煙	効果減	タバコ煙中多環芳香族によるCYP1A2，グルクロン酸トランスフェラーゼ誘導
排泄過程	ジゴキシン	ベラパミル，キニジン，シクロスポリン	血中濃度上昇（ジギタリス中毒）	P糖蛋白阻害作用で尿細管分泌阻害
	ペニシリン，インドメタシン，フロセミド	プロベネシド	血中濃度維持・上昇	有機アニオン輸送系による酸性薬物の尿細管分泌を抑制

- 脂質異常症に投与される スタチン（HMGCoA還元酵素阻害薬）や，一部のカルシウム拮抗薬などは，腸管吸収を妨げる小腸上皮細胞内代謝酵素（チトクロームP450：CYP3A4アイソザイム）やトランスポーター（P糖蛋白）の影響を受ける。元々吸収の少ない薬物は，グレープフルーツを一緒に摂取するとグレープフルーツ中のフラノクマリンが小腸内代謝酵素やトランスポーターの活性を阻害するため，血中濃度が著増し，作用の増強，副作用の発現が危惧される（図2a）。
- 有機アニオントランスポーター（OATP）により吸収される 抗ヒスタミン薬 フェキソフェナジンやβ遮断薬セリプロロールは，OATPがグレープフルーツなどにより阻害されるため，吸収率が低下する（図2b）。

分布過程

- 薬物は生体内では主にアルブミンなどと結合しているが，結合力の強い薬物を併用すると，結合部位での競合により追い出され，非結合型薬物の割合が多くなる。薬理作用を示すのは非結合型薬物なので，一過性に作用増強の可能性がある。しかし，定常状態では代謝・排泄が亢進し，結果的に血中濃度も低下し薬効が得られなくなる場合がある（図3）。アルブミンにはSite 1（ワルファリンサイト），Site 2（ジアゼパムサイト）などの結合部位が知られており，蛋白結合率が高く同一結合部位に対応する薬物を併用した場合が問題となる。

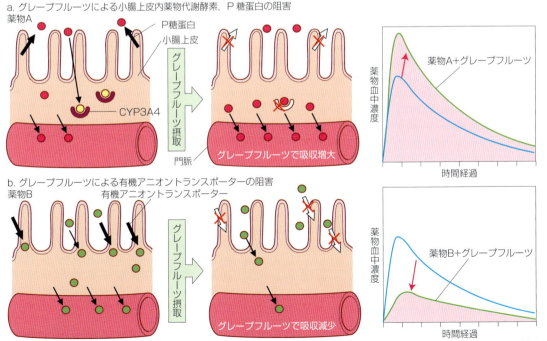

図1　吸収過程の相互作用（1）

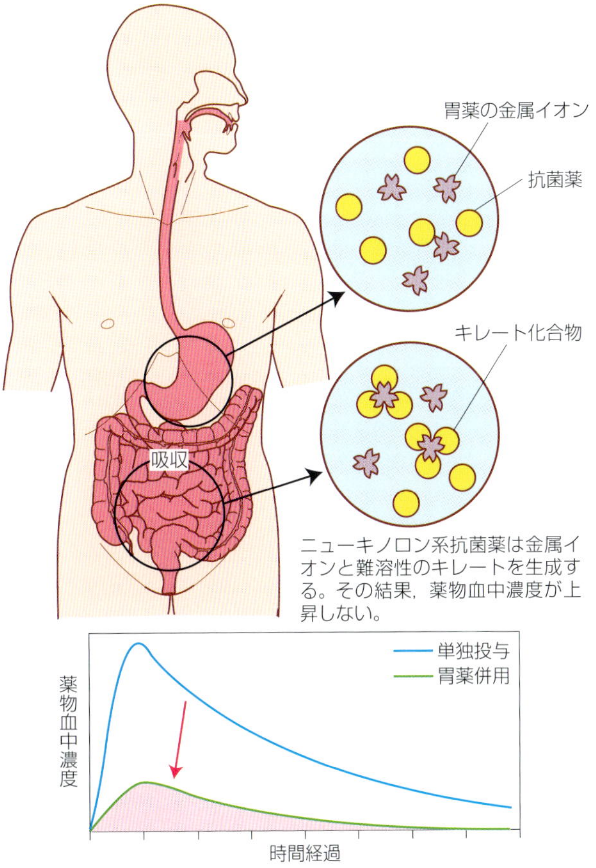

図2　吸収過程の相互作用（2）
a. グレープフルーツによる小腸上皮内薬物代謝酵素，P糖蛋白の阻害
b. グレープフルーツによる有機アニオントランスポーターの阻害

小腸上皮細胞内代謝酵素（CYP3A4）とトランスポーター作用へのグレープフルーツの影響。トランスポーターにより影響が異なる。

臨床薬理

酵素誘導
ある種の薬物や喫煙などで肝における特定のチトクロームP450アイソザイム量が増加すること。その結果，そのチトクロームP450アイソザイムの基質となる薬物が速やかに除去され，薬効が低下する。

酵素阻害
ある種の薬物が選択的または非選択的にチトクロームP450（CYP）と結合し，あるいは競合的にその働きを妨げること。その結果，体内にその酵素の基質薬物が留まり血中濃度が上昇するため作用が増強する。

P糖蛋白
抗癌薬に耐性を示す癌細胞に過剰発現し，抗癌薬を細胞外に排泄するトランスポーター。血液・脳関門の立役者であり，胎盤で胎児側への移行阻止，小腸での吸収抑制，肝・腎排泄などに関与している。

代謝過程

- 代謝過程の相互作用では酵素誘導や，酵素阻害作用が重要である。
- 抗ヒスタミン薬テルフェナジンや，消化管運動調整薬シサプリドによる心電図QT延長が致死的不整脈に発展し，失神や突然死が生じ注目された。これはCYP3A4活性を阻害する抗真菌薬などを併用したため，テルフェナジンなどの血中濃度が著増し，副作用が増強されたものである（図4a）。
- ソリブジン事件も，抗ウイルス薬ソリブジンと5-フルオロウラシル（5-FU）系抗癌薬の代謝過程での相互作用（酵素阻害）に起因している。
- 抗結核薬リファンピシンはCYP3A4およびP糖蛋白を誘導し，これらの基質薬物の血中濃度ひいては効果を著減する（図4b）。
- セントジョンズワートもCYP3A4，CYP1A2などの代謝酵素やP糖蛋白を誘導するため，多くの薬物の効果を減殺してしまう。

排泄過程

- 腎臓での薬物の排泄は，糸球体での濾過，尿細管での分泌，主に遠位尿細管での再吸収による。糸球体で濾過される薬物は，蛋白非結合型薬物のみであるが，薬物動態にはあまり影響しない（図5）。
- 薬物の尿細管分泌（排泄）には，P糖蛋白が関与しており，ジゴキシンにベラパミルやシクロスポリンを併用すると，ジゴキシンの排泄が阻害され血中濃度が上昇する。
- 同様に，尿細管分泌に有機アニオン輸送系が関与する薬物（ペニシリン，インドメタシン，フロセミド）は尿酸排泄促進薬プロベネシドの併用で，尿細管分泌が低下する。
- 遠位尿細管での再吸収は尿中のpHに影響を受ける。表2のように，非イオン型の薬物のみが再吸収される。

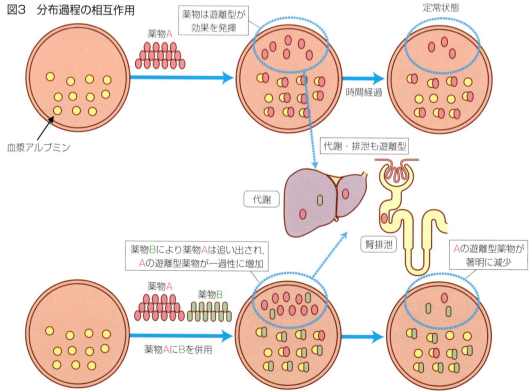

図3　分布過程の相互作用

血漿蛋白結合の変化により遊離薬物濃度が変化し，薬効にも影響する。一過性の上昇は，作用の早期発現や増強の可能性がある。一方，代謝・排泄スピードが上昇すると定常状態での血中濃度が低下する可能性もある。

図4 代謝過程の相互作用

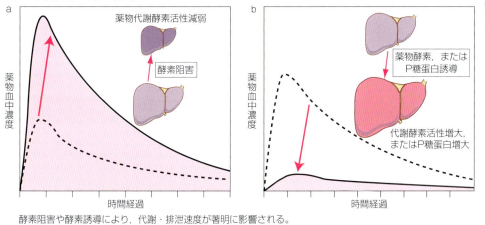

酵素阻害や酵素誘導により，代謝・排泄速度が著明に影響される。

図5 薬物の腎排泄機構

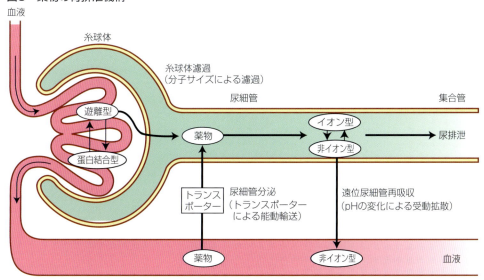

表2 腎臓から尿中への薬物排泄に及ぼす尿pHの影響

	尿中への薬物排泄量	
	酸性尿	アルカリ性尿
弱酸性の薬物 アスピリン，フェノバルビタール	減少	増加
弱塩基性の薬物 テトラサイクリン，イミプラミン	増加	減少

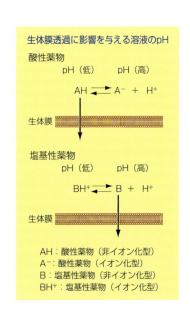

■薬力学的相互作用
- 薬力学的相互作用は，作用部位での薬物濃度は変化せず，受容体やその後の過程で生じる相互作用である。抗不安薬とアルコール（抗不安作用），ワルファリンとアスピリン（抗凝固作用），β遮断薬とジルチアゼムやベラパミル（陰性変時・変力作用）などがある。またワルファリンと納豆や一部の野菜，クロレラなどビタミンK含有食品との相互作用も重要である。異なった作用機序による同一効果は，積極的に利用する場合もある（降圧治療や糖尿病治療）。

薬物連用時の問題点を例をあげて説明せよ

模範解答

- 薬物連用時に生じる問題には，蓄積効果，耐性，薬物依存形成が重要であり，このほか慢性毒性，発癌性などが問題となる。
- 薬物作用は蓄積効果により増強し，また慢性毒性が発生する。耐性は薬理作用が減弱する現象であり，薬力学的耐性と薬物動態学的耐性とがある。
- 薬物依存には退薬時に退薬症候群（禁断症状）が出現する身体依存と，退薬症候群が生じない精神依存とがある。

図1 薬物の連用による諸問題

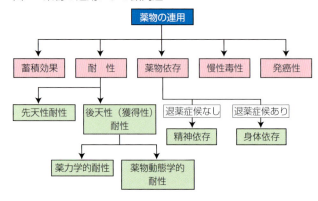

■薬物の連用（図1）

- 薬物療法を行う場合，疾患によっては反復投与，あるいは長期にわたる慢性投与を行うことが必要となる。このため使用するそれぞれの薬物についての蓄積効果，耐性，薬物依存形成などに関する知識を十分もつことにより，これらの問題の発生を回避し，あるいは早期に慢性投与による有害事象に気付き対策を講じることが可能となる。

■蓄積効果

- 薬物が臓器組織内の細胞に対し薬理作用を発揮するためには，一定以上の血中濃度が必要となる。このために薬物を反復投与するが，理論上薬物投与を停止するまでは薬物は体内に蓄積する。一般に薬物の投与間隔が薬物の血中半減期の4倍より短いと蓄積が生じる。また，水銀や鉛などを含む薬物は蓄積しやすい（代表例：強心配糖体ジギタリス製剤）。

■耐性（図2）

- 薬物の長期反復投与により，投与開始時の通常治療量で得られる薬理効果が減弱し，初期の薬理作用を得るために用量を増量することが必要となる現象を耐性という。したがって，耐性は用量反応曲線が右方移動する現象といえる。

図2 耐性発現のメカニズム模式図

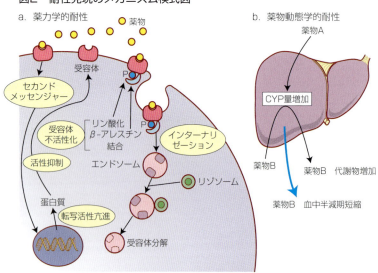

- 耐性には先天性耐性と後天性（獲得性）耐性がある。前者は薬物動態に関する吸収，代謝，排泄にかかわる蛋白質や，薬物が結合する受容体に関する遺伝子の多型性により生ずる，先天的な薬物作用に対する感受性の変化であり，薬物の初回投与時に確認できる。後天性耐性には薬力学的耐性，薬物動態学的耐性などがある。

- 薬力学的耐性とは耐性発現機序のうち最も重要であり，薬物・受容体相互作用の変化により生じる。この耐性は受容体数の減少，情報伝達機構の変化に起因する。反復投与期間が比較的短期の場合では，受容体リン酸化などによる受容体不活性化，細胞膜表面上の受容体のインターナリゼーションや受容

体蛋白質の分解などにより受容体数の減少および受容体の薬物結合親和性の低下などの機序で，受容体に対する薬物の作用が減じ，薬理作用が低下する。反復投与がより長期間行われると，受容体および受容体と機能的に連関する細胞内情報伝達系にかかわる種々の蛋白質に関係する遺伝子への調節機構が作動し，蛋白質合成などの変化が起こり，受容体機能の抑制が生じる。

- 薬物動態学的耐性は薬物代謝に重要な役割を果たす肝臓のチトクロームP-450（CYP）の酵素量がある種の薬物（フェノバルビタール，リファンピシン，カルバマゼピン，フェニトイン，デキサメタゾン，エタノール，イソニアジドなど）の連用や生活習慣（喫煙）により増加（酵素誘導という）し，このため増加した酵素の基質となる薬物の代謝が促進され，血中半減期が減少するため，薬物の効果が低下することである（表1）。酵素誘導による耐性は薬物投与開始5〜7日目ころより出現する。
- 急性耐性は短時間に反復投与することにより起こる耐性であり，コカインやメタンフェタミンなどの覚せい剤などの使用時によくみられる。

KEYWORDS

- 蓄積効果
- 耐性
- 薬物依存
- 退薬症候（禁断症状）

危険ドラッグ

近年，「脱法ハーブ」等と称して販売される薬物（危険ドラッグ）の乱用が急増している。危険ドラッグは幻覚・幻聴・妄想等の精神症状を引き起こし，意識障害や呼吸困難に陥り，死に至る。多くの危険ドラッグは合成カンナビノイドを含有しており，CB1受容体を介して種々の作用を引き起こすと考えられている。粉末状，液体状の製品には，覚醒剤類似の物質であるカチノン誘導体が含まれている。

■薬物依存（表2）

- 薬物依存には薬物の投与中止により退薬症候（禁断症状）が生じる身体依存とこれがみられない精神依存とがある。
- 精神依存では多幸感などの薬理作用の経験から，薬物をどうしても使用したいという欲求（渇望）が生じる状態である。精神依存のみを起こす薬物には覚せい剤（コカイン，メタンフェタミンなど），幻覚薬（メスカリン，フェンシクリジン，LSD-25など），大麻類，有機溶剤（トルエンなど）などがある。
- 身体依存は精神依存の形成により引き続き薬物を連用することにより，正常状態とは異なって中枢神経系において種々の機能性蛋白の量的，質的変化による薬物作用に適応した状態が起こる現象である。退薬による血液中の薬物濃度の減少ないしは消失は，常に血中に薬物が存在しているために形成されていた生体の適応変化が薬物の消失により症状・症候として出現し，これが退薬症候として観察される。身体依存を起こす薬物にはエタノール，オピオイド類，ベンゾジアゼピン類，ニコチンなどがある。
- 退薬症候（禁断症状）として精神興奮（不眠，いらいら感など），神経興奮（けいれん，振戦など），副交感神経興奮（流涙，発汗，唾液分泌亢進，下痢，頻脈など）などがみられる。

表1 酵素誘導

CYPアイソザイム	基質となる薬物	誘導を起こす薬物および生活習慣
1A2	アセトアミノフェン，イミプラミン，メキシレチン，クロミプラミン，テオフィリン，ワルファリン	オメプラゾール 喫煙
2A6	クマリン，バルプロ酸ナトリウム	クマリン フェノバルビタール リファンピシン グルココルチコイド類
2C9	イブプロフェン，フェニトイン，トルブタミド，メフェナム酸，オンダンセトロン，ロサルタンカリウム	フェノバルビタール リファンピシン カルバマゼピン
2C19	ジアゼパム，ナプロキセン，オメプラゾール，プロプラノロール，イミプラミン	フェノバルビタール リファンピシン
2E1	アセトアミノフェン，エンフルラン，ハロタン，ダプソン	エタノール イソニアジド
3A4	アセトアミノフェン，ヒドロコルチゾン，シクロスポリン，ジアゼパム，ジヒドロピリジン系，ベラパミル，エリスロマイシン，キニジン，ミコナゾール，エストラジオール，テストステロン，ジギトキシン，エトスクシミド，ジルチアゼム，パクリタキセル，スピロノラクトン	フェノバルビタール カルバマゼピン エリスロマイシン グルココルチコイド類 フェニトイン リファンピシン

表2 依存性薬物による薬物依存

薬物	精神依存	身体依存
モルヒネ，ヘロイン	+++	++
バルビタール，エタノール，ベンゾジアゼピン類	++	+
覚せい剤（メタンフェタミン）	+++	−
コカイン	+++	−
大麻，マリファナ，ハッシッシ	+	−
幻覚薬（LSD-25）	+	−
有機溶剤（トルエン，アセトン）	+	−？

高齢者の薬物動態の特徴を例をあげて説明せよ

模範解答

- 薬物動態（pharmacokinetics）は，吸収，分布，代謝，排泄の過程により規定されており，組織レベルでの感受性は薬効を左右しており［薬力学（pharmacodynamics）］，高齢者に特有な変化がみられる。
- 高齢者において臓器予備能や恒常性維持機能の低下がみられ，複数の慢性疾患に対する薬物治療や新たな合併症治療などにおいて薬物動態を考慮した薬物投与設計が必要となる。
- 加齢に伴う生理変化を理解し，副作用が少ない適切な高齢者の薬物投与量・投与間隔を決定する。

■加齢と生理的変化（図1）
- ヒトにおける老化にはかなりの個人差があり，高齢者は多疾患を併せ持つことが多い（表1）。
- また多くの薬物に対する代謝・排泄能が低下していることから，さまざまな副作用が出現する頻度が高い。
- 薬物動態に影響を及ぼす加齢性の生理的因子の変動（表2）を加味したうえで内服加療を行うことが重要である。

■高齢者における薬物動態
消化管および皮膚からの薬物吸収
- 消化管吸収過程に関して，加齢に伴い，消化管内pHの上昇や消化管運動・血流量の低下をきたすが，薬物動態に臨床的に意味のある影響は及ぼさない。

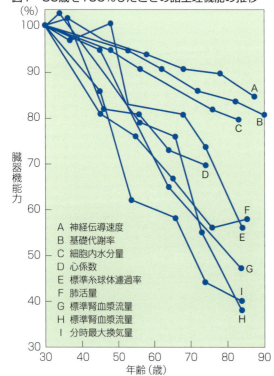

図1 30歳を100%したときの諸生理機能の推移

A 神経伝導速度
B 基礎代謝率
C 細胞内水分量
D 心係数
E 標準糸球体濾過率
F 肺活量
G 標準腎血漿流量
H 標準腎血漿流量
I 分時最大換気量

(Shock N：Systems Integration. Handbook of the Biology of Aging（Finch C E & Hayflick L, eds），pp640, Van Nostrand Reinhold, New York, 1977. より引用)

表1 高齢者疾患の特徴

①臓器機能の低下を認める
②個体差が大きい
③症状が非定型的
④他疾患を抱えておりpolypharmacyの状態
⑤水・電解質異常をきたしやすい
⑥老年症候群を呈する
⑦難治性疾患が多い

- 皮膚吸収に関しては，親水性薬物の吸収は加齢により低下するが，親油性薬物の吸収は加齢に伴う変化は受けにくい。

薬物の体内分布

- 薬物の分布容積は，生体側の要因（体組成）と薬物の物理化学的性質（脂溶性，イオン型分率など）により決定される。
- 加齢変化に伴い体重低下，水分含有量の低下と体脂肪率の上昇を認める。このために単位体重あたりの分布容積は，脂溶性薬剤では増大し，水溶性薬剤では減少する。
- 薬物分布は血漿蛋白質の影響を受けることが知られている。加齢に伴い血清アルブミンは減少することが知られているが，臨床的影響は不明である。血清アルブミンの減少をきたす急性疾患や栄養不良の患者では非結合薬物の血中濃度が上昇するために，薬物の効果を増強することがある。

薬物の代謝

- 血中の薬物は主に肝臓で代謝される。複数の臨床試験結果よりチトクロームP450，特に加齢に伴いCYP1A2やCYP2C19の活性は低下するのに対して，CYP3A4，CYP2A，CYP2C9については低下ないし不変であり，CYP2D6については加齢の影響は受けないとされている。
- 薬物の肝代謝はもともと個体差が大きいために，年齢は体内動態を考えるうえでは重要な因子ではない。肝代謝能には遺伝的要因，生活・環境要因，併用薬などのほうが大きな影響を与えている。
- アルコール脱水素酵素やアセチル結合あるいはグルクロンサン抱合の活性は加齢による影響をあまり受けない。

薬物排泄

- 糸球体濾過速度（GFR）は加齢に伴って低下する。機序としてネフロンにおける濾過量の低下と機能する糸球体の絶対数減少の2つの要因が考えられている。
- 腎血漿流量は加齢とともに減少し，若年者の約半分程度まで低下するため薬物の排泄も加齢とともに低下する。これは，クレアチニンクリアランス（Ccr）の低下と相関する。
- 腎血流の低下に伴う薬物排泄の低下は薬物の血中濃度の半減期の延長をきたすことから，高齢者への薬物の投与はCcrを参考に投与量，投与間隔を調節する必要がある（高齢者の場合，筋肉量の低下があるために日本腎臓学会の推算GFR算出式やCockcroft-Gaultの式で求めたeGFRやCcrを腎機能の指標として用いる）。

KEYWORDS
- 薬物動態の加齢変化
- クレアチニンクリアランス

Cockcroft & Gaultの式

予測クレアチニンクリアランス値（mL/分）

男性： $\dfrac{[140-\text{年齢（歳）}]\times\text{体重（kg）}}{72\times\text{血清クレアチニン値（mg/dL）}}$

女性：男性の値×0.85

表2 高齢者における薬物動態に影響を及ぼす生理的因子の変動

生理的因子	変化率	薬物動態の変化
吸収過程		
胃腸管血流	20〜30%↓	臨床的に意味のある影響は少ない
胃酸分泌	pH1〜3↑	
腸管運動	10〜20%↓	
分布過程		
心拍出量	30〜40%↓	・脂溶性薬剤の分布容積の上昇 ・半減期延長 ・最高血中濃度の低下
体内水分量	10〜15%↓	
体脂肪	20〜40%↑	
血漿アルブミン	15〜20%↓	
代謝過程		
肝重量	18〜36%	・肝代謝能が加齢により低下する原因となる ・臨床的な意義は少ない
肝代謝酵素活性	0〜15%↓	
肝血流量	30〜50%↓	
排泄過程		
腎血流量	40〜50%↓	腎排泄型薬物の消失遅延
腎糸球体濾過量	20〜30%↓	

高齢者（65歳以上）を若年者（20〜30歳）と比較

臨床薬理

■高齢者の薬物動態の特徴と薬物療法

- 高齢者特有の薬物動態から，薬物血中濃度の上昇と排泄遅延がみられることが多いため，副作用の発現に特に注意すべきである。しかも，高齢者では薬物相互作用も出現しやすいことから，投薬後も十分な観察が必要である。
- 高齢者薬物療法の注意点としては，薬物療法の必要性の吟味を厳格にする，薬物数を最小限にする，用法用量を単純にするなどが挙げられる。また，罹患率，合併率の上昇する疾患治療薬で，相互作用が問題となる健胃消化薬，降圧薬，非ステロイド性抗炎症薬，睡眠薬などに関する注意が必要である。
- 高齢者にとって処方を避けることが望ましいと判断される代表的な薬剤の一覧表については「高齢者に対して特に慎重な投与を要する薬物のリスト」（日本老年医学会ホームページ）を参照されたい。

■薬物動態を考慮した投与計画

- 図2は抗菌薬のバンコマイシンを点滴投与した際の血中薬物濃度をモニタリングした例であり，投与例として12時間ごとに1時間かけてバンコマイシンを点滴投与したときの血中濃度は点滴終了時に最大濃度となり，次回投与直前が最低濃度となる。
- 副作用を回避するために，点滴終了後1〜2時間の最大血中濃度が25〜40μg/mLを，また投与直前の最低血中濃度が10μg/mLを超えないように投与計画を立てることが推奨されている。

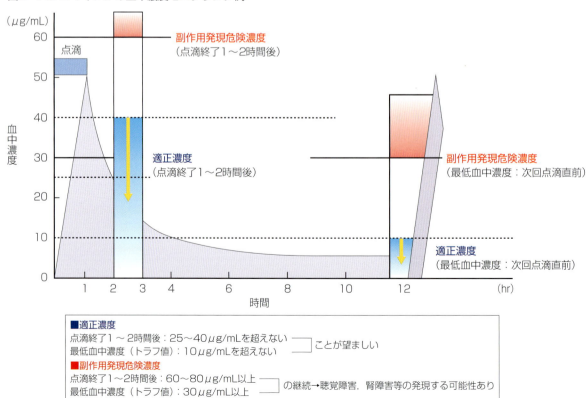

図2　バンコマイシンの血中濃度モニタリング例

Matzke GR, et al.: Clin Pharmacokinet, 11: 257, 1986.

- バンコマイシン血中濃度は，腎排泄に依存するためにCcrなどを指標に投与量を調節することが一般的である。一回投与量は最大血中濃度および点滴終了後1～2時間の血中濃度に影響し，投与間隔は最低血中濃度に依存することが知られている。図3はCcrとバンコマイシン投与量のノモグラムを示している。
- Ccrを求める際は実測値を用いることが原則であるが，蓄尿が不可能な場合などはCockcroft-Gaultの式で求めるとよい。
- 例として体重40kg，血清クレアチニン0.5mgの80歳女性の場合は，Ccrが約57mL/分（約1.4mL/分/kg）と予想され，図3のノモグラムよりバンコマイシンの一日投与量は約850mg（21.6mg/kg/日）と若年者よりも投与量が少量となっている。さらに図4のノモグラムを用いることで投与間隔を設定することも可能である（約1日）。
- 個体差もあるが，Ccrを参考にしなければ投与量が過剰量となり副作用をきたしやすくしてしまうので注意が必要である。

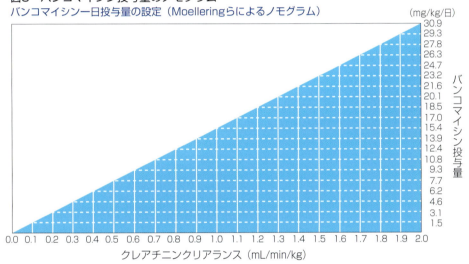

図3 バンコマイシン投与量のノモグラム
バンコマイシン一日投与量の設定（Moelleringらによるノモグラム）

Moellering RC, et al.: Ann Intern Med, 94(3): 343, 1981.

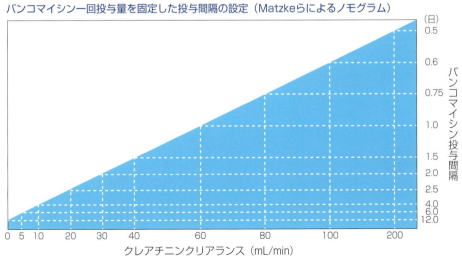

図4 バンコマイシン投与間隔のノモグラム
バンコマイシン一回投与量を固定した投与間隔の設定（Matzkeらによるノモグラム）

Matzke GR, et al.: Antimicrob Agents Chemother, 25(4): 433, 1984.

小児の薬物動態の特徴を例をあげて説明せよ

模範解答

- 小児の薬物治療に当たっては，その年齢に応じた変化をよく考慮する必要がある。
- 投与された薬物の体内での動態は，吸収，分布，代謝，排泄のプロセスが大きく影響するが，これらにおける発達的変化を考慮する必要がある。
- 一方未熟児・新生児においては，母体や胎盤の影響を考慮する必要がある。
- 臨床的に用いる薬剤においては，新生児や幼小児でのデータは乏しく，小児での治験は十分ではないとして，適応からはずされていることが多い。

妊婦の薬物投与による胎児への影響

妊娠15週までに胎児の形はできあがる。催奇形成の期間であり，可能な限り薬物療法を避ける。アミノグリコシドによる第8脳神経障害，スルホンアミド系薬，サリチル酸投与による核黄疸，テトラサイクリン系薬による黄色歯，フェニトインなどの抗けいれん薬によるヒダントイン症候群（頭顔面異常），ACE阻害薬によるポター連発症状（腎臓の低形成，羊水過少），プロピルチオウラシルによる甲状腺腫や甲状腺機能低下などが報告されている。妊娠後期に非ステロイド性抗炎症薬を母体に投与すると，胎児の動脈管が収縮するので避ける。

■吸収

経口投与

- 薬物の吸収には，胃内での薬物の崩壊，胃内のpHに依存した薬物の化学的変化，胃からの排出，小腸の蠕動運動などが関与している。
- 小児における胃や消化管の蠕動運動は弱く不規則であるため，便秘などの消化管の運動機能の低下があると，吸収が遅くなる。また徐放剤などは影響を受けやすい。
- 新生児期は，胃内のpHは中性に近く，成長に伴いいったん低下したあと，2～3歳でほぼ成人の値になる。

筋肉内投与

- 新生児では細胞外液の比率が高いため，作用部位への到達が悪い。過去に大腿四頭筋に筋肉注射を行うことにより，筋障害による短縮症をきたしたことがあり，推奨される投与方法ではない。

皮膚

- 未熟児では角質の形成が未熟なため，皮膚からの吸収がよい。そのためパッチなどの経皮剤の投与にあたっては，その過度吸収に注意が必要である。

静脈

- 血中への投与量の正確さから，主に経静脈投与が行われている。しかしこの場合も，血管からの漏れによる薬剤の血管外への漏出や，用いるルート内のスペースの問題など考慮すべき問題もある。また目標とする組織の循環の状況も薬物の到達に大きな影響をもたらす。

■分布

水分量

- 体重に占める総水分量は，年齢とともに大きく変化し，薬物分布に大きく影響する。胎児期早期には約90％に達するが，出生時に約75％，1歳ごろには約60％に低下する（**図1**）。思春期になると，女児は男児に比べて脂肪量が増えるため，男児に比べて水分量が少なくなる。
- 細胞内液と外液の比も，新生児期は外液が多く，1歳までに逆転して内液のほうが多くなる。

血中蛋白質

- 薬物に結合する蛋白質の量もその分布に大きく影響する。小児では薬物に結合する血清アルブミンやα1酸性糖蛋白は低値であり，遊離型薬物の割合が増える可能性がある。

小児の用法・用量について

小児用量は，体重や体表面積によって決められることが多い。各年齢の薬用量は成人量を1として下記のAugsbergerの式から換算すると，次の割合として求められる。

$$小児薬用量 = 成人量 \times \frac{4 \times 年齢 + 20}{100}$$

新生児	1/2年	1年	3年	7 1/2年	12年	成人
1/20～1/10	1/5	1/4	1/3	1/2	2/3	1

未熟児，新生児に対する用量は，体表面積から算出した量より少量を用いる。下記薬物に関しては，上記換算表とは異なった換算を用いるので注意を要する。
積極的に用いるもの（成人よりも耐容性があるもの）：バルビツール類，ジキタリス剤，サルファ剤，アトロピン，アドレナリン，エフェドリン
消極的に用いるもの（成人よりも感受性が高いもの）：モルヒネ類

（水島 裕：今日の治療学, p.9, 南江堂, 2008.より引用改変）

- またビリルビンなどと蛋白質との結合に競合する薬物の投与は，核黄疸の発生に注意が必要である。

有害事象：サルファ薬と核黄疸
- 未熟児の感染防止のために使用されたサルファ薬が，アルブミンとビリルビンの結合を阻害し核黄疸を誘発しうることが報告されている。多くの鎮痛解熱抗炎症薬もアルブミンよりビルビリンを遊離させる。

■代謝
- 体内に吸収された薬物の多くは肝臓で代謝を受け，便や尿中に排泄される。肝臓での代謝は第1相，第2相の2段階あり，第1相はチトクロームP-450，第2相ではグルクロン酸抱合を中心とした代謝であるが，新生児期はその活性はきわめて低く，成人値に達するのは生後3カ月ころになる。またこれらの酵素活性には個人差があることも知られており，これからの課題である。

有害事象：クロラムフェニコールとgray syndrome
- 肝機能が未熟な新生児にクロラムフェニコールを投与したことにより，その血中濃度が高まり，末梢循環不全により皮膚が灰白色を呈することによりこの名称が付けられた。

■排泄
- 肝臓でのグルクロン酸抱合体は，能動輸送により胆汁中に排泄されるが，この機能も新生児期は低く，月齢とともに増加していく。また代謝産物の多くは腎排泄されるが，糸球体からの濾過や尿細管からの輸送に依存する。
- 糸球体の濾過率は，新生児ではきわめて低く，生後1〜2週で成人の1/2，1年で7割，3歳で9割となる（表1）。

その他の有害事象：テトラサイクリンと歯および骨
- テトラサイクリンを小児，新生児に投与すると，骨の発育障害，歯牙の黄染や低形成を起こすことが報告されている。

KEYWORDS
- Augsbergerの式
- 核黄疸
- gray syndrome
- 歯牙の黄染

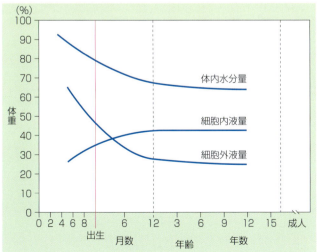

図1　体重に占める体内水分量，細胞内液量，細胞外液量の割合と経年変化

(Winters RW: Water and electrolyte regulation. Winters RW (editor): The Body Fluids in Pediatrics. Boston, Little, Brown & Company, 1973. より)
ネルソン小児科学，第17版，訳本エルゼビアジャパン，p197, 2005.

表1　腎機能の発達変化

年齢		糸球体濾過速度 (mL/min/1.73m²)	腎血流量 (mL/min/1.73m²)
新生児	未熟児	14±3	40±6
	満期産児	21±4	88±4
1〜2週		50±10	220±40
6カ月〜1年		77±14	352±73
1〜3年		96±22	540±118
成人		118±18	620±92

伊藤　進：薬物動態．これだけは知っておきたい小児医療の知識（別所文雄，編），新興医学出版社，69-74, 2006. より引用改変

医薬品開発の科学的方法(治験,臨床第1-4相試験,プラセボ,無作為化割付,二重盲検法)を説明せよ

模範解答

- 治験とは製薬企業または医師が主導して,厚生労働省に医薬品・医療機器の製造などの許可を申請するために実施する臨床試験である。
- 治験は第1相試験から第3相試験をさす。さらに市販後に第4相試験(製造販売後臨床試験)が行われる。
- 医薬品の有効性・安全性を科学的に適正に評価するためには「無作為化割付,対照群の明確化,二重盲検(遮蔽)試験」が重要である。

■治験とは(図1)

- 治験は臨床試験の一部であり,治験・臨床試験は臨床研究の一部である。
- 治験の多くは新しい医薬品を製薬企業が開発し,その製造承認を厚生労働省から得るために医療機関で実施する臨床試験である。
- 最近,医師自身が治験の立案から実施まで行う,医師主導治験も認められ,その試験結果によって医薬品の新たな適応症の追加などが承認される。

■薬品の臨床的有用性の検討とは(図2)

- 新しい医薬品の臨床での有用性(有効性と安全性を考慮)は,非臨床試験(動物実験)から始まりヒト組織・細胞での*in vitro*試験(とくにヒトでの有効性,安全性の予測)を用いた研究を経て,治験に入り,患者での臨床的有用性(症状の改善,検査値の改善など)また臨床での投与法,投与量を決定する。その後,厚生労働省から製造許可された医薬品はさらに多くの医療現場での真の有用性(疾患患者の死亡率が減少するか,疾患になり難くなるか,QOLは改善されるかなど)を検討するための(大規模)臨床試験や多くの観察研究を経て,再評価され,EBM(evidence-based medicine)に則った標準的な薬物治療法の確立となる。

図1 臨床研究・試験・治験とは?

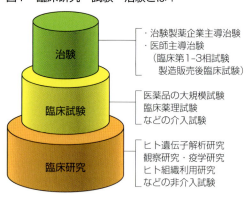

図2 有用性(有効性・安全性)の検討

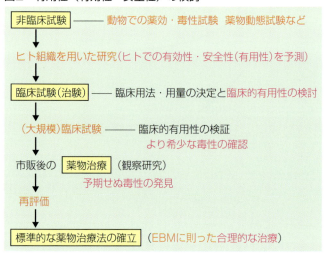

■第1相臨床試験-第4相試験とは（図3）

- 第1相試験は初めてヒトに新しい医薬品の候補（治験薬）を投与する段階である。よって，第1相試験では多くの場合，健常人を対象とするが，その理由は，健常人ならば，もしなにか健康被害，検査値異常が起きたときに，その異常が治験薬に関係しているかわかりやすく，さらに身体の代償能力が大なので健常被害を最小限にできるからである。しかし，抗癌薬などは初めから毒性が予測されるので癌患者で実施される。
- 第2相試験は治験薬がターゲットとする疾患患者を対象として臨床的な有用性を検討し，治験薬の臨床での投与方法（例えば1日2回投与など）や投与量を決定する試験であり，科学的に適正な薬効評価が必要である。この段階の試験が治験薬の評価においては非常に重要である。
- 第3相試験は第2相試験で得られた用法・用量が本当に有用であるかどうかを検証するために多数の医療機関・患者で検討する試験である。
- 第4相試験は厚生労働省による承認後，医薬品が市販された後に行われる臨床試験である。承認時の条件として実施が義務付けられる「製造販売後臨床試験」，また，市販後の再評価に必要な調査・観察研究，高齢者・小児での試験，重篤な合併症患者での試験など，臨床での真の目的を検討するための大規模臨床試験など多くの臨床試験が含まれる。

■科学的薬効評価に必要な3つのデザイン

- 真の薬効を検討するためには偶然性，偏り，思い込みなどを除外するデザインが必要である。
  ①無作為化（ランダム化）割付：比較する各群に割り付けられる患者の背景因子（病態など）の偏りをなくし選択的バイアスをなくすための割付方法。最も重要なデザインの1つ。
  ②対照群の明確化：対照群を明確にするためにプラセボを使用し患者の病態の影響，医師・患者のプラセボ反応（思いこみ反応）を除外する。プラセボとは薬理活性のない薬物（治験薬）である。プラセボは臨床的効果（プラセボ効果）がある場合が多い。偽薬と訳されているが適切な意味とはいえず通常はプラセボと表記する。
  ③盲検化（遮蔽化）：医師・患者または評価者などの先入観を除外する（例：二重盲検試験：double blind test）
- 最も科学的評価の高いデザインは無作為化プラセボ対照二重盲検比較試験であるが，他にもクロスオーバー試験等があり，臨床現場における疾患などの問題で行われる観察研究（症例報告など）もEBMの1つである。

KEYWORDS
- 治験
- 臨床試験
- プラセボ
- 二重盲検

薬理活性を有する標準薬を用いることも多い（アクティブプラセボとよぶ）。

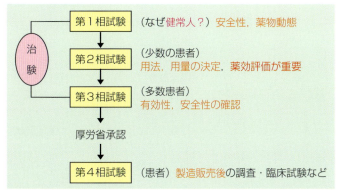

図3　治験のプロセス

臨床薬理

医薬品開発の倫理性，代表的法律（薬事法）および規程（GCP, ヘルシンキ宣言）を説明せよ

模範解答

- ヒトを対象とする臨床研究（治験）は科学的・倫理的適正に実施しなくてはならない。
- 「臨床試験（治験）」は研究であり，一般的な「治療」とは根本的に異なることを理解すべきである。
- 薬事法に規定された「医薬品の臨床試験の実施の基準に関する厚労省令」がgood clinical practice（GCP）である。また治験以外の臨床試験には「臨床研究に関する倫理指針（現在改訂中）」がある。
- 臨床試験（治験）を倫理的適正に実施するためにはヘルシンキ宣言・GCP・臨床研究に関する倫理指針（現在改訂中）を遵守し，倫理委員会（institutional review board；IRB）の審査をパスし，被験者からインフォームドコンセントを取得することが必須である。

■なぜ臨床研究（治験）が必要か（図1）

- 図1のように製薬企業主導であれ，医師主導であれ，医師・医療関係者が臨床研究を実施する目的は臨床研究（治験）で仮の目的を検討し，その後に大規模臨床試験などで真の目的を検討し，その科学的根拠・情報（EBM）を将来の医療に適応し，薬物治療を合理的に行うためである。
- この目的を達成するために臨床研究（試験・治験）を実施するのであるから「患者さんどうぞ協力して下さい」ということになる。

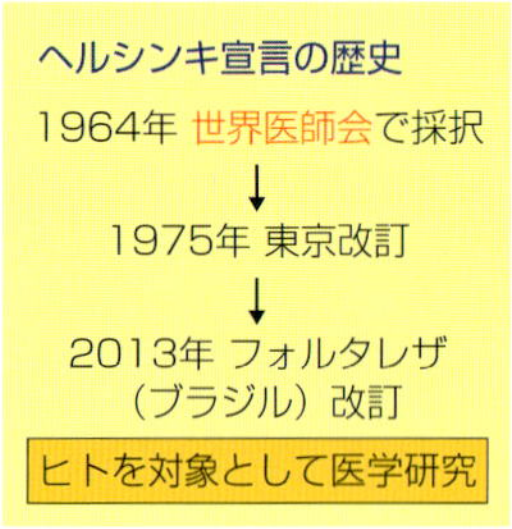

■ヘルシンキ宣言とは（図2）

- ヘルシンキ宣言は1964年世界医師会で採択され，その後，何回か改訂を繰り返し現在のものとなっている。世界中の国々で認められている。
- 臨床研究（遺伝子解析研究も含む）・臨床試験・治験・疫学研究など，すべてのヒトを対象とした研究の倫理的規範である。よって，種々の規定などはすべて，その前文にヘルシンキ宣言の遵守を謳っている。
- 臨床試験実施のために必須事項は以下の3点である。
  1) 臨床試験計画書（適切な目的，方法を記載）の作成による研究者の発案
  2) 倫理委員会（IRB）の承認により，臨床試験の社会的有用性の承認（社会の利益）
  3) インフォームドコンセントの取得による被験者の了解（個人の福祉が社会の利益に優先する）

ヘルシンキ宣言の歴史
1964年 世界医師会で採択
↓
1975年 東京改訂
↓
2013年 フォルタレザ（ブラジル）改訂

ヒトを対象として医学研究

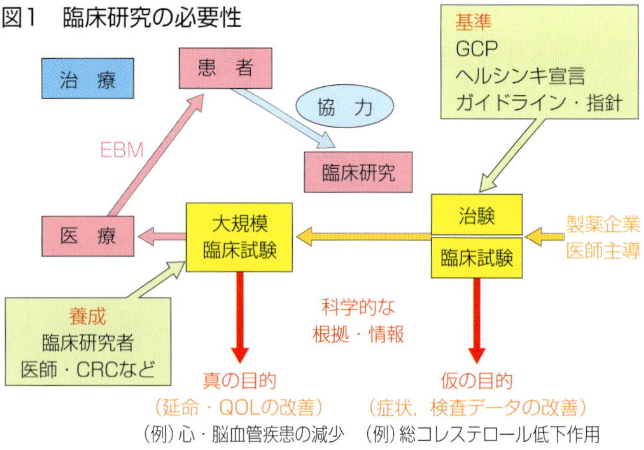

■臨床試験（治験）と治療は基本的に違う（表1）

- 根本的に臨床試験（治験）と治療では，その「目的」が異なる。臨床試験（治験）では，その目的は科学的データの集積であり，各患者に対しては「標準化」した試験計画書どおりの対応をしなければならない（研究）。一方，治療では各患者にあった「個別化」された対応が大原則である。
- 臨床試験（治験）では研究計画書の作成，倫理委員会（IRB）承認が必須である。
- とかく混乱をきたす事項は「治療的要素」「有効性」である。もちろん，臨床試験（治験）においても，有効性が認められ（または示唆され）ることはある。だからといって有効性が確立しているわけではない。臨床試験（治験）では対

図1 臨床研究の必要性

照群にプラセボ群を設定するなど，治療とは明確に異なる。
- 臨床試験（治験）の結果は「将来の患者（社会）」に対して利益を与える一方，被験者の不利益は最小限にすべきである。

> **KEYWORDS**
> - GCP
> - ヘルシンキ宣言
> - インフォームドコンセント
> - 倫理委員会（IRB）

■薬事法とGCP
- 治験を適正に実施するために薬事法が改訂された。薬事法には治験の定義，医薬品などの製造販売の承認，治験の取り扱い，経過措置と罰則などについて記載されている。
- この薬事法の規定に基づき法制化されたものが厚労省令28号「医薬品の臨床試験の実施の基準：GCP」である。
- GCPは平成15年6月に一部改訂されて「医師主導治験」が規定された。

■GCP「医薬品の臨床試験の実施の基準」の内容は
- 治験実施の責任，治験計画書作成の責任は製薬企業にある。医師主導の場合は医師にある。
- 同意説明文，同意書の作成とその責任は治験実施医療機関の医師にある。
- 治験の質を確保するために治験依頼者は実施医療機関に対してモニタリング・監査を行わなくてはならない。
- IRBの設置義務は医療機関の長にあり（他の医療機関などのIRBも利用可能），治験実施は製薬企業と医療機関の長との契約で行われる。

■倫理委員会（IRB）の意義
- 米国ではIRB（institutional review board），英国では倫理委員会（ethical committee）とよばれている。各国で名称は異なるが存立意義，機能は同様である。
- ヘルシンキ宣言ではIndipendent Committeeと記載されており，研究発案者から独立した立場で審査する委員会という意味である。
- 倫理審査の特徴は多元的（多様性のある）立場からの審査であり，そのためには医師・薬剤師などの医学専門家以外の一般の人また外部の人が委員として参加することが，また，情報の公開が必須である。

■インフォームドコンセントの意義と個人情報の保護
- インフォームドコンセントは通常，被験者が文書による説明（説明文書）を受け，納得して，自由意思で参加に同意することを文書（同意書）に署名することである。
- 説明文書には平易なわかりやすい言葉・表現で臨床試験の目的，方法，試験薬の有効性・安全性，他の治療法，参加の任意性，同意撤回の自由，個人情報の保護，利益相反の管理，研究者名などが明記されていなければならない。
- 個人情報の保護のためには「匿名化」（患者の氏名などを記号化する）が行われるが，さらにその対照表を残す「連結可能匿名化」とその対照表を廃棄してしまう「連結不可能匿名化」がある。

図2 ヒトを対象とした研究の倫理性

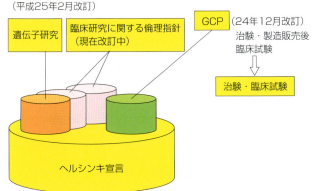

表1 臨床試験（治験）と治療の違い

	臨床試験（治験）	治療
1. 目的	科学的データ（標準化）	個別の治療（個別化）
2. 実施計画書	必須	なし
3. IRB審査	必須	なし
4. 治療的要素	あることもある	非常にある
5. 有効性	確立していない	確立（短期的）
6. 安全性	確立していない	ある程度確立
7. 説明・同意	必須	望ましい
8. 結果の恩恵	将来の患者（社会）	患者本人
9. 中止（拒否）	可能（権利）	難しい

臨床薬理

中毒を起こす代表的な物質名とその症状，解毒薬，治療について述べよ

模範解答

- 中毒を起こす主な物質には，麻薬，睡眠薬，覚せい剤などの薬品，水銀，鉛，ヒ素などの金属・重金属類，エタノール，メタノール，一酸化炭素，青酸化合物，有機リン化合物，フグ毒，キノコ毒などがある。
- モルヒネ，ヘロインに対しては，ナロキソンという解毒薬がある。水銀，鉛，ヒ素には，ジメルカプロール（BAL）が，青酸化合物には亜硝酸アミルや亜硝酸ナトリウムが，有機リン化合物にはアトロピンやプラリドキシム（PAM）が，解毒薬として用いられる。
- 治療は，呼吸，血圧，体温の維持をまず行う。胃洗浄や薬用活性炭の経口投与により中毒物質の吸収を抑制する。薬用活性炭の反復投与，アルカリ利尿，血液透析により中毒物質の排出を促進する。必要に応じて，特異的解毒薬を投与する。

■中毒を起こす代表的な物質名とその症状，解毒薬（表1，表2）

- 急性中毒症状は，中毒を起こす量の物質を急速に体内に取り入れることで生じる症状であり，慢性中毒症状は，長期間にわたって体内に貯留・蓄積することにより生じる症状である。

■薬品
①麻薬（モルヒネ，ヘロイン）（本書p.42〜43参照）

【症状】
- 急性中毒症状として，中枢神経抑制による昏睡，呼吸抑制，動眼神経核刺激による縮瞳が起こる。他に，嘔吐中枢刺激による嘔気・嘔吐，腸管平滑筋緊張による便秘，排尿筋収縮による尿閉がみられる。

【治療】
- 胃洗浄，薬用活性炭投与，解毒薬としてナロキソン（オピオイド受容体拮抗薬）投与

> **モルヒネ中毒**
> 一般的な表現であるモルヒネ中毒は，薬理学ではモルヒネ連用によりモルヒネに対する依存性が形成された状態を意味する。

表1　急性中毒の症状と原因物質

症状	原因物質
けいれん	覚せい剤，アスピリン，水銀，エタノール，一酸化炭素，青酸化合物，有機リン化合物
意識障害	麻薬，エタノール，一酸化炭素
頻脈	覚せい剤，エタノール
血圧低下	バルビツール酸
体温低下	バルビツール酸，エタノール
呼吸抑制	麻薬，バルビツール酸，ヒ素，エタノール，青酸化合物，有機リン化合物
呼吸促進	アスピリン，一酸化炭素
散瞳	覚せい剤
縮瞳	麻薬，有機リン化合物
視神経障害	メタノール
末梢神経障害	鉛
流涙	有機リン化合物
代謝性アシドーシス	アスピリン，青酸化合物

表2　中毒物質と解毒薬

中毒物質	解毒薬
麻薬	ナロキソン
水銀	BAL（ジメルカプロール），D-ペニシラミン
鉛	EDTA（カルシウムジソジウムエデテート），BAL，D-ペニシラミン
ヒ素	BAL
メタノール	エタノール
一酸化炭素	酸素
青酸化合物	亜硝酸アミル，亜硝酸ナトリウム
有機リン化合物	アトロピン，PAM（プラリドキシム）

②バルビツール酸
【症状】
- 急性中毒症状として，中枢神経抑制による昏睡，呼吸抑制，血圧低下，体温低下が起こる。他に，運動失調，構語障害，口渇，嘔吐，横紋筋融解症による腎障害などもみられる。
- アルコールや三環系抗うつ薬などとの併用により作用が増強する。

【治療】
- 胃洗浄，薬用活性炭投与，血液透析（腎不全時）

③覚せい剤（メタンフェタミン）
【症状】
- 急性中毒症状として，カテコラミンのシナプス再取り込み阻害による交感神経作用（散瞳，発汗，振戦，けいれん，頻脈，血圧上昇）がみられる。多幸，多弁，不穏，昏睡などの中枢神経症状もみられる。

【治療】
- 胃洗浄，薬用活性炭投与，けいれんや不穏に対してジアゼパム投与

④アスピリン
【症状】
- サリチル酸中毒として，けいれん，呼吸促進，代謝性アシドーシスがみられる。

【治療】
- 胃洗浄，薬用活性炭投与，重炭酸ナトリウム投与，血液透析（重症）

■金属・重金属
①水銀
【症状】
- 急性中毒症状として，消化管粘膜障害に伴う嘔吐，下痢，腹痛がみられる。
- 慢性中毒症状として，中枢神経刺激症状（振戦，けいれん，知覚異常）がみられる。

【治療】
- 解毒薬であるジメルカプロール（BAL），D-ペニシラミンの投与

②カドミウム
【症状】
- 慢性中毒症状として，吸入中毒では肺水腫，経口中毒では近位尿細管障害がみられる。

【治療】
- キレート剤であるカルシウムジソジウムエデテート（EDTA）の投与

③鉛
【症状】
- 急性中毒症状として，消化管粘膜障害による嘔吐，下痢，血便がみられる。
- 慢性中毒症状として，上下肢の伸筋麻痺等の末梢神経障害，ヘム合成障害による貧血がみられる。

【治療】
- 胃洗浄，解毒薬であるカルシウムジソジウムエデテート（EDTA），ジメルカプロール（BAL），D-ペニシラミンの投与

④ヒ素
【症状】
- 急性中毒症状として，チオール酵素阻害による細胞呼吸障害を起こし，腹痛，嘔吐，下痢がみられる。呼吸麻痺により死亡することがある。

【治療】
- 胃洗浄，薬用活性炭投与，解毒薬であるジメルカプロール（BAL）の投与

KEYWORDS
- ナロキソン
- ジメルカプロール
- 重炭酸ナトリウム
- 活性炭

BAL
ジメルカプロールの商品名で，化学兵器であるルイサイトの解毒薬としてイギリスで開発されたことに由来する（British anti-lewisiteの略称である）。分子内のSH基に水銀や鉛などの金属イオンが結合しやすく，体内の酵素と金属イオンの結合を阻害する。また，結合した金属イオンを速やかに体外へ排泄するため，急性中毒時のキレート剤として使用されている。ただし，カドミウム中毒では腎障害を悪化させるため使用しない。

臨床薬理

■アルコール類
①エタノール
【症状】
- 急性中毒症状として，エタノールは，中枢神経抑制作用を示す。
- 血中エタノール濃度が2.5mg/mL（日本酒換算5合）以下では，平衡感覚麻痺（千鳥足），感覚麻痺，言語不明瞭などの中等度酩酊状態で，症状は自然回復する。
- しかし，2.5～3.5mg/mL（日本酒換算5～7合）では運動失調や意識混濁が出現し，3.5mg/mL（日本酒換算7合）以上では，呼吸抑制，昏睡，体温低下がみられ，呼吸麻痺や循環障害で死亡することもある。

【治療】
- 特異的な解毒薬はなく，胃洗浄や活性炭の効果も限定的であり，呼吸，循環，体温の維持と対症療法が中心である。

②メタノール
【症状】
- メタノールは，代謝されてギ酸となり，これが，急性中毒症状でみられる視神経障害や代謝性アシドーシスを起こす。他に，頭痛，めまいがみられる。

【治療】
- 解毒薬であるエタノールの投与

■ニコチン
- 小児によるタバコの誤食や自殺目的の服毒で生じることが多い。特に，自殺目的の服毒では，急性中毒症状が出現しやすい。

【症状】
- ニコチンは，当初，中枢神経や自律神経節，神経筋接合部に脱分極性興奮を起こすが，後に麻痺が出現する。
- 流涎，嘔気，腹痛，下痢などの消化器症状，冷汗，縮瞳，錯乱などを呈し，その後，散瞳，血圧低下，呼吸抑制，けいれん，昏睡に陥り死亡することがある。

【治療】
- 胃洗浄，薬用活性炭投与，対症治療

■一酸化炭素
【症状】
- 急性中毒症状として，低酸素症によるけいれん，呼吸促進，意識障害がみられる。
- 初期では顔面紅潮を呈する。

【治療】
- 高圧酸素療法による低酸素症の改善

■青酸化合物
【症状】
- 急性中毒症状として，シアン化イオンによる細胞呼吸障害（呼吸困難，けいれん），代謝性アシドーシスがみられる。

【治療】
- 解毒薬である亜硝酸アミルの吸入および亜硝酸ナトリウムの投与

■有機リン化合物（本書p.28～29参照）
【症状】
- 急性中毒症状として，コリンエステラーゼの強い阻害により，副交感神経作用の増強（嘔吐，下痢，発汗，流涙，縮瞳）と骨格筋のけいれん・麻痺が出現し，呼吸麻痺により死亡することがある。

飲酒運転
飲酒によるアルコール（エタノール）の摂取は，運動機能，動体視力，認知能力，状況判断力がいずれも低下する。このため，飲酒運転は危険極まりない行為であり，法律で禁止されている。道路交通法では，「飲酒運転（酒気帯び運転）とは，アルコールの呼気中濃度が1L中0.15mg以上，または血中濃度が0.03％（0.3mg/mL）以上の状態で車両等を運転すること。」と規定されており，検問での検知器による測定で酒気帯び運転と判定された場合には，「3年以下の懲役または50万円以下の罰金」が科せられる。また，交通事故の発生により飲酒運転が発覚した場合には，より厳重な罰則が適応される。

酒の強さは遺伝子で決まる？
エタノールは，肝細胞に存在するアルコール脱水素酵素（ADH）とアルデヒド脱水素酵素（ALDH）により代謝される。ALDHは，487番目のアミノ酸の塩基配列により，グアニンを2つもつGGタイプ，グアニンの1つがアデニンに変化したAGタイプ，2つともアデニンになったAAタイプの3つの遺伝子多型をもつ。GGタイプに対し，AGタイプは約1/16の代謝能力しかなく，AAタイプは代謝能力を失っている。AGタイプ・AAタイプは，悪酔い・二日酔いの原因となるアセトアルデヒドが体内で分解されにくく長く留まる体質であり，酒に弱いタイプといえる。日本人の約45％がAGタイプ，約5％がAAタイプと報告されている。

目散るアルコール？
日本でも，第二次世界大戦後の混乱期には，安価な密造酒によるメタノール中毒がしばしば起き，失明者が多く出て，「目散るアルコール」などと呼ばれた。密造酒は，安い工業用のアルコールから作られることが多く，穀物などから酒を作るより，場所や手間がかからず利益を上げることができるからといわれている。近年でも，インドの婚礼パーティーで酒が足りなくなり，メタノール酒を飲んで死者が出たことが報じられた。また，中国，インドネシア，ウガンダなどでも違法に醸造した密造酒の飲用が原因で中毒事件が起き，死者も出ている。

【治療】
- 胃洗浄，薬用活性炭投与，解毒薬であるアトロピン，プラリドキシム（PAM）の投与

■食品
①フグ毒
- 主にフグの肝や卵巣に含まれるテトロドトキシンを経口摂取して発症する。

【症状】
- 神経細胞のNa^+チャネルに結合し遮断するため，運動，知覚，自律神経の遮断が起きる。
- 当初は，口唇，舌，四肢末端のしびれや遠位筋の筋力低下がみられるが，次第に全身性の弛緩性麻痺，知覚麻痺となり，血圧低下や呼吸麻痺により死亡することがある。

【治療】
- 気管内挿管による呼吸管理

②キノコ毒
- 日本において中毒を起こすことが知られているキノコは数十種に及ぶ（図1）。

【症状】
- 激しい下痢・腹痛，肝障害，腎障害を起こすアマニタトキシン群（RNAポリメラーゼII阻害作用；タマゴテングタケ），悪酔い症状・発汗を起こすムスカリン群（末梢副交感神経刺激作用；アセタケ），幻覚・精神錯乱を起こすシロシビン群（中枢神経セロトニン受容体刺激作用；シビレタケ）などがある。

【治療】
- 胃洗浄，薬用活性炭投与，血液透析

■急性中毒の治療（図2）
- 通常，呼吸，血圧，体温の維持をまず行う。次に，何の薬物を，どの程度の量，どのくらい前に，どのように摂取（経口？吸入？）したかを，本人や家族などから情報収集し，中毒症状や臨床検査所見から原因物質の特定に努める。中毒物質の同定が困難なときは，緊急分析を実施あるいは依頼する。
- 胃洗浄や薬用活性炭の経口投与により中毒物質の吸収を抑制する。
- しかし，強酸，強アルカリなどの腐食毒や揮発性有機溶剤が原因の場合は，誤嚥により食道や胃の粘膜障害が拡大する可能性があるため，胃洗浄は行わない。
- また，鉄，リチウム，腐食毒や揮発性有機溶剤などが原因の場合は，活性炭で吸着されないので，使用しない。
- アスピリンやバルビツール酸などは，重炭酸ナトリウムの静脈内投与により尿がアルカリ化し排出が促進されることがある。
- 薬用活性炭の反復投与や血液透析による中毒物質の排出促進が効果的な場合もある。
- 原因物質の特異的解毒薬が存在する場合には，必要に応じて投与する。

図1　毒キノコ

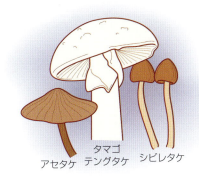

アセタケ　タマゴテングタケ　シビレタケ

図2　急性中毒の治療

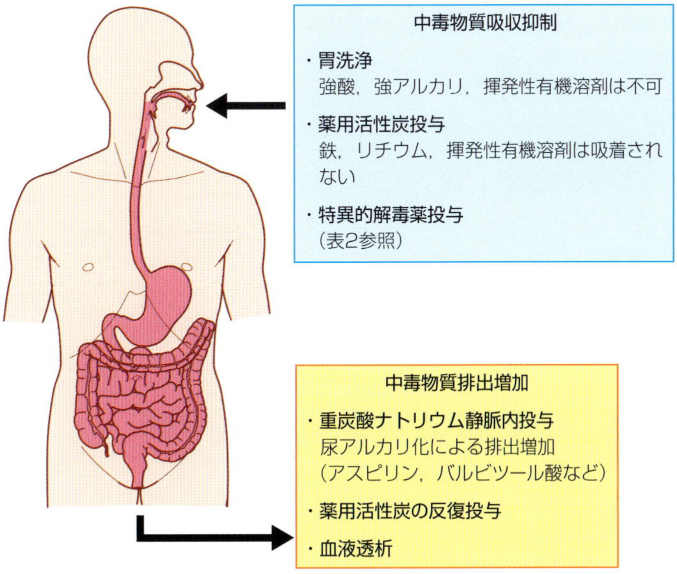

中毒物質吸収抑制
- 胃洗浄
  強酸，強アルカリ，揮発性有機溶剤は不可
- 薬用活性炭投与
  鉄，リチウム，揮発性有機溶剤は吸着されない
- 特異的解毒薬投与
  （表2参照）

中毒物質排出増加
- 重炭酸ナトリウム静脈内投与
  尿アルカリ化による排出増加
  （アスピリン，バルビツール酸など）
- 薬用活性炭の反復投与
- 血液透析

索引

あ

アカジジア	37
アザチオプリン	82
亜酸化窒素	45
アシクロビル	137, 138
亜硝酸薬	62
アスピリン	76, 125, 173, 187
アスピリン喘息	19, 87
アセチルコリン	7, 8, 10, 20
アセチルコリンエステラーゼ	26
アセチルコリンエステラーゼ阻害薬	35
アセチルコリン受容体自己抗体	35
アセチルサリチル酸	95
アセチル転移酵素欠損	169
アセトアミノフェン	77
新しい骨粗鬆症の治療薬	116
アドレナリン	4, 6, 8, 20
アトロピン	29, 47, 186
アナストロゾール	155
アポモルヒネ	55
アマンタジン	12, 52
アミオダロン	71
アミド型局所麻酔薬	31
アミノ配糖体系薬	131, 134
アミロイドβ蛋白のワクチン療法	51
アムホテリシンB	135, 136, 144, 145
アモキシリン	91
アルキル化薬	151
アルコール類	188
アルドステロン拮抗薬	96
アレルギー	135
アロプリノール	74
アロマターゼ阻害薬	151, 155
アンジオテンシンⅡ	18
アンジオテンシン受容体遮断薬(ARB)	59
アンジオテンシン変換酵素阻害薬(ACE阻害薬)	58
アンピシリン	129, 167
アンファタミン類	12

い

イオンチャネル内蔵型受容体	7
イコサペント酸エチル(EPA)	106
胃酸分泌機構	89
イソニアジド	136
イソプロテレノール	8, 20
依存	43
一酸化炭素	188
一酸化窒素(NO)	63
イマチニブ	157
イミキモド	143
イミプラミン	40
医薬品開発	182, 184
医薬品の臨床試験の実施の基準	185
イリノテカン	153
陰イオン交換樹脂	107
飲酒運転	188
インスリン	6, 102
インスリン製剤	105
インスリン抵抗性改善薬	105
インスリン分泌刺激薬	105
インターフェロン	18, 138
インターフェロンα	137, 141, 142
インターフェロンβ	141, 142
インドメタシン	75, 77, 172
インフォームドコンセント	185
インフルエンザウイルスの治療薬	140

う

うっ血性心不全	64, 65
ウルソデオキシコール酸	95
ウロキナーゼ	122, 125

え

エイコサノイド	18
エイジング	29
エキセメスタン	155
エクリズマブ	121
エステル型局所麻酔薬	31
エストロゲン	112, 115
エストロゲンと骨粗鬆症	114
エタンブトール	136
エドホロニウム	26
エファビレンツ	138
エリスロポエチン	120, 121
エリスロマイシン	132
塩酸ロペラミド	94
エンフルラン	44
塩類下剤	92

お

オータコイド	18
オキシトシン	112, 115
オセルタミビル	137, 138, 140
オピオイド受容体	43
オピオイド鎮痛薬	76
オピオイド類	175
オメプラゾール	90

か

解離性麻酔薬	47
化学療法指数	134, 135
核黄疸	181
核酸合成	126
獲得免疫のしくみ	80
核内受容体	7
ガストリン受容体拮抗薬	90
活性型ビタミンD_3	116
カナマイシン	131
ガランタミン	51
カルシウム拮抗薬	59, 63
カルシウム代謝	116
カルバペネム系薬	130
カルバマゼピン	48, 175
加齢	176
ガンシクロビル	138
癌性疼痛治療	43
関節リウマチ	72

き

機械的下剤	95
気管支喘息	84
危険ドラッグ	175
基礎薬理学	2
拮抗薬（アンタゴニスト）	4
キニーネ	149
キニジン	70, 167, 168
キノコ毒	188
キノロン系薬	134
偽膜性大腸炎	133, 135
吸収	160
吸収過程	171
吸収・投与経路	160
吸着薬	95
吸虫・条虫に作用する薬物	147
吸入ステロイド	85
吸入短時間作用性β_2-アドレナリン受容体アゴニスト	84
吸入長時間作用性ムスカリン受容体アンタゴニスト	87
吸入副腎皮質ステロイド	84
吸入麻酔薬	44
急性中毒	188
共役反応	9
凝固	123
凝固因子	125
狭心症	62
強心配糖体ジギタリス製剤	174
局所麻酔薬	30, 167, 168
曲線下面積（AUC）	165
菌交代症	135
筋弛緩作用	41
菌耐性	134
禁断症状	175
筋無力症候群	34

く

クラリスロマイシン	91, 132
グリコペプチド系薬	130
グリセオフルビン	144, 145
グリニド（GN）薬	103
グルタミン酸	15
クロピドグレル	125
クロミフェン	112
クロラムフェニコール	131, 133, 134, 181
クロルプロマジン	12
クロロキン	149

け

経口徐放性テオフィリン	84
経口投与	164
経口副腎皮質ステロイド	84
下剤	92
ケタミン	47
血圧調節のしくみ	57
血液脳関門（BBB）	17
結核，ハンセン病の治療	126
血管新生阻害	157
血小板の粘着・活性化・凝集	122
血栓溶解薬	125
ゲフィチニブ	157
ゲンタマイシン	131
原虫に作用する薬物	146
健忘	41

こ

抗ウイルス薬	137
抗ウイルス薬の作用機序	138
抗寄生虫薬	146
抗凝固薬	125
抗胸腺グロブリン	121
抗菌スペクトル	135

抗菌薬	126, 128, 131	細胞毒性薬	81, 150
抗菌薬の分類	134	細胞壁合成	128
高血圧	56	サキナビル	138
抗血液凝固作用薬	122	サクシニルコリン	32
抗結核薬	127	作動薬（アゴニスト）	4
抗血小板薬	124, 125	作用機序	10
抗甲状腺薬	100	サラゾスルファピリジン	95
抗コリン薬	36, 39, 47, 71	サルファ薬	126, 181
抗腫瘍薬	150	三環系抗うつ薬	20, 38
甲状腺疾患	98	三環系抗うつ薬の副作用	41
甲状腺機能低下症治療薬	101	酸分泌抑制薬	91
甲状腺ホルモンの作用機序	98		
甲状腺ホルモンの生合成	98		

し

抗真菌薬	172	ジアゼパム	40, 46
酵素阻害	172	歯牙の黄染	181
酵素誘導	172	ジギタリス製剤	71, 66
抗体依存性細胞障害作用	156	ジギタリス中毒	66
抗体医薬	157	子宮収縮薬	112
高尿酸血症	74	子宮収縮薬の適応	114
抗ヒスタミン薬	171	子宮収縮抑制薬	112
後負荷	64	子宮収縮抑制薬の適応と注意	114
抗不整脈薬としてのβ₁受容体作動薬	71	シクロオキシゲナーゼ（COX）	177
興奮性アミノ酸	15	シクロスポリン	35, 81, 120, 121, 172
抗マラリア薬	149	シクロスポリン±抗胸腺グロブリン	118
抗リウマチ薬	73	シクロスポリンとタクロリムスの作用機序	82
高齢者の薬物動態	176	シクロホスファミド	83, 121, 150
コカイン	12, 20, 30, 175	刺激性下剤	95
ゴセレリン	155	ジゴキシン	65, 67, 172
骨格筋弛緩薬	32	自殺企図	40
骨強度	116	脂質異常症の管理目標	106
骨粗鬆症	113	脂質異常症の診断基準	106
骨粗鬆症治療薬	116	脂質異常症の分類	106
骨のリモデリング	117	脂質低下薬	106
コデイン	42	止瀉薬	92
ゴナドトロピン（FSH, LH）	112, 115	シスプラチン	152
コリンエステラーゼ阻害薬	26, 51	ジスルフィラム	95
コリンエステラーゼのリン酸化	29	質的選択毒性	127
コルチコステロイド	78	ジドブジン	138, 140
コルチゾル	78	ジフェノール誘導体	93
コルヒチン	74	遮断薬（ブロッカー）	4
コンパートメント・モデル	162, 165	重症筋無力症	27
コンプライアンス	163	重症筋無力症治療薬	34
		重篤副作用疾別対応マニュアル	169

さ

サイアザイド系	60, 96	収斂薬	95
催淫薬	8	主作用と副作用	166
最終反応	9	受容体	4
細小発育阻止濃度（MIC）	135	受容体脱感作とダウンレギュレーション	153
サイトカイン	18	腫瘍崩壊症候群	158
再賦活化	29	消化管運動促進薬	93
		消化性潰瘍	88, 91

硝酸薬	62	生理的変化	176
上室性不整脈	71	赤血球造血刺激因子	118, 120
小腸コレステロールトランスポーター		赤血球ブドウ糖6リン酸脱水素酵素（G6PD）欠損	169
阻害薬	106, 107, 109	セファマイシン系薬	128
小腸刺激性下剤	93	セファロスポリン	137, 168
小児の薬物動態	180	セファロスポリン系薬	128
小児の用法・用量について	180	セフェム系薬	128, 135
静脈注射による投与	163	セボフルラン	44
静脈麻酔薬	46	セレコキシブ	77
初回通過効果	161	セロトニン	14
女性ホルモン	51	セロトニン症候群	39
徐放性テオフィリン	87	セロトニンドパミン拮抗薬	37
自律神経	20	セロトニンの作用機序	14
自律神経受容体作動薬	23	セロトニン・ノルアドレナリン再取り込み阻害薬（SNRI）	17
自律神経受容体遮断薬	23	全身麻酔薬	44
ジルチアゼム	173	喘息重積発作など重症の発作	87
新キノロン薬	126	選択的エストロゲン受容体モジュレーター（SERM）	116
真菌感染症	144	選択的セロトニン再取り込み阻害薬（SSRIs）	14, 17, 38, 40
神経ペプチド	15	選択的ムスカリン受容体拮抗薬	90
心室性不整脈	71	選択毒性	134, 135
浸潤性下剤	93	線虫に作用する薬物	147
心臓の刺激伝導系	68	全般発作	49
陣痛促進	114	前負荷	64
陣痛誘発	114	線溶	123
心負荷	64	線溶系	125
心不全	64		

す

錐体外路症状	37
水痘・帯状疱疹ウイルス	141
睡眠障害	40
スキサメトニウム	32
スクラルファート	91
スタチン	106, 109, 171
ストレプトマイシン	131, 137
スピロノラクトン	60
スモン（SMON）病	95
スルホニル尿素（SU）薬	103
スルホンアミド	167
スルホンアミド系薬	168

せ

青酸化合物	188
制酸薬	91
正常細菌叢	135
生体利用率（F）	165
整腸薬	95
性ホルモン拮抗薬	151, 154
性ホルモン薬	112
性ホルモン薬の適応	113

そ

躁うつ病	38
組織プラスミノゲン活性化因子（t-PA）	122, 125
ゾニサミド	52
ソラフェニブ	159
ソリブジン事件	141

た

代謝	160, 161
代謝過程	172
代謝拮抗薬	151
耐性	43, 174
耐性問題	149
大腸刺激性下剤	93
退薬症候	175
タクロリムス	35, 81
多剤併用	170
多剤併用療法	150
多数回投与	165
脱分極性筋弛緩薬	32
脱抑制	41
多糖類分解酵素阻害薬	105
タモキシフェン	154
ダントロレン	37

193

タンニン酸アルブミン	95
蛋白質合成	131
蛋白質合成阻害薬の作用機序	131

ち

チアジド	168
チアジド系利尿薬	96
チアマゾール	98, 99, 100
チオペンタール	46
地下鉄サリン事件	29
蓄積効果	174
治験	183
チトクロームP450遺伝子多型	169
中枢性尿崩症	97
中毒	186
腸管運動促進薬	95
腸管運動抑制薬	95
腸管循環	161
長時間作用性β_2-アドレナリン受容体アゴニスト	86, 84
長時間作用性β_2-アドレナリン受容体アンタゴニスト	87
治療域	2
治療係数(安全係数)	3
チロシンキナーゼ型受容体	6
チロシンキナーゼ阻害	157

つ・て

痛風	74
低分子ヘパリン	123
低カリウム血症	67
デキサメタゾン	78, 82, 175
鉄剤	118, 121
テトラサイクリン	132, 181
テトラサイクリン系薬	131, 132, 134
デノスマブ	117
テリパラチド	117
てんかん	48
てんかん発作の分類	48
点滴静脈注射による投与	164

と

統合失調症	36
糖質コルチコイド	78, 84, 100
糖尿病	102
動脈血栓症	125
ドキソルビシン	153
特異的免疫抑制薬	81
ドネペジル	50
ドパ脱炭酸酵素阻害薬	53
ドパミン	12
ドパミンの作用機序	12
ドパミン補充の問題点	54
トポイソメラーゼ	151
トポイソメラーゼ阻害薬	151
トラスツズマブ	156
トランスペプチダーゼとペニシリン結合蛋白質(PBP)	129
トランスポーター	16
トリヘキシフェニジル	55
ドロキシドパ	52, 55

な

内分泌療法薬	150
ナトリウムイオンチャネル	31
ナルコレプシー	41
ナロキソン	43, 186

に

ニコチン	188
ニコチン酸誘導体	106, 107, 110
ニコチン受容体	11
ニコランジル	63
二重盲検	183
ニトログリセリン	62
ニューキノロン系抗菌薬	170
認知症	51
妊婦の薬物投与による胎児への影響	180

ね・の

ネオスチグミン	26
粘膜防御因子増強薬	91
粘膜防御機構	89
ノルアドレナリン	3, 4, 8, 20

は

排泄	160, 161
排泄過程	172
排卵誘発薬	112
排卵誘発薬使用前の注意	113
麦角アルカロイド	112, 115
白金化合物	151
発症前介入	51
パラアミノサリチル酸(PAS)	127
バルビツール酸	187
バルビツレート	46
バルプロ酸	48
ハロタン	44
ハロペリドール	12
パンクロニウム	33
半減期($t_{1/2}$)	165
バンコマイシン	130, 135
反跳現象	79

ひ

- ビグアナイド（BG）薬 — 104
- 微小管 — 74
- 微小管阻害薬 — 151
- ヒスタミン — 18
- 非ステロイド性抗炎症薬 — 19, 72, 74, 76, 88, 167
- ビスホスホネート — 116, 117
- 非脱分極性筋弛緩薬 — 33
- ビタミンB_{12} — 118, 120, 121
- ビタミンK — 125
- ヒトパピローマウイルス感染症の治療薬 — 143
- ヒト免疫不全ウイルスの治療薬 — 140
- ヒドララジン — 61
- 避妊 — 113
- ヒマシ油 — 93
- びまん性汎細気管支炎 — 133
- 標的分子 — 157
- ピレンゼピン — 90
- ピロリ菌 — 89
- ビンクリスチン — 153
- 貧血 — 118
- 貧血の診断アルゴリズム — 119
- ビンブラスチン — 153

ふ

- 不安 — 40
- 不安定狭心症の予防 — 63
- フィゾスチグミン — 26
- フィブラート系製剤 — 106, 107, 110
- フェニトイン — 175
- フェノチアジン系 — 36
- フェノバルビタール — 49, 175
- 複合β-ラクタム薬 — 130
- 副交感神経 — 10
- 副作用 — 166
- 副腎皮質ステロイド — 72, 73, 74, 78, 81, 82, 95, 118, 121
- フグ毒 — 188
- ブスルファン — 152
- 不整脈 — 68
- 不整脈の治療 — 68
- ブチロフェノン系 — 36
- 部分発作 — 49
- プラスミノゲン活性化因子 — 125
- プラセボ — 183
- プラリドキシム（PAM） — 28, 29
- フルオロウラシル — 152
- フルシトシン — 145
- ブレオマイシン — 152
- プレガバリン — 77
- プレドニゾロン — 78, 82
- プロカインアミド — 69, 70
- プロゲステロン — 112
- プロゲステロン（プロゲスチン） — 115
- プロスタグランジン — 77
- プロシタグランジン製剤（PGE_1, PGE_2） — 91, 112, 115
- フロセミド — 60, 172
- プロドラッグ — 161
- プロトンポンプ阻害薬（PPI） — 88, 90, 91
- プロピルチオウラシル — 98, 99
- プロプフォール — 46
- プロプラノロール — 5, 70
- プロベネシド — 74, 172
- ブロモクリプチン — 12, 55
- 分子標的 — 17
- 分子標的抗腫瘍薬 — 156
- 分子標的薬 — 81
- 分布 — 160, 161
- 分布容量（V_d） — 165
- 分娩後出血 — 114

へ

- ペグインターフェロンα — 141, 142
- ベクロニウム — 133
- ペニシリン — 172
- ペニシリン系薬 — 128, 135, 167, 168
- ヘパリン — 123, 125, 168
- ペプチドグリカン — 129
- ベラパミル — 71, 172, 173
- ヘリコバクターピロリ菌 — 133
- ヘルシンキ宣言 — 184
- ヘロイン — 186
- ベンジルペニシリン — 128
- ベンズブロマロン — 74
- ベンゾジアゼピン — 49
- ベンゾジアセピン系 — 40, 46
- ベンゾジアゼピン系睡眠薬 — 38
- ベンゾジアゼピン類 — 175
- ペンタゾシン — 43
- 便秘 — 92
- 変力，変時作用 — 65

ほ

- ホスホマイシン — 130
- 補体依存性細胞障害作用 — 156
- 本態性高血圧 — 56

ま

- 膜結合型受容体 — 6
- マクロライド系薬 — 131, 132, 134, 135
- 麻酔前投薬 — 46, 47

麻薬性鎮痛薬	42
マラリア	146, 149
マラリアに作用する薬物	147
マルチキナーゼ阻害薬	156, 157
慢性閉塞性肺疾患	84, 87

み・む

ミカファンギン	145
ミコナゾール	145
ミノサイクリン	132
ムスカリン受容体	11
ムスカリン受容体拮抗薬	84, 94

め・も

メタロβ-ラクタマーゼ	130
メタンフェタミン	12, 36, 175, 187
メチルフェニデートの副作用	41
メトクロプラミド	91
メトトレキサート	72, 82, 152
メトロニダゾール	91, 127, 146
メマンチン	51
メルカプトプリン	152
免疫抑制薬	80
モノバクタム系薬	130
モルヒネ	42, 186

や

薬剤耐性	17
薬事法	184
薬物アレルギー反応	168
薬物依存	175
薬物相互作用	170
薬物動態学的相互作用	2, 165, 170
薬物動力学	2
薬物トランスポータ	161
薬物の代謝	177
薬物の体内濃度変化	162
薬物の体内分布	177
薬物排泄	177
薬理学の分類	2
薬力学的相互作用	173

ゆ

有害作用	166
有機リン	35
有機リン化合物	26, 27, 28, 188
有効限界	42
輸送体	16

よ

葉酸	120, 121
葉酸代謝阻害薬	127
用量反応曲線	2
ヨード造影剤	167

ら

ライ症候群	77
ラクツロース	95
ラモトリギン	49
ラリンジアルマスク	46

り

リガンド	156
離脱症候群(退薬症候)	79
リチウム	38
リチウム中毒	39
リツキシマブ	158
リドカイン	30, 46, 70
リトドリン	115
利尿薬	96
リバスチグミン	51
リバビリン	138
リファンピシン	126, 134, 136, 172, 175
硫酸マグネシウム	115
リュープロレリン	155
量的選択毒性	127
緑内障	27
リンコマイシン系薬	131, 133
リン酸コデイン	94
臨床試験	183
臨床薬理学	2
倫理委員会(IRB)	185
倫理性	184

る・れ・ろ・わ

累積用量反応曲線	2
ループ利尿薬	96
レセルピン	61
レチノイン酸	158
レトロゾール	155
レボドパ	12, 53
ロイコトリエン受容体アンタゴニスト	84, 87
ワルファリン	122, 124, 125, 173

A

absorption	160
ACE阻害薬	65
ADME	161
Alzheimer病治療薬	50
ARB	65
Ariensの受容体機構	5
AT_1受容体遮断薬	18
Augsbergerの式	181

B

BAL	187
Basedow病治療薬	99, 100
B型肝炎ウイルスの治療薬	141

C

cholinergic crisis	35
chronic obstructive pulmonary disease (COPD)	84, 87
Cockcroft & Gaultの式	177
COX-2選択的阻害薬	77
CYP	161
C型肝炎の治療薬	142

D

distribution	161
DNAジャイレース	127
DNAに損傷を与える薬物	150

E

elimination	161
EPA	111

G

GABA	13
$GABA_A$-受容体	13, 49
$GABA_A$-受容体作用増強薬	13
$GABA_B$-受容体	13
GABAの作用機序	13
GCP	184
GnRH受容体アゴニスト	151, 155
gray syndrome	181
G蛋白質共役型受容体	6

H

H_1およびH_2受容体遮断薬	18
*Helicobacter pylori*菌	91
*Helicobacter pylori*除菌薬	91
Henderson-Hasselbalchの式	160
HMG-CoA還元酵素阻害薬	106, 107, 109, 171

K・L

Kチャネルオープナー	63
L-dopa	12, 52

M・N

metabolism	161
MRSA	136
mTOR	81
Na^+, K^+-ATPase	67
nonsteroidal anti-inflammatory drugs (NSAIDs)	76

P

PAM	29, 186
Parkinson病	52
Parkinson病治療薬の作用部位	53
PBP-2'	135, 136
P蛋白質	172

S・T

Scatchard plot	5
SERM	117
ST合剤	127
therapeutic drug monitoring (TDM)	162
TNF α 阻害薬	73
torsarde de pointes	70
tumor lysis syndrome (TLS)	158

U・V・W

up-regulation	101
Vaughan Williams分類	71
WPW症候群	70

その他

1型糖尿病	105
2型糖尿病	105
3剤併用療法	91
5-フルオロウラシル	172
$α_1$アドレナリン受容体遮断薬	60
$α_2$アドレナリン受容体遮断薬	60
αグルコシダーゼ阻害薬	105
$β_1$アドレナリン受容体遮断薬	60, 63
β遮断薬	100, 171, 173
β-ラクタマーゼ	129, 135
β-ラクタマーゼ阻害薬	130
β-ラクタム系薬	128, 134

改訂2版
カラーイラストで学ぶ
集中講義　薬理学

2009年4月10日	第1版第1刷発行
2013年9月20日	第1版第5刷発行
2015年2月20日	第2版第1刷発行
2017年7月10日	第2版第2刷発行

■編　集　渡邊康裕　わたなべやすひろ

■発行者　鳥羽清治

■発行所　株式会社メジカルビュー社
〒162-0845 東京都新宿区市谷本村町2-30
電話　03(5228)2050(代表)
ホームページ http://www.medicalview.co.jp/

営業部　FAX 03(5228)2059
E-mail eigyo@medicalview.co.jp

編集部　FAX 03(5228)2062
E-mail ed@medicalview.co.jp

■印刷所　シナノ印刷株式会社

ISBN978-4-7583-0096-4 C3347

©MEDICAL VIEW, 2015. Printed in Japan

- 本書に掲載された著作物の複写・複製・転載・翻訳・データベースへの取り込みおよび送信（送信可能化権を含む）・上映・譲渡に関する許諾権は，(株)メジカルビュー社が保有しています．
- JCOPY 〈(社)出版者著作権管理機構　委託出版物〉
本書の無断複写は著作権法上での例外を除き禁じられています．複写される場合は，そのつど事前に，(社)出版者著作権管理機構（電話 03-3513-6969, FAX 03-3513-6979, e-mail：info@jcopy.or.jp）の許諾を得てください．

- 本書をコピー，スキャン，デジタルデータ化するなどの複製を無許諾で行う行為は，著作権法上での限られた例外（「私的使用のための複製」など）を除き禁じられています．大学，病院，企業などにおいて，研究活動，診察を含み業務上使用する目的で上記の行為を行うことは私的使用には該当せず違法です．また私的使用のためであっても，代行業者等の第三者に依頼して上記の行為を行うことは違法となります．

臨床との結びつきがみえる、モデルコアカリキュラムに準拠した教科書シリーズ

カラーイラストで学ぶ
集中講義

学生にとって真に必要な知識をまとめた基礎科目の教科書

● **モデルコアカリキュラムの到達目標を網羅**
各項目はモデルコアカリキュラムの到達目標（もしくは、同レベルの学生に必須項目）を問題形式で呈示し、それに対する"模範解答"とより掘り下げた"解説"で本文を構成。
- 概説だけを読みたいとき → "模範解答"のみを読む
- きちんと理解したいとき → 本文の"解説"を読む

● **ポイントがひとめでわかる！**
- 豊富な図表と簡潔な文章の『1項目見開き2頁』のビジュアルなレイアウト。
- 図表中とくに重要なポイントは目立つように、吹き出しで掲載。
- 理解を助けるカラーイラスト多数掲載！カラーイラストだから記憶に残る！

● **臨床と結びつく基礎科目**
"臨床とどうつながるのか""どう活かされるのか"を欄外で解説。

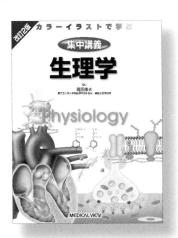

定価 4,000～7,000円程度
各巻B5変型判・160～500頁
オールカラー

シリーズの構成

生理学 Physiology 改訂2版
編集 岡田 隆夫
　　　順天堂大学大学院医学研究科器官・細胞生理学教授
定価（本体5,500円＋税）
368頁・カラーイラスト500点
ISBN978-4-7583-0095-7

薬理学 Pharmacology 改訂2版
編集 渡邊 康裕
　　　防衛医科大学校医学研究科総合生理学系薬理学教授
定価（本体4,200円＋税）
216頁・カラーイラスト150点
ISBN978-4-7583-0096-4

病理学 Pathology
編集 清水 道生
　　　埼玉医科大学国際医療センター・病理診断科教授
定価（本体4,200円＋税）
200頁・カラーイラスト190点，写真120点
ISBN978-4-7583-0084-1

生化学 Biochemistry
編著 鈴木 敬一郎　本家 孝一
　　　大河原 知水　藤原 範子
定価（本体5,700円＋税）
396頁・カラーイラスト140点
ISBN978-4-7583-0087-2

医事法学・法医学 Legal Medicine
編集 寺野 彰　　獨協学園理事長・獨協医科大学名誉学長
　　　一杉 正仁　獨協医科大学法医学准教授
定価（本体3,800円＋税）
156頁・カラーイラスト，写真120点
ISBN978-4-7583-0089-6

解剖学 Anatomy
編集 坂井 建雄
　　　順天堂大学医学部解剖学・生体構造科学講座教授
定価（本体6,800円＋税）
496頁・カラーイラスト580点
ISBN978-4-7583-0088-9

※ご注文、お問い合わせは最寄りの医書取扱店または直接弊社営業部まで。

メジカルビュー社　〒162-0845 東京都新宿区市谷本村町2番30号　TEL.03(5228)2050 FAX.03(5228)2059
http://www.medicalview.co.jp　E-mail（営業部）eigyo@medicalview.co.jp